AF637073

Carl-Auer

Warnung: Dieses Buch provoziert neue Denkansätze; denn nach seiner Lektüre wird es einem schwerfallen, weiterhin zu der gewohnten Auffassung von Sprache, lösungsfokussierter Kurztherapie oder Psychotherapie zu stehen.

Steve de Shazer/Yvonne Dolan

Mehr als ein Wunder

Lösungsfokussierte Kurztherapie heute

Unter Mitarbeit von Harry Korman, Terry Trepper,
Eric McCollum und Insoo Kim Berg

Aus dem Amerikanischen von Astrid Hildenbrand

Zehnte Auflage, 2026

Umschlaggestaltung: Uwe Göbel
Redaktion: Nicola Offermanns
Satz: Verlagsservice Hegele, Heiligkreuzsteinach
Printed in Germany
Druck und Bindung: CPI books GmbH, Leck

Zehnte Auflage, 2026
ISBN 978-3-8497-0260-1 (Printausgabe)
ISBN 978-3-8497-8253-5 (ePUB)

Das Original erschien unter dem Titel:
›More than Miracles‹
Published by Hayworth Press, Inc., 2007

Bibliografische Information der Deutschen Nationalbibliothek:
Die Deutsche Nationalbibliothek verzeichnet diese Publikation
in der Deutschen Nationalbibliografie; detaillierte bibliografische
Daten sind im Internet über http://dnb.d-nb.de abrufbar.

Informationen zu unserem gesamten Programm, unseren Autoren
und zum Verlag finden Sie unter: **https://www.carl-auer.de/**.
Dort können Sie auch unseren Newsletter abonnieren.

Inhalt

Vorwort

Steve de Shazer und Insoo Kim Berg haben das Leben unzähliger Menschen berührt. In Ihrer bescheidenen und oft unauffälligen Weise haben beide uns, die wir bei Ihnen lernen durften, reich beschenkt. Was Steve und Insoo gaben, war nicht das Brot, sondern die Saat, um eigene Getreidefelder anlegen zu können. Das erforderte manchmal etwas mehr Geduld, gab dem Empfänger dann aber Jahr für Jahr neue Ernte. Mit wenig mehr als einem Jahr Abstand sind nun beide von uns gegangen; mir scheint, wir können Ihre Güte und Ihren Humor, ihren kristallklaren Blick und ihre erstaunliche Geduld, Ihren Scharfsinn und die in langen Jahren der Arbeit mit menschlichen Problemen gewachsene Weisheit am wirksamsten würdigen, wenn wir so viel wie möglich von alledem, was wir dem lösungsfokussierten Ansatz und seinen beiden Gründern verdanken, weitergeben und es dabei als Saatgut behandeln, das in neuen Umgebungen auch auf unterschiedliche Weise aufgehen kann.

Dieses Buch, an dem Steve und Insoo noch selber mitgewirkt haben, wirkt auf mich daher wie eine Art würdiger Stabübergabe im Staffellauf; und Steve und Insoo hatten in ihrem wundervoll fruchtbaren Leben und Lehren gut dafür gesorgt, dass die Botschaft an vielen Orten weitergegeben und weiterentwickelt wurde und werden wird.

Sokratischer vs. lösungsfokussierter Dialog

Das klare Licht, das Steve de Shazer in seinem Zusammenwirken mit Insoo Kim Berg auf grundlegende Fragen der Therapie und des Menschen im Allgemeinen geworfen hat, lässt sich wie mit einem Prisma in viele Facetten aufspalten. Eine dieser Facetten zeigt sich in seiner Abwendung von der Grundidee des sokratischen Dialogs als einer Form, in der der Angesprochene (zu) wenig Freiraum erhält für die Nutzung und Entwicklung seiner eigenen kreativen Ideen.

In diesem Buch entwickelt Steve gemeinsam mit Yvonne Dolan und dem Team ihrer Koautorinnen (Insoo Kim Berg, Harry Korman, Terry Trepper und Eric McCollum, im Folgenden kurz ›das Team‹) die Idee eines lösungsfokussierten Dialogs als Kontrast und Alternative zum sokratischen Dialog, eine Alternative, die den in unserer Kultur in Erziehung und Bildung, in Schulen und Universitäten, in Therapie, Beratung und Training oft immer noch vorherrschenden Ansatz von *Abrichtung* (wie es Wittgenstein nannte) oder (bestenfalls) *Pacing* und *Leading* nicht nur durch einen viel weicheren, unauffälligeren und zurückhaltenderen ersetzt, sondern eine radikal und grundlegend andere Haltung zum Dialogpartner einführt.

Wer Steve de Shazer kannte, weiß, auf welche Weisen er unauffällig zu sein verstand. Mir kam er manchmal vor wie einer der großen (und oft etwas ruppigen) taoistischen Weisen, von denen gesagt wurde, dass sie keine Spuren im Sand hinterließen.

Doch darin erschöpft sich der Unterschied zum sokratischen Dialog nicht: Sokratischer Dialog ist erzieherisch, Steve war das nie. Im sokratischen Dialog wird der Gesprächspartner zu einem vorher bekannten Ziel hingelotst, im lösungsfokussierten Dialog erkundet der Gesprächspartner in dem weit offenen Raum Möglichkeiten, die ihm schon einmal zuvor, wenigstens in Fragmenten, zur Verfügung standen. (Daher ist eben auch die Wunderfrage bei jedem neuen Klienten eine neue Frage – und sogar bei jeder einzelnen Erwähnung des Wunders!)

Wittgenstein als nachträgliches Fundament für Steve de Shazer

Dieses Buch zeigt vielleicht klarer als irgendeines seiner früheren Werke die wirklich grundlegende Rolle der Philosophie Wittgensteins für Steve de Shazers Ideen zum Ansatz der lösungsfokussierten Kurztherapie.[1] Wittgenstein wird hier nicht etwa als Steinbruch ge- oder missbraucht, aus dem sich jeder bei Bedarf ein passendes Fragment oder kleines Zitat herausbrechen kann, wie das heute in so vielen Texten der Fall ist.

Die Haltung und die Grundidee seiner Philosophie kommen vielmehr im Denken und Handeln von Steve de Shazer und in der Praxis exzellenter lösungsfokussierter TherapeutInnen wie Insoo Kim Berg und dem Team so deutlich zum Vorschein, dass dies für einen interessierten und geschulten Beobachter wie Gale Miller *(Becoming Miracle Workers)* und für jemanden, der seit Jahrzehnten über Logik und Wittgenstein forscht (wie der Autor dieser Zeilen), zu einer wichtigen Quelle neuer Einsichten zu Wittgensteins Werk wur-

1 im Folgenden: SFBT für »Solution Focused Brief Therapy«.

de; eine in der (modernen) Philosophie unübliche und wundersame Vertauschung der Rollen von Theorie und Praxis. Das Verhältnis wird hier ein wechselseitiges: Wittgenstein liefert nicht nur ein Fundament für die SFBT, sondern diese auch ein tieferes Wittgensteinverständnis.

Dabei ist Wittgenstein nicht einfach die Grundlage von Steve de Shazers Ideen, da der lösungsfokussierte Ansatz zunächst weitgehend ohne Bezug zu Wittgenstein entstanden war (ähnlich ist de Shazers Verhältnis zu Derrida zu sehen), es sei denn, man greift die seltsame Idee eines nachträglichen Fundaments auf. Vielmehr war Steve wirklich glücklich, in Wittgenstein – endlich – jemanden gefunden zu haben, dessen Denken dem eigenen wirklich ähnelte.

Für mich und meine Frau Insa Sparrer bildeten Abende mit nicht endenden Gesprächen seit den frühen Achtziger Jahren über den Ansatz der Schule von Milwaukee, der sich zu den Grundlagen der Lösungsfokussierung über Steves Kritik an dem von uns hochgeachteten Gregory Bateson, in dem er »just a muddled thinker« sah, sehr im Gegensatz zu seiner außerordentlichen Hochachtung für John Weakland, schließlich seit 1989 mehr und mehr auf Wittgenstein richtete. Es war ein großes Geschenk, im Dialog mit Steve zu erleben, wie bei ihm Philosophie und (lösungsfokussierte) Praxis nicht etwa nur allmählich verschmolzen, sondern sich in gewissem Sinne als ›immer schon eines‹ herausstellten.

Wittgensteins philosophische Therapie

Ein wesentlicher Zug der Philosophie Wittgensteins besteht in der Idee, viele menschliche Probleme als durch eine Art schlechte Philosophie entstanden anzusehen, entstanden über die »Verhexung durch die Sprache«. Auf dieser Sicht beruht dann auch die Umwendung, die Aufgabe einer guten Philosophie, einer »philosophischen Therapie«, darin zu sehen, den Menschen aus dieser Verhexung zu befreien, indem die Irrtümer durch Fragen aufgehoben werden.

Doch anders als im sokratischen Dialog gebärdet sich Wittgenstein nicht als der Wissende, der einen anderen über etwas, das er im Vorhinein weiß, zu belehren vorhat, sondern lässt uns über ein Netz von Fragen selber ins dialogische Denken kommen. Wittgenstein ist hier ständig bereit, seine eigenen Fragen und Erwägungen durch andere in Frage zu stellen, und diese durch wieder andere. Seltsamerweise entstehen dabei Einsichten – aber eben kein fixes Theoriegebäude. Und könnte das gerade gesagte nicht schon eine Schilderung von Steve im lösungsfokussierten Dialog gewesen sein?

Wittgenstein sieht seine Philosophie als eine Art philosophischer Therapie zur Aufhebung oft leidvoller und auf jeden Fall hinderlicher sprachlicher Verstrickungen und Denkirrtümer an – und so ähnlich lässt sich auch Steves Verständnis vom Wesen des lösungsfokussierten Interviews sehen. Hier kann die Rolle der Logik als kunstfertiges Mittel zur Aufhebung menschlichen Leidens erkannt werden, ganz wie das in der buddhistischen Tradition gesehen wurde. Die Rolle der Unterschiede verknüpfte zugleich Steves Denken mit Spencer-Browns Unterscheidungsbegriff, doch war Wittgenstein für ihn viel tiefer und umfassender.

Solche wittgensteinschen Wendungen, aufgefasst als kunstfertige Mittel im Rahmen des Therapiegesprächs, zeigen sich unter anderem in der Auflösung von verdichteten Vorstellungen über innere Zustände und Gefühle und in der Entwicklung neuer hilfreicher Handlungsgewohnheiten bei den Klienten. Gefühle sind für Wittgenstein wie für Steve keine inneren Dinge; es sind problematische und irrige Denkgewohnheiten, die uns zu dieser Sicht immer wieder verleitet haben.

Irreduzibilität des Regelfolgens bei Wittgenstein

Der antitheoretische Zug Wittgensteins zeigt sich auch in seiner Ablehnung der Idee, dass das »einer Regel folgen« zerlegt werden könne in die Regel[2] und das »ihr folgen«. Aus der Sicht der *Philosophischen Untersuchungen*, Wittgensteins berühmtestem Spätwerk, bildet ein Regelfolgen eine Einheit, aus der im Allgemeinen keine Regel als eigenständiges »Objekt« der Betrachtung herausgelöst werden kann. Was das mit Therapie und Methodik zu tun hat? Nun, versuchen Sie einmal eine gängige therapeutische Theorie ohne Bezugnahme auf Regeln zu formulieren!

Problematisches Verhalten von Menschen ist nun natürlich ebenso wie das, was sie nach einem Wunder täten, jeweils eine Form des

---

2 Wittgenstein, *Philosophische Untersuchungen* 217: »›Wie kann ich einer Regel folgen?‹ – wenn das nicht eine Frage nach den Ursachen ist, so ist es eine nach der Rechtfertigung dafür, daß ich so nach ihr handle.
Habe ich die Begründungen erschöpft, so bin ich nun auf dem harten Felsen angelangt, und mein Spaten biegt sich zurück ...«

Regelfolgens. Wenn in modernen Psychotherapieformen von so genannten Verhaltensmustern und Glaubenssätzen die Rede ist, sind dies aus Wittgenstein'scher ebenso wie aus lösungsfokussierter Sicht irreführende Redeweisen, da ja »die« Regel im Regelfolgen letztlich nicht anzutreffen ist. Lösungsfokussierung ist also auch in dem Verzicht auf die Generalisierung durch Regeln zu sehen, und damit im Verzicht auf innere Dynamiken, Verhaltensmuster, Dispositionen, ...

Aus einer Lösung, die sich in einem Fall als wirksam erweist, wird im lösungsfokussierten Ansatz keine neue Regel abgeleitet[3]. Jede Beschreibung von Gefühlsqualitäten und Eigenschaften innerer Zustände der KlientInnen entfällt hier.

Die Systematik des lösungsfokussierten Ansatzes ist eine Systematik der Methode, nicht der Inhalte. Sie lässt sich auf der Ebene der Syntax, nicht aber auf der Ebene der Semantik verstehen.

Theorie, Praxis und Lernbarkeit

Einerseits ist der lösungsfokussierte Ansatz zweifellos eher eine in Jahrzehnten der Praxis entwickelte pragmatische Methodologie als ein Theoriegebäude im klassischen Sinne; doch andererseits sind grammatische Einsichten, Einsichten über die Art, in der die Struktur unserer Sprache Einfluss auf die in der Sprache ausgedrückten Fragen und Probleme nimmt, ein Zug, der über pure Pragmatik weit hinausreicht.

Steve de Shazer bot denen, die ihn kennen lernen und bei ihm lernen durften, ganz nebenbei eine Lösung zum Umgang mit der alten Frage über das Verhältnis von Theorie und Praxis an; eine Lösung, die wieder sehr nahe bei Wittgensteins Haltung zu dieser Frage liegt. Für Steve zeigte sich das Muster der Methode gerade in der brillanten Praxis seiner Frau Insoo Kim Berg, die auf so vielfältige Art hier in diesem Buch vertreten ist, sowohl als Therapeutin im Falltranskript als auch als Gesprächspartnerin bei den Reflexionen des Teams über die Fälle.

Steve de Shazer hatte die außergewöhnliche Fähigkeit, grundlegende Einsichten aus der Beobachtung von Praxis zu gewinnen, und sich zugleich bei dem Klienten auf das ganz Konkrete eines Falles zu

3 In dieser Hinsicht ist der Ansatz wirklich den analytischen und tiefenpsychologischen Auffassungen diametral entgegengesetzt. Aus Wittgensteins Sicht verwechselt Freud in seiner Theoriebildung Ursachen und Gründe.

beschränken, ohne die KlientInnen oder die von ihm Lernenden mit inhaltlichen Thesen über die Regeln des ursprünglich gestörten Verhaltens zu belasten. Zugleich aber hatte er eine reflexive Aufmerksamkeit, eine Art methodisch-theoretischen *Witness State,* durch den er das, was andere in der Praxis unbewusst verkörperten, zum Vorschein brachte, beschreibbar machte und damit lernbar.

Denn ohne Bewusstsein für solche nicht mehr inhaltlich gebundenen Invarianzen höherer Ordnung ist es schwer, etwas zu vermitteln und lernbar zu machen. Der Beitrag von Steve de Shazer dazu kann aus meiner Sicht gar nicht hoch genug eingeschätzt werden. So wird z. B. klar, dass Vorsicht bei jeder Verdinglichung von Gefühlen geboten ist, wo Gefühle als eine Art innere Ursache von Leiden gesehen werden: Dies kann schon die Form der Konstruktion eines Problems haben.

Nichtwissen

Steve de Shazers vielleicht am weitesten berühmt gewordene Form des Lobs auf das Nichtwissen bestand wohl in seiner Empfehlung, wenn einem eine Interpretation einfalle, möge man doch ein Aspirin nehmen, sich in die nächste Ecke hocken und warten, bis der Anfall vorbei ist. Hier wird Nichtwissen von Seiten der TherapeutInnen sogar als ein wichtiger Teil ihrer Professionalität angesehen, wären doch Interpretationen so etwas wie Einschränkungen der Freiheit der Klientinnen, unseren Erwartungen zuwiderlaufend zu antworten.

Wie Steve und Insoo uns immer wieder zeigten, stand für sie beide vor der Antwort nie fest, was die Bedeutung dessen gewesen sei, das sie gefragt hatten. Und auch aus diesem Grunde war ja aus Steves und Insoos Sicht die Wunderfrage immer wieder eine neue Frage.

Einen weiteren überraschenden Zug des lösungsfokussierten Ansatzes, der auch von erfahrenen Praktikern manchmal unterschätzt wird, ist, wie sehr lösungsfokussierte Frage eigentlich ausschließlich der Generierung relevanter Unterschiede bei den KlientInnen dienen, nicht aber der inhaltlichen Information der TherapeutInnen.[4]

4 Durch nichts wurde mir das so klar, wie wenn Insa Sparrer lösungsfokussierte Interviews führt, bei dem bis auf ein »Ja« oder »Nein« oder eine Skalenzahl die KlientInnen keine hörbaren Antworten geben müssen, ohne dass das einen relevanten Unterschied für den Gesamtablauf der lösungsfokussierten Arbeit macht.

Wer spricht?

Ein ungewöhnlicher Zug, aus meiner Sicht eine geradezu geniale didaktische Idee der AutorInnen dieses Buches ist die Idee, Gespräche im Team ohne klare Angaben, wer spricht und wer antwortet, darzustellen. Das Vorgehen kam mir erst irgendwie bekannt, aber auch irritierend vor, aber nach etwas genauerer Lektüre war ich gerade von diesem Vorgehen begeistert: Die Autoren verwenden so ein literarisches Stilmittel, das von Wittgenstein in die Philosophie eingeführt wurde: Dialoge mit mehrdeutigen Sprecherzuordnungen, die den Leser zu immer wieder neuen inneren Dialogen mit neuen Rollenverteilungen führen.[5] Hier spiegeln die AutorInnen den Aufbau der Texte in den *Philosophischen Untersuchungen* Wittgensteins und lassen zugleich die LeserInnen eine typische konstruktivistische Lernerfahrung machen.

Auch bei dieser ungewöhnlichen partiellen Verschleierung der Herkunft mancher Argumente werden doch durch Frageformen und Themen manchmal die Sprecher transparent ... das Schöne ist dann, dass dieses Vorgehen erlaubt, zwischendurch derartige Zuordnungen auch wieder zu vergessen. Die AutorInnen zeigen dabei durchaus viele relevante Unterschiede z. B. bezüglich der bevorzugten Fragereihenfolgen, ihrer Haltung zu den Skalen und zum Stellen der Wunderfrage. Wieder ist zu sehen, wie wenig normiert viele Abläufe in dem scheinbar so fast mechanisch wirkenden Procedere der SFBT liegt.

Ausblick und Vorschau

Mehr als ein Wunder: Kann es ein schöneres Motto für diesen Neuaufbruch in der Zeit nach Steve und Insoo geben? Über zwei Jahrzehnte begleitet Steve den Weg von Insa und mir, über fast eines hin durften wir auch Insoo kennen lernen. Und diese Zeit war als ganzes ein Wunder für uns. Es gab viele kleine Schritte – und letztlich blieb kaum ein Stein auf dem anderen. Wie sich die Klientinnen oft buchstäblich körperlich schon während der ersten Erwähnungen des Wunders zu verändern begannen – und wie viel Erfahrung es dann

5 und nebenbei Generationen von Doktoranden mit Fragen nach »der« richtigen Rollenverteilung beschäftigen werden.

brauchte, damit es bei anderen Klienten gelang; wie dieser Ansatz von Anfang an so einfach war – und welch ungeheuere Sorgfalt und Mühe es erforderte, diese Einfachheit immer wieder zu erneuern. Doch während dieser Bemühungen wuchsen die Früchte des Bemühens wie von selbst heran. Klientinnen stellten plötzlich immer geeignetere Fragen für ihren eigenen Prozess der Lösung – und wir staunten, da wir nicht wirklich wussten, was wir denn nun richtiger gemacht hatten. Manchmal fanden wir es heraus – kaum dass ein paar Jahre vergangen waren ... Und dann merkten wir, dass Steve oder Insoo auf der neuen Insel, die wir so erreicht hatten, schon lange ansässig waren.

Steve und Insoo haben das Wunder in den Alltag geholt, und, vielleicht sogar noch über die Wunder hinausgehend, die Fähigkeit zur wertschätzenden Beobachtung.

Lassen sie uns Steve und Insoo zu Ehren in unser und in andrer Menschen Leben mit so viel Wertschätzung blicken, dass die Kostbarkeit der Ressourcen wieder deutlicher wird, »einen kleinen Schritt« wie es in einem der Buchtitel von Yvonne Dolan heißt und wie es viele unsrer KlientInnen sich zur guten Angewohnheit machten: erinnern wir uns daran, dass wir dem Wunder schon begegnet sind. So lädt man Wunder ein – am besten noch heute! More than Miracles!

München, den 9. Februar 2008
Matthias Varga von Kibéd

Vorbemerkungen

Es ist mir eine besondere Freude, ein neues Vorwort für die deutsche Ausgabe von *More Than Miracles* schreiben zu dürfen. Steve de Shazer, dem dieses Buch gewidmet ist, fühlte sich mit seinen deutschsprachigen Kollegen und Kolleginnen auf besondere Weise verbunden und hatte große Achtung vor ihnen, und er identifizierte sich stark mit seinem deutschen Erbe. Leider verstarb Steve ein paar Wochen nach der Fertigstellung der Endfassung dieses Buches, und Insoo Kim Berg, seine Ehefrau und enge Arbeitspartnerin, verschied ein knappes Jahr nach der Veröffentlichung des Werkes in den USA.

Seit den späten 1970er Jahren widmeten sich Steve de Shazer und Insoo Kim Berg fast 30 Jahre lang der Aufgabe, den therapeutischen Ansatz zu entwickeln und konsequent zu verfeinern, der schließlich zu der international anerkannten *Solution Focused Brief Therapy (SFBT/SFT)*[1] wurde. So wie sich durch die Begegnung mit Steve und Insoo das Leben vieler Menschen veränderte, veränderte sich auch mein Leben. Unsere Freundschaft umspannte 20 Jahre und mehrere Kontinente.

Wir begegneten uns zum ersten Mal Mitte der 1980er Jahre, als ich ihr *Brief Family Therapy Center (BFTC)* in Milwaukee, Wisconsin, besuchte. Von der Ambulanz des BFTC aus wurde ich in einen höhlenartigen Beobachtungsraum geführt, in dem eine große Menschengruppe saß und in gebannter Faszination zuschaute, wie eine zierliche Koreanerin mit kurzem, dunklem Haar und funkelnden Augen auf sanfte, fürsorgliche Weise hinter dem Einwegspiegel ein Therapiegespräch mit einer ungepflegten Multiproblem-Familie führte. Die Frau war Insoo Kim Berg, und sie strahlte eine unerschütterliche Achtung vor der Kompetenz, den Ressourcen und der Fähigkeit zur Selbsterkenntnis bei jedem einzelnen Familienmitglied und einen unerschütterlichen Glauben daran aus.

Ich erinnere mich, dass ich damals dachte: »Auch wenn ich mein ganzes Leben lang dafür brauche – ich möchte so therapieren lernen,

1 Im deutschsprachigen Raum wird die SFBT als *lösungsfokussierte* bzw. *lösungsorientierte Kurztherapie* bezeichnet, wobei Steve de Shazer die erste Bezeichnung präferierte und Insoo Kim Berg die zweite. In der Schweiz hat sich der Begriff *lösungsorientierter Ansatz* durchgesetzt. Um den Anschluss an die internationale Entwicklung zu gewährleisten, wird in diesem Buch die gängige Abkürzung SFBT verwendet.

wie sie das tut.« Rückblickend zeigt sich, dass ich mit diesem Zeitrahmen vielleicht gar nicht so sehr danebenlag. Als ich zwei Jahrzehnte später mit Steve in seinem letzten Lebensjahr an diesem Buch arbeitete, vertraute er mir gut gelaunt an, dass er einen großen Teil seiner Laufbahn darauf verwendet habe, alles präzise zu benennen und schriftlich festzuhalten, was Insoo tat, wenn sie lösungsfokussierte Therapien durchführte!

Steve de Shazer veröffentlichte neben zahlreichen Buchkapiteln und Artikeln fünf bahnbrechende Bücher, die bislang in 14 Sprachen übersetzt worden sind. Er war Mitbegründer des Milwaukee Brief Family Therapy Center, dessen Leitung er 1978 bis 1989 innehatte und an dem er die letzten 16 Jahre seines Lebens als Senior Research Associate wirkte.

Obwohl ich Steve de Shazer und Insoo Kim Berg über 20 Jahre lang bei ihrer Arbeit beobachtet habe, war es immer wieder eine aufschlussreiche Erfahrung, sie im Gespräch mit Klienten zu erleben. Beide gingen sehr ungezwungen mit Phasen des Schweigens um und konnten diese therapeutisch äußerst geschickt nutzen; sie betrachteten Veränderungsprozesse als einen unvermeidlichen und dynamischen Teil des Alltagslebens und wussten, dass Lösungen nicht zwangsläufig mit den Problemen zusammenhängen, die sie beseitigen.

Die lösungsfokussierte Kurztherapie ist bekanntlich zwar auf die Zukunft gerichtet und bewegt sich absichtlich an der Oberfläche des Problems, aber die Antworten der Klienten auf Kim Bergs oder de Shazers lösungsfokussierte Fragen konnten zu einer äußerst detaillierten, sehr spezifisch fokussierten Art von Lebensrückblick führen, in dem Klient und Therapeut peinlich genau die gesamte Bandbreite der Erfahrungen des Klienten durchkämmten, um zentrale Ausnahmen (d. h. Zeiten, in denen das Problem nicht vorhanden oder weniger ausgeprägt war) sowie für die Lösungsentwicklung relevante Ressourcen aufzustöbern bzw. zu benennen.

Das vielleicht bedeutsamste Moment ist das, dass Kim Berg und de Shazer Sitzung für Sitzung konsequent etwas vollbrachten, das leicht gesagt, aber oft sehr schwer umzusetzen ist: Sie zeigten großen Respekt vor den Klienten und motivierten sie leidenschaftlich zum Hoffen, und dabei gingen sie präzise, wirksam und kraftvoll mit der Sprache um. Und sie schafften es, der therapeutischen Arbeit den Anschein von *Leichtigkeit* zu geben.

Steve de Shazers Kommunikationsstil kann man wegen seiner präzis-knappen und sorgfältigen Wortwahl durchaus minimalistisch nennen. Doch ich würde die Aufmerksamkeit, Andacht und Fokussiertheit, mit der er seinen Klienten zuhörte, anders bezeichnen: als wertschätzende Beobachtung. Er ging nicht nur davon aus, dass Klienten ihr Bestes geben, sondern er tat etwas viel Schwierigeres und weitaus Respektvolleres: Er unterließ es ganz bewusst, auf der Basis von Annahmen menschliches Verhalten willkürlich zu interpretieren bzw. auf der Basis von Interpretationen Annahmen zu formulieren.

Über dieses Buch

Sowohl Steve als auch Insoo hatten erkannt, dass der Ansatz der lösungsfokussierten Kurztherapie, den sie mit ihren Kollegen und Kolleginnen am Brief Family Therapy Center ins Leben gerufen und entwickelt haben, einer Aktualisierung und weiteren Klarstellung bedurfte. Von der Tatsache, dass Steve an einer unheilbaren Krankheit litt, als wir die Arbeit an diesem Buch aufnahmen, ging für alle Beteiligten ein Hauch von Dringlichkeit und bittersüßer Schärfe aus. Obwohl Insoo (mit der für sie typischen Bescheidenheit) darauf bestand, auf dem Titelblatt des Buches als Letzte genannt zu werden, spiegelt sich in dem wunderbaren Falltranskript und ihren wertvollen Kommentaren der starke Einfluss, den sie auf den Inhalt des Buches hatte.

Während Steve und ich die gemeinsame Arbeit an diesem Projekt schon im Juli 2003 aufgenommen hatten, bekam das Buch seine jetzige Form erst ein paar Monate später, als einige von uns (Terry Trepper, Eric McCollum, Harry Korman und ich) ihn um ein detailliertes »Update« des lösungsfokussierten Therapieansatzes baten. Als erfahrene lösungsfokussiert arbeitende Therapeuten wollten wir wissen, wie die bahnbrechenden Gedanken von Steves Lieblingsphilosophen, Ludwig Wittgenstein, mit dem SFBT-Konzept zusammengehen und wie wir in der therapeutischen Praxis diese Ideen bei Klienten, Supervisanden und Studenten produktiv anwenden können. Ganz im Sinne des Modells verfolgten wir ein pragmatisches Ziel: Wir wollten als lösungsfokussiert arbeitende Therapeuten besser werden.

So verbrachte das Autorenteam Stunden damit, aufgezeichnete Therapiesitzungen anzuschauen und ausgiebig zu besprechen. Da bei solchen Gelegenheiten das Aufzeichnungsgerät lief, konnte ich später einen großen Teil dieser langen Gespräche transkribieren – die als

Kommentare zu den Transkripten der einzelnen Therapiesitzungen und in den einzelnen Kapiteln dieses Buches ihren Niederschlag gefunden haben.

Bei der Lektüre des Buches werden Sie vielleicht feststellen, dass sich unsere Äußerungen (d. h. die der Autoren und Autorinnen) gelegentlich überschneiden, wie das in echten Gesprächen der Fall ist. Statt stilistische Unterschiede zu nivellieren, haben wir es absichtlich bei den originalen »Stimmen« belassen, damit unsere vielfältigen persönlichen Kommunikationsstile so deutlich werden wie in einem echten Seminar – was sich in der Kürze einiger und der relativen Länge anderer Kapitel, im Ton einzelner Abschnitte und natürlich in der Wortwahl widerspiegelt.

Wer schon einmal an einem unserer Workshops teilgenommen hat, wird in diesem Buch Steve de Shazers weithin bekannte knapp und elegant formulierte Sätze und seinen kernigen Humor wieder erkennen. Man »hört« auch Insoo Kim Bergs Warmherzigkeit, ihre besondere Beobachtungsgabe und ihren respektvollen Optimismus, Harry Kormans intellektuelle Neugier, Yvonne Dolans Sachlichkeit, Terry Treppers visionäre Kraft und Eric McCollums kritisches Denken.

Und nun dürfen wir Sie einladen, sich zu setzen und uns durch dieses ungewöhnliche und spannende »Seminar« über den neuesten Stand der lösungsfokussierten Kurztherapie und ihr besonderes Verhältnis zu Wittgensteins Philosophie zu begleiten. Auf den folgenden Seiten werden Sie an erstaunlichen psychotherapeutischen Sitzungen teilnehmen, den Kommentaren der Autoren und Autorinnen lauschen und gelegentlich auch ein paar Worte des Philosophen selbst vernehmen.

Bleibt noch, Ihnen unsere »Clique« vorzustellen, deren Mitglieder seit langen Jahren befreundet sind und kollegial zusammenarbeiten. Der bärtige Mann, der einen irischen Fischerpullover trägt und ein bisschen wie Sean Connery aussieht, ist Steve de Shazer. Die anmutige, kleine Frau, die eine rote Jacke trägt und ruhig und gelassen in dem großen Ledersessel sitzt, ist Insoo Kim Berg, international gefeierte Ausbilderin, Dozentin und Autorin zahlreicher Bücher und Zeitschriftenartikel zum Thema lösungsorientierte Kurztherapie. Neben ihr sitzen Eric McCollum, der an der Virginia Tech in Falls Church im US-amerikanischen Bundesstaat Virginia lehrt, und Terry Trepper, Leiter des Family Studies Program an der Purdue University im Bundesstaat Indiana. Die Person, mit der wir über den Computer in der Ecke verbunden sind und per Internet »sprechen« können, ist Harry Korman, der als Arzt, Kinderpsychiater, Ausbilder und Supervisor nach dem Modell der lösungsfokussierten Kurztherapie arbeitet und besonders daran interessiert ist, mit welcher Art von Publikationen die SFTB leichter erlernbar gemacht werden kann.

Und nun, wie Steve de Shazer zum Auftakt eines neuen Projekts immer zu sagen pflegte: »Viel Spaß!«

Yvonne Dolan
Chicago, Januar 2008

1. Ein kurzer Überblick

Die lösungsfokussierte Kurztherapie ist ein auf die Zukunft gerichtetes und von Zielen geleitetes Herangehen an die Kurztherapie und wurde Anfang der 1980er Jahre von Insoo Kim Berg, Steve de Shazer und ihren Kollegen gemeinsam mit Klienten am Milwaukee Brief Family Therapy Center entwickelt. Da die SFBT eher durch Induktion als durch Deduktion entstanden ist, folgt sie einem höchst disziplinierten, pragmatischen und weniger einem theoretischen Ansatz (Berg u. Miller 2007; Berg u. Reuss 1999; de Shazer 1995, 1996, 2006a, 2006b). Die Entwickler dieser Therapiemethode haben im Laufe der Jahre hunderte von Therapiestunden beobachtet und dabei sorgfältig die Fragen, Verhaltensweisen und Emotionen festgehalten, die Klienten dazu bewegten, machbare und dem realen Leben angemessene Lösungen zu entwerfen und zu realisieren.

Die Fragen, die sich am durchgängigsten mit den von den Klienten angegebenen Fortschritten und Lösungen in einen Zusammenhang bringen ließen, wurden sorgfältig notiert und gewissenhaft in das lösungsfokussierte Konzept integriert, wohingegen solche Fragen, die dieses Kriterium nicht erfüllten, bewusst verworfen wurden. Der Ansatz der lösungsfokussierten Kurztherapie hat sich seit dieser Zeit zu einer der weltweit führenden Methoden der Kurztherapie entwickelt und ist in den unterschiedlichsten wirtschaftlichen, sozial- und bildungspolitischen Bereichen zu einem enormen Einflussfaktor geworden.

1.1 Die wesentlichen Lehrsätze der lösungsfokussierten Kurztherapie

Das Konzept der SFBT basiert nicht auf einer bestimmten Theorie, sondern hat sich auf einer ganz pragmatischen Ebene entwickelt. Es hat seine Wurzeln deutlich erkennbar in den frühen Forschungen des Mental Research Institute (MRI) in Palo Alto in Kalifornien und in der Arbeit von Milton H. Erickson, in der Philosophie von Ludwig Wittgenstein und im buddhistischen Denken. Mehrere Lehrsätze dienen als Leitlinien für die Praxis der SFBT und geben diesem Ansatz sowohl Inhalt als auch Gepräge.

Was nicht kaputt ist, muss man auch nicht reparieren. Das ist der allumfassende Lehrsatz der lösungsfokussierten Kurztherapie. Auf Interventionen zielende Hypothesen, Modelle und Philosophien sind irrelevant, wenn der Klient sein Problem bereits gelöst hat. Nichts würde absurder wirken, als in einer Situation zu intervenieren, die schon bereinigt ist. Dies scheint zwar eine fast banale Erkenntnis zu sein – dennoch gibt es einige psychotherapeutische Schulen, die eine Therapie empfehlen, obwohl sich die Lage des Klienten gebessert hat, um z. B. »Wachstum« zu fördern, um »Erreichtes zu konsolidieren« oder um »tiefer liegende Bedeutungen und Strukturen« erkennen zu können. Solchen Begründungen steht das SFBT-Konzept antithetisch gegenüber. Wenn kein Problem vorliegt, sollte auch keine Therapie durchgeführt werden.

Das, was funktioniert, sollte man häufiger tun. Ähnlich dem ersten Lehrsatz folgt auch dieser dem Motto: »Finger weg!« Wenn der Klient im Begriff ist, ein Problem zu lösen, dann sollte es die primäre Aufgabe des Therapeuten sein, den Klienten zur Fortsetzung dessen zu motivieren, was bereits funktioniert. Lösungsfokussiert arbeitende Therapeuten beurteilen nicht die Qualität der Lösungen eines Klienten, sondern fragen nur, ob eine Lösung effektiv ist. Daraus ergibt sich eine weitere Aufgabe des Therapeuten: dass er nämlich dem Klienten hilft, gewünschte Veränderungen zu festigen. Dies gelingt dadurch, dass der Therapeut genau eruiert, wie Klienten sich verhalten oder reagieren, wenn es ihnen gerade besser geht. Nachdem deutlich geworden ist, was funktioniert, kann der Klient seinen Erfolg reproduzieren, und die Lösung kann sich weiter entfalten.

Wenn etwas nicht funktioniert, sollte man etwas anderes probieren. Der dritte Lehrsatz dieser Art lautet: Auch wenn eine Lösung einem noch so gut erscheinen mag – wenn sie nicht funktioniert, ist sie keine Lösung. Der Mensch hat von Natur aus die eigenartige Tendenz, Probleme immer wieder so anzupacken, dass er die gleichen Dinge wiederholt, die in der Vergangenheit schon nicht funktioniert haben. Dies trifft insbesondere im psychotherapeutischen Umfeld zu, wo viele Theorien nahe legen, dass es am Klienten liegt und nicht an der Therapie oder Theorie, wenn es ihm nicht besser geht (er also das Problem nicht löst). Nach dem Konzept der lösungsfokussierten Kurztherapie ist es dagegen so: Wenn der Klient einen Hausaufgabenvorschlag oder ein Experiment nicht umsetzt, lässt man die Aufgabe fallen und schlägt stattdessen etwas anderes vor.

Kleine Schritte können zu großen Veränderungen führen. Die lösungsfokussierte Kurztherapie kann als minimalistisches Vorgehen verstanden werden, bei dem die Konstruktion der Lösung meistens in mehreren kleinen, machbaren Schritten erfolgt. Die Annahme ist hier folgende: Sobald eine kleine Veränderung vorgenommen worden ist, führt dies zu einer Reihe weiterer Veränderungen, was dann wiederum andere Veränderungen nach sich zieht, und dies mündet allmählich ohne großen Bruch in eine viel umfassendere Veränderung des Systems. Folglich tragen kleine Schritte in der Verbesserung der Situation dazu bei, dass sich der Klient langsam und elegant dem Ziel, also den gewünschten Veränderungen im Alltagsleben, annähert und anschließend in der Lage ist, seine Situation als »besser genug« zu beschreiben, sodass die Therapie beendet werden kann.

Die Lösung hängt nicht zwangsläufig mit dem Problem direkt zusammen. Während man bei fast allen anderen auf Veränderung abzielenden Therapieansätzen nach der Abfolge »Problem führt zur Lösung« vorgeht, werden in der SFBT dadurch Lösungen entwickelt, dass der Klient zuerst beschreibt, was anders sein wird, wenn das Problem gelöst ist. Danach arbeiten Therapeut und Klient mit rückwärts gewandtem Blick, um das beschriebene Ziel zu erreichen. Das heißt, sie durchsuchen die Erfahrungen des Klienten im wirklichen Leben sorgfältig und gründlich, um solche Zeiten zu identifizieren, in denen Teile der von ihm gewünschten Lösung bereits existiert haben oder in der Zukunft möglicherweise existieren werden. Dieses Vorgehen entspricht einem Therapiemodell, in dem sehr wenig oder überhaupt keine Zeit darauf verwendet wird, den Ursprung oder das Wesen des Problems zu ergründen, die Pathologie des Klienten zu eruieren oder dysfunktionale Interaktionen zu analysieren. Zwar können solche Faktoren interessant sein und sich vielleicht auch auf das Verhalten des Klienten auswirken, doch in der SFBT fokussiert man fast ausschließlich auf die Gegenwart und Zukunft. Vor diesem Hintergrund stellt das SFBT-Konzept im Vergleich zu anderen psychotherapeutischen Modellen einen wahren Paradigmenwechsel dar.

Die Sprache der Lösungsentwicklung ist eine andere als die, die zur Problembeschreibung notwendig ist. Die Sprache, in der Probleme formuliert werden, ist tendenziell eine völlig andere als die, in der Lösungen formuliert werden. Ludwig Wittgenstein wendet das so: »Die Welt des Glücklichen ist eine andere als die des Unglücklichen« (T, 6.43). Das Sprechen über Probleme ist im Allgemeinen negativ gefärbt und auf die Vergangenheit gerichtet (um den Ursprung des Problems zu beschreiben), und häufig suggeriert es das Fortbestehen eines Problems. Dagegen ist die Sprache, in der Lösungen formuliert werden, im Allgemeinen eher positiv gefärbt, erwartungsvoll und auf die Zukunft gerichtet, und sie deutet auf die Vergänglichkeit von Problemen hin.

Kein Problem besteht ohne Unterlass; es gibt immer Ausnahmen, die genutzt werden können. Dieser Lehrsatz ergibt sich aus der Vorstellung, dass Probleme vergänglich sind, und liegt der wichtigsten Interventionsart zugrunde, die in der lösungsfokussierten Kurztherapie durchgängig Anwendung findet. Gemeint ist, dass Menschen bei ihren Problemen immer Ausnahmen erleben, auch wenn es nur kleine sind, und dass diese Ausnahmen genutzt werden können, um kleine Veränderungen vorzunehmen.

Die Zukunft ist sowohl etwas Geschaffenes als auch etwas Verhandelbares. Dieser Lehrsatz bietet für die Praxis der lösungsfokussierten Kurztherapie ein solides Fundament. Der Mensch wird nicht als Gefangener seiner Verhaltensweisen betrachtet, die mit seiner Lebensgeschichte, Schichtzugehörigkeit oder einer psychologischen Diagnose zusammenhängen. Dieser Grundsatz stützt sich auf den sozialen Konstruktionismus und verweist darauf, dass die Zukunft ein Ort der Hoffnung ist, an dem die Menschen ihr Schicksal selbst in die Hand nehmen.

Das Konzept der SFBT hat seine Wurzeln in den systemtheoretisch basierten Familientherapien der 1950er und 1960er Jahre und in der Arbeit von Milton H. Erickson (Haley 1999). Sowohl Insoo Kim Berg als auch Steve de Shazer waren eng mit dem Mental Research Institute (MRI) im kalifornischen Palo Alto verbunden. Während sich die Forschungsgruppe am MRI in erster Linie auf die Problementwicklung und Problemauflösung konzentrierte (Watzlawick, Weakland u. Fisch 2001), begann man am Brief Family Therapy Center in Milwaukee, Lösungen zu explorieren. Aus mehreren Gründen kann das derzeitige Konzept der SFBT als systemische Therapie klassifiziert werden.

Erstens befassen sich nach der SFBT arbeitende Therapeuten üblicherweise mit Systemen, weil nämlich neben Einzelpersonen ebenso Paare und Familien zur Behandlung kommen. Sie treffen ihre Entscheidung darüber, wen sie in das Behandlungszimmer bitten, nach dem Kriterium, wer zur Therapiesitzung auftaucht; denn wer immer mit dem Klienten in die Praxis kommt, wird zur Therapiesitzung eingeladen.

Zweitens werden in der SFBT Lösungen exploriert, die interaktionaler Art sind, d. h., dass die Probleme der Klienten und die Ausnahmen ihrer Probleme auch andere Menschen betreffen, und dazu zählen sehr oft die Angehörigen, Arbeitskollegen oder Lebenspartner und Freunde der Klienten.

Drittens ist es in der SFBT so, dass dem Eintritt kleiner Veränderungen häufig größere Veränderungen folgen, und diese weiter reichenden Veränderungen sind meistens interaktionaler und systembezogener Natur.

1.2 Die Aufgabe des Therapeuten

Die Aufgabe, die der Therapeut in der SFBT hat, unterscheidet sich von der Rolle, die er in vielen anderen psychotherapeutischen Ansätzen einnimmt. Lösungsfokussiert arbeitende Therapeuten akzeptieren, dass es in der therapeutischen Organisation zwar eine Hierarchie gibt, diese Hierarchie aber tendenziell eher egalitär und demokratischer Natur ist als autoritär. Sie geben fast nie Urteile über den Klienten ab und vermeiden es, über die hinter seinen Wünschen, Bedürfnissen oder Verhaltensweisen stehenden Bedeutungen Interpretationen anzustellen. Die Aufgabe des nach der SFBT arbeitenden Therapeuten soll die sein, dass er Optionen auszuweiten und nicht einzuschränken versucht (Berg a. Dolan 2001). Er leitet das Therapiegespräch, tut dies aber auf behutsame Weise, und tritt dabei gewissermaßen »einen Schritt zurück« (*leading from one step behind*; Cantwell a. Holmes 1994, p. 17 ff.). Statt dass der Therapeut die Präsentationen des Klienten interpretiert, ihn beschwatzt, ermahnt oder zu etwas drängt, »klopft er ihm auf die Schulter« (Berg a. Dolan 2001, p. 3) und weist ihn darauf hin, dass auch eine andere Richtung überlegenswert sei.

1.3 Therapeutische Prinzipien und Techniken

Allgemeine Interventionen

Positive, kollegiale, auf eine Lösung gerichtete Einstellung. Zu den wichtigsten Aspekten, die in der lösungsfokussierten Kurztherapie zum Tragen kommen, zählen die Grundstimmung und die grundsätzliche Einstellung des Therapeuten. Seine Haltung ist insgesamt positiv, respektvoll und optimistisch, und er geht generell von der Annahme aus, dass Menschen starke Resilienzen besitzen und diese für Veränderungen nutzen können. Von zentraler Bedeutung ist außerdem die Überzeugung, dass die meisten Menschen die Stärke, Klugheit und Erfahrung haben, um eine Veränderung zustande zu bringen. Was andere Modelle als »Widerstand« definieren, gilt in der SFBT als (a) natürlicher Schutzmechanismus oder realistischer Wunsch des Klienten, vorsichtig zu sein und langsam vorzugehen, oder (b) als Fehler des Therapeuten z. B. aufgrund einer Intervention, die der Situation des Klienten nicht angemessen ist. Alle diese Annahmen sind die Voraussetzung dafür, dass Therapiesitzungen der Tendenz nach eher kollegial als hierarchiebetont angelegt sind (auch wenn, wie gesagt, lösungsfokussiert arbeitende Therapeuten den Klienten sehr wohl »mit einem Schritt Abstand« leiten) und eher auf der Kooperation als auf der Konfrontation beruhen.

Suche nach früheren Lösungen. Nach der SFBT arbeitende Therapeuten wissen, dass die meisten Klienten zuvor schon sehr viele Probleme gelöst haben. Dies war vielleicht zu einem anderen Zeitpunkt, an einem anderen Ort oder in einer anderen Situation. Das Problem ist vielleicht auch wieder aufgetaucht. Die entscheidende Erkenntnis ist aber die, dass der Klient sein Problem – wenn auch nur für kurze Zeit – schon mal gelöst hat.

Suche nach Ausnahmen. Selbst wenn Klienten zuvor keine Lösung gefunden haben, die sie anstreben können, fallen den meisten von ihnen doch Beispiele für Situationen aus der Vergangenheit ein, in denen es eine Ausnahme in Bezug auf ihr Problem gab. Eine solche Ausnahme liegt dann vor, wenn es Zeiten gibt, in denen das Problem grundsätzlich da sein könnte, de facto aber nicht vorhanden ist. Der Unterschied zwischen einer früheren Lösung und dem Zustand, in dem das Problem eine Ausnahme macht, ist klein, aber signifikant. Eine frühere Lösung bezieht sich auf etwas, das jemand aus eigener

Kraft probiert und das auch funktioniert hat; aber aus irgendeinem Grund ist diese erfolgreiche Lösung nicht fortgeführt und vermutlich vergessen worden. Eine Ausnahme bezieht sich auf etwas, was anstelle des Problems geschieht – und meistens nicht einmal absichtlich herbeigeführt oder vielleicht auch gar nicht verstanden wird.

Fragen statt Direktiven oder Deutungen. Natürlich sind Fragen in allen Therapiemodellen ein wichtiges Kommunikationsmittel. So arbeiten Therapeuten aller Ausrichtungen häufig mit Fragen, besonders wenn sie die Vorgeschichte des Klienten explorieren, am Anfang einer Therapiesitzung wichtige Informationen zusammentragen oder herausfinden wollen, wie der Klient die ihm aufgetragene Hausaufgabe bewältigt hat. Fragen sind für lösungsfokussiert arbeitende Therapeuten jedoch das *primäre* Kommunikationswerkzeug und als solche eine allumfassende Art der Intervention. Nach dem SFBT-Konzept arbeitende Therapeuten vermeiden es in der Regel, Interpretationen vorzunehmen, und bedrängen den Klienten nur selten mit direkten Herausforderungen oder Konfrontationen.

Auf die Gegenwart und Zukunft gerichtete Fragen anstelle von Fragen, die auf die Vergangenheit fokussieren. Die Fragen, die nach der SFBT arbeitende Therapeuten stellen, sind fast immer auf die Gegenwart oder Zukunft gerichtet, worin sich folgende Grundüberzeugung spiegelt: Probleme werden am besten dadurch gelöst, dass man sich auf das konzentriert, was bereits funktioniert, und darauf, wie der Klient sich sein Leben vorstellt, und sie werden nicht dadurch gelöst, dass man sich auf die Vergangenheit und den Ursprung der Probleme konzentriert.

Komplimente und Anerkennung. Dem Klienten Komplimente und Anerkennung entgegenzubringen ist ebenfalls ein wesentlicher Aspekt der SFBT. Wenn Therapeuten anerkennend bestätigen, was der Klient bereits erfolgreich unternommen hat, und würdigen, wie schwierig seine Probleme sind, ermutigen sie ihn zur Veränderung und überbringen ihm zugleich die Botschaft, dass sie ihm zugehört (d. h. ihn verstanden) haben und an ihm interessiert sind (Berg a. Dolan 2001). Komplimente im Therapiegespräch können helfen, auf den Punkt zu bringen, was der Klient bis dahin erfolgreich ausgeführt hat.

Sanfte Anstöße zu Handlungen, die schon funktioniert haben. Wenn der Therapeut mithilfe von Komplimenten und Anerkennung einen sicheren Rahmen für den Klienten geschaffen hat und frühere Lösungen und Ausnahmen des Problems entdeckt worden sind, regt er ihn behutsam dazu an, seine zuvor erfolgreichen Handlungen fortzusetzen oder Veränderungen, auf die er, der Klient, selbst gekommen ist, auszuprobieren – was häufig als »Experiment« bezeichnet wird. Es kommt nur selten vor, dass lösungsfokussiert arbeitende Therapeuten dem Klienten Vorschläge machen oder ihm Aufgaben stellen, die nicht auf seinen früheren Lösungen oder auf Ausnahmen des Problems beruhen. Am besten ist es immer, wenn Veränderungsideen und Aufgaben – zumindest indirekt während des Therapiegesprächs – vom Klienten ausgehen und nicht vom Therapeuten gestellt werden; denn der Klient ist mit diesen angestrebten Verhaltensweisen vertraut.

Spezifische Interventionen

Bereits vor der Sitzung eingetretene Veränderung. Gleich zu Beginn oder in den frühen Phasen des ersten Therapiegesprächs stellen lösungsfokussiert arbeitende Therapeuten den Klienten meistens folgende Frage: »Sind Ihnen, seit Sie den Termin für diese Sitzung gemacht haben, irgendwelche Veränderungen aufgefallen, die bereits eingetreten sind oder die sich im Moment abzeichnen?« Auf diese Frage gibt es drei mögliche Reaktionen.

Erstens: Der Klient sagt, dass überhaupt nichts geschehen sei. In diesem Fall macht der Therapeut einfach weiter und beginnt die Sitzung mit einer Frage, z. B.: »Wie kann ich Ihnen heute helfen?« oder »Was müsste heute geschehen, damit diese Sitzung wirklich hilfreich für Sie ist?«.

Zweitens: Der Klient antwortet, dass die Situation sich zu bessern beginne oder besser geworden sei. In diesem Fall stellt der Therapeut viele Fragen zu den Veränderungen, die sich abzuzeichnen beginnen, was die Erhebung vieler Einzelheiten erfordert. Damit beginnt der Prozess des »Sprechens über Lösungen«, in dem von Anfang an die Stärken und Resilienzen des Klienten betont werden und der es dem Therapeuten erlaubt, die Frage zu stellen: »Angenommen, diese Veränderungen würden weiterhin in diese Richtung gehen; wäre es dann das, was Sie gerne hätten?« Diese Frage bietet die Möglichkeit, ein konkretes, bejahendes und an Veränderung orientiertes Ziel ins Auge zu fassen.

Drittens: Der Klient teilt mit, dass die Situation gleich geblieben sei. In diesem Fall kann der Therapeut z. B. fragen: »Ist es ungewöhnlich, dass die Situation nicht schlimmer geworden ist?« oder »Wie haben Sie überhaupt verhindern können, dass die Situation nicht schlimmer geworden ist?«. Solche Fragen können Informationen über frühere Lösungen und Ausnahmen aufdecken und diese zum Thema eines lösungsfokussierten Gesprächs werden lassen.

Auf Lösungen gerichtete Ziele. Wie in vielen psychotherapeutischen Modellen sind klare, konkrete und spezifische Ziele auch im Konzept der lösungsfokussierten Kurztherapie ein wichtiges Element. Der lösungsfokussiert arbeitende Therapeut strebt an, dass sich möglichst eher kleinere als größere Ziele herauskristallisieren. Noch wichtiger ist es, Klienten dazu zu ermuntern, ihre Ziele als Lösung zu definieren und nicht als die Abwesenheit eines Problems. Es ist z. B. vorteilhafter, wenn ein Ziel so formuliert wird: »Wir wollen, dass unser Sohn netter zu uns ist« – was ausführlicher beschrieben werden müsste – und nicht so: »Wir hätten es gerne, dass unser Kind uns nicht zum Teufel wünscht«. Außerdem: Wenn ein Ziel als Lösung formuliert wird, lässt es sich leichter skalieren (siehe unten).

Die Wunderfrage. Manchen Klienten fällt es schwer, überhaupt ein Ziel zu formulieren – von einem lösungsfokussierten Ziel ganz zu schweigen. Das gilt vor allem für Multiproblem-Familien oder solche Menschen, denen das Problem so massiv vorkommt, dass sie allein schon aufgrund der Beschreibung eines Ziels den Eindruck bekommen, dadurch würde das Ausmaß des Problems und seine erdrückende Wirkung auf die Betroffenen abnehmen. Wenn man die Wunderfrage einsetzt, um nach einem Ziel des Klienten zu fragen, vermittelt dies einerseits einen gewissen Respekt vor der Größe des Problems, führt aber gleichzeitig auch dazu, dass der Klient sich kleinere und besser zu bewältigende Ziele ausdenkt.

Der genaue Wortlaut dieser Intervention kann zwar schwanken, aber die Grundformulierung ist folgende:

> Ich stelle Ihnen jetzt eine ziemlich seltsame Frage. *[Pause]* Die seltsame Frage lautet: *[Pause]* Nach unserem Gespräch werden Sie zurück zu Ihrer Arbeit (nach Hause, in die Schule) gehen, und Sie werden den restlichen Tag damit verbringen, ihren Alltagsgeschäften nachzugehen, z. B. die Kinder versorgen, Abendessen zubereiten, fernsehen, die Kinder baden usw. Schließlich wird es Zeit sein, schlafen zu gehen. Um Sie herum ist es ganz still, und Sie schlafen friedlich ein. Mitten in der Nacht geschieht ein Wunder, und das Problem, über das Sie heute mit mir sprechen, ist gelöst! Doch dies geschieht, während Sie schlafen, und deshalb können Sie gar nicht wissen, dass in der Nacht ein Wunder ge-

> schehen ist, das Ihr Problem gelöst hat. *[Pause]* Worin könnte, wenn Sie dann morgen früh aufwachen, die kleine Veränderung bestehen, sodass Sie sagen werden: »Toll, es muss etwas passiert sein – das Problem ist weg!« (Berg a. Dolan 2001, p. 7)?

Auf die Wunderfrage reagieren Klienten ganz unterschiedlich. Manche sind verwundert und sagen vielleicht, dass sie die Frage nicht verständen. Manche lächeln auch. Wenn Klienten genügend Zeit zum Nachdenken haben, fallen Ihnen jedoch meistens einige sehr spezifische Dinge ein, die anders wären, wenn ihr Problem gelöst wäre. Diese Antworten kann man dann üblicherweise als Therapieziele annehmen. Insofern führen die Reaktionen des Klienten zu einer mehr ins Detail gehenden Beschreibung davon, wie er sich sein Leben vorstellt, was dann wieder dazu beitragen kann, dass er seine früheren Lösungen und Ausnahmen beleuchtet.

In Paar-, Familien- oder Gruppentherapien kann man die Wunderfrage den einzelnen Personen stellen oder sie an die gesamte Gruppe richten. Wenn man individuell fragt, antwortet jede einzelne Person auf die Frage, und möglicherweise reagieren die anderen Anwesenden auf die Antworten der Einzelnen. Der Therapeut könnte die anderen ermutigen, die individuell vorgetragenen Wunderbeschreibungen zu unterstützen. Wenn die Wunderfrage an das Paar, die Familie oder eine Gruppe gerichtet wird, können die Anwesenden gemeinsam ihr Wunder »erarbeiten«. Dadurch, dass der lösungsfokussiert arbeitende Therapeut versucht, unter den Teilnehmern eine kooperative Haltung zu bewahren, betont er die Ähnlichkeit ihrer Ziele und das unterstützende Moment ihrer Aussagen (weitere Einzelheiten zur »Wunderfrage« und ihrer Verwendung siehe nachfolgende Kapitel).

Skalierungsfragen. Unabhängig davon, ob der Klient ohne Umwege oder aber über die Wunderfrage auf spezifische Ziele kommt, ist die nächste Intervention wichtig: dass nämlich die einzelnen Ziele skaliert werden. Der Therapeut fragt den Klienten nach der Skala zur Wunderfrage: »Auf einer Skala von 0 bis 10 (bzw. von 1 bis 10), wo standen die Dinge, als die Stunde vereinbart wurde, wo stehen sie jetzt, und wo werden sie am Tag nach dem Wunder sein?« Dazu das Fallbeispiel eines Paares, dessen Ziel bessere Kommunikation ist:

THERAPEUT: Als Nächstes möchte ich das Problem und das Ziel auf einer Skala einstufen. Nehmen wir an, eine 1 bedeutet, dass das Problem so schlimm ist, wie es nur sein kann, dass Sie überhaupt nicht miteinander reden, sich nur streiten oder sich die ganze Zeit über aus dem Weg gehen. Und nehmen wir an, eine 10 bedeutet, dass Sie die ganze Zeit über miteinander reden, sich perfekt verständigen können und sich überhaupt nicht streiten.

EHEMANN: Das ist ziemlich unrealistisch.

THERAPEUT: Das wäre der Idealzustand. Also, wo würden Sie beide die Situation einordnen, als sie am schlimmsten war, also vielleicht zu der Zeit, kurz bevor Sie zu mir kamen?

EHEFRAU: Es war ziemlich schlimm ... ich weiß nicht, ... ich würde sagen, bei der 2 oder 3.

EHEMANN: Ja, ich würde sagen, bei der 2.

THERAPEUT: Okay *[schreibt]* ... eine 2 bis 3 für Sie – und eine 2 für Sie. Nun wüsste ich noch gerne, womit Sie zufrieden wären, wenn die Therapie vorbei und erfolgreich ist.

EHEFRAU: Ich wäre mit einer 8 zufrieden.

EHEMANN: Also, ich hätte natürlich gerne eine 10, aber das ist unrealistisch. Ja, ich gebe zu, eine 8 wäre gut.

THERAPEUT: Wo würden Sie die Situation jetzt im Moment einordnen?

EHEFRAU: Ich würde sagen, sie ist ein bisschen besser, weil er mit mir hierher gekommen ist, und ich sehe, dass er versucht ... ich würde sagen, vielleicht bei der 4?

EHEMANN: Also, das höre ich gern. Ich hätte nicht gedacht, dass sie die Situation so weit oben einordnet. Ich würde sie bei der 5 einordnen.

THERAPEUT: Okay, eine 4 für Sie – und eine 5 für Sie. Und Sie beide wollen, dass Sie die Situation bei der 8 haben, damit Sie sagen können, die Therapie war erfolgreich, richtig?

Diese Intervention hat zwei wesentliche Komponenten. Zum einen ist sie ein Instrument zur Beurteilung von Lösungen, d. h., wenn sie in jeder Therapiesitzung durchgeführt wird, können Therapeut und Klienten damit kontinuierlich ihren Fortschritt messen. Zum anderen ist sie per se ein wirkungsvoller Eingriff, weil sie dem Therapeuten erlaubt, auf frühere Lösungen und auf Ausnahmen zu fokussieren und auf Veränderungen während ihres Entstehens aufmerksam zu machen. Genauso, wie sich Dinge vielleicht schon vor dem ersten Therapiegespräch verändert haben, kann sich die Situation des Klienten auch zwischen den einzelnen Sitzungen in drei Richtungen entwickeln: (1) Die Situation kann besser werden; (2) die Situation kann unverändert bleiben; (3) die Situation kann sich verschlechtern.

Wenn die Klienten ihr Problem zunehmend höher skalieren und ihre Situation sich von Sitzung zu Sitzung bessert, gibt der Therapeut ihnen dafür Komplimente und Anerkennung und fordert sie zu einer ausführlichen Beschreibung auf, wie sie solche Veränderungen haben zustande bringen können. Dadurch werden nicht nur die Veränderungen bestärkt und konsolidiert, sondern auch deutliche Impulse an die Klienten gegeben, »das Begonnene fortzusetzen«. Wenn »die Situation unverändert geblieben ist«, kann der Therapeut den Klienten ebenfalls Komplimente und Anerkennung geben: entweder dafür, dass sie ihre vorgenommenen Veränderungen beibehalten haben, oder aber dafür, dass sie eine Verschlimmerung der Situation verhindert haben. Er könnte z. B. fragen: »Wie haben Sie es geschafft, dass die Situation nicht noch schlechter wurde?« Diese Frage motiviert den Klienten interessanterweise häufig zu einer Beschreibung von Veränderungen, die er herbeigeführt hat, und auch in solchen Fällen kann der Therapeut den Klienten gegenüber Komplimente und Anerkennung ausdrücken und sie darin unterstützen und ermutigen, weitere Veränderungen vorzunehmen.

THERAPEUT: Frau K., letzte Woche haben Sie sich auf der Skala für gute Kommunikation bei der 4 eingestuft. Darf ich fragen, wo Sie sich diese Woche einordnen?

EHEFRAU: *[Pause]* Ich würde sagen, bei der 5.

THERAPEUT: Eine 5! Klasse! Tatsächlich, in nur einer Woche.

EHEFRAU: Ja, ich glaube, unsere Verständigung hat in der vergangenen Woche besser geklappt.

THERAPEUT: Inwiefern war Ihre Verständigung in der vergangenen Woche besser?

EHEFRAU: Also, ich glaube, es liegt an Richard. Es kam mir so vor, als ob er mir in der vergangenen Woche besser zugehört hätte.

THERAPEUT: Das ist ja prima. Können Sie mir ein Beispiel nennen, wann er ihnen besser zugehört hat?

EHEFRAU: Na ja, gestern zum Beispiel. Meistens ruft er mich einmal am Tag im Geschäft an, und ...

THERAPEUT: Entschuldigung, dass ich Sie unterbreche, aber haben Sie gesagt, dass er Sie einmal am Tag anruft? Im Geschäft?

EHEFRAU: Ja.

THERAPEUT: Ich bin nur etwas überrascht, denn nicht alle Männer rufen ihre Frauen jeden Tag an.

EHEFRAU: Das hat er schon immer so gemacht.

THERAPEUT: Finden Sie das gut? Ist das etwas, von dem Sie sagen würden, er soll es nicht ändern?

EHEFRAU: Ja, natürlich.

THERAPEUT: Entschuldigung, fahren Sie bitte fort. Sie haben mir gerade von gestern erzählt, als er Sie anrief.

EHEFRAU: Nun ja, meistens ist es ein kurzer Anruf. Aber ich habe ihm gegenüber ein paar Probleme erwähnt, die ich gerade hatte, und er hat mir ganz lange zugehört, er schien sich Gedanken zu machen und gab mir ein paar gute Tipps. Das war schön.

THERAPEUT: Das war also ein Beispiel dafür, wie Sie es gerne hätten, wo Sie über etwas reden können, ein Problem, und er zuhört und gute Tipps gibt? Unterstützung?

EHEFRAU: Ja.

THERAPEUT: Herr K., wussten Sie, dass Ihre Frau es gern hat, wenn Sie sie anrufen und ihr zuhören? Dass es das war, was Sie beide in den Augen Ihrer Frau auf der Skala nach oben gebracht hat?

EHEMANN: Ja, ich denke schon. Ich habe mich diese Woche echt angestrengt.

THERAPEUT: Das ist ja prima. Was haben Sie sonst noch unternommen, damit die Verständigung in dieser Woche besser geklappt hat?

Dieses Beispiel zeigt, wie das Gespräch mit dem Paar über die Skalierung seiner Situation zu einem Instrument wird, mit dem der Fortschritt der Klienten festgestellt werden kann. Der Therapeut bzw. die Therapeutin sammelt immer mehr Informationen über die kleinen Veränderungen, die die Klienten aus eigener Kraft erreicht haben und auf der Skala höher bewerten. Der lösungsfokussiert arbeitende Therapeut würde dem Paar an dieser Stelle selbstverständlich vorschlagen, seine erfolgreichen Handlungen fortzusetzen, was in diesem Fall heißt: dass der Mann seine Frau weiterhin anruft und er ihr weiterhin aktiv zuhört, was sie als so hilfreich empfunden hat (weitere Details über »Skalierungsfragen« siehe nachfolgende Kapitel).

Lösungen und Ausnahmen konstruieren. Der nach dem SFBT-Konzept arbeitende Therapeut ist die meiste Zeit der Sitzung damit beschäftigt, darauf zu achten, ob es Indizien für frühere Lösungen, für Ausnahmen und Ziele gibt. Wenn solche Hinweise auftauchen, interpunktiert er sie durch bejahende und unterstützende Äußerungen. Danach bemüht er sich, dem Gespräch über Lösungen den Vorrang zu geben. Das verlangt natürlich eine ziemliche Bandbreite anderer Fertigkeiten als die, wie sie in herkömmlichen problemorientierten Therapien eingesetzt werden. Während der problemorientiert arbeitende Therapeut darum bemüht ist, keine Hinweise darauf zu übersehen, wodurch das Problem entstanden ist oder erhalten wird, bemüht sich der lösungsfokussiert arbeitende Therapeut darum, keine Hinweise auf Fortschritte und Lösungen zu übersehen.

MUTTER: Sie lässt mich einfach immer links liegen, tut, als ob ich nicht da wäre, kommt aus der Schule nach Hause und rennt direkt in ihr Zimmer; wer weiß, was sie dort macht.

TOCHTER: Du sagst, dass wir uns die ganze Zeit über streiten, also gehe ich eben in mein Zimmer, damit wir nicht streiten.

MUTTER: Sehen Sie? Sie gibt sogar zu, dass sie versucht, mir aus dem Weg zu gehen. Ich weiß nicht, wieso sie nicht einfach nach Hause kommen und mir ein bisschen von der Schule oder sonst etwas erzählen kann, wie sie das früher gemacht hat.

THERAPEUTIN: Eine Sekunde, wann war »früher«? Anita, wann war das, als du immer nach Hause kamst und deiner Mutter von der Schule erzählt hast?

TOCHTER: Ich habe das sehr oft getan; im letzten Schulhalbjahr war das.

THERAPEUTIN: Kannst du mir ein Beispiel nennen, wann du das zum letzten Mal gemacht hast?

MUTTER: Das kann *ich* Ihnen sagen – es war letzte Woche. Sie war total aufgeregt, weil ihr naturwissenschaftliches Projekt ausgewählt worden ist.

THERAPEUTIN: Können Sie mir sagen, welcher Tag das war, als …?

MUTTER: Ich glaube, letzten Mittwoch.

THERAPEUTIN: Und sie kam nach Hause …

MUTTER: Sie kam ganz begeistert nach Hause.

THERAPEUTIN: Was haben Sie da gerade gemacht?

MUTTER: Ich glaube, das Übliche, ich habe das Abendessen gerichtet. Und sie kam total aufgeregt ins Zimmer, und ich fragte sie, was los sei, und sie erzählte mir, dass ihr naturwissenschaftliches Projekt für die Ausstellung in der Schule ausgewählt worden sei.

THERAPEUTIN: Toll, das ist ja eine richtige Ehre.

MUTTER: Das ist es.

THERAPEUTIN: Und was geschah dann?

MUTTER: Na ja, wir haben darüber gesprochen, und sie hat mir alles erzählt.

THERAPEUTIN: Anita, erinnerst du dich daran?

TOCHTER: Ja, klar, es war ja erst letzte Woche. Ich war ganz glücklich.

THERAPEUTIN: Und meinst du, dass es ein nettes Gespräch war, ein nettes Gespräch zwischen euch beiden?

TOCHTER: Sicher. Das ist doch das, was ich meine; ich gehe nicht immer in mein Zimmer.

THERAPEUTIN: War zu dem Zeitpunkt, also letzte Woche, vielleicht etwas anders, das es leichter machte, miteinander zu reden?

MUTTER: Eben, dass sie aufgeregt war.

TOCHTER: Meine Mutter hat einfach nur zugehört, hat sonst gar nichts gemacht.

THERAPEUTIN: Oh, das ist ja ein tolles Beispiel, danke sehr! Jetzt stelle ich mal folgende Frage: Wenn es häufiger genau so wäre, dass Anita mit Ihnen über Dinge reden würde, die für sie interessant und wichtig sind, und dass Sie, die Mutter, ihr ganz und gar zuhören würden, ohne nebenher andere Dinge zu erledigen – ist es das, wie Sie sich beide eine bessere Verständigung vorstellen würden?

TOCHTER: Ja, genau.

MUTTER: Ja.

In diesem Beispiel macht die Therapeutin Folgendes. Erstens horcht sie aufmerksam auf Signale, die auf eine Ausnahme des Problems hindeuten, d. h. auf eine Zeit hinweisen, in der das Problem hätte auftauchen können, aber nicht aufgetaucht ist. Zweitens interpunktiert sie die Ausnahme, indem sie diese noch einmal formuliert, betont, weitere Details darüber erfragt und Mutter und Tochter dafür Komplimente macht. Drittens verbindet sie die Ausnahme mit dem Ziel der Klientinnen (bzw. mit der Situation am Tag nach dem Wunder), indem sie fragt, ob das Ziel der beiden erreicht wäre, wenn diese Ausnahme öfter stattfinden würde.

Bewältigungsfragen. Wenn Klienten berichten, dass ihre Situation nicht besser geworden sei, kann der Therapeut u. U. Bewältigungsfragen stellen, z. B. die: »Wie haben Sie es geschafft zu verhindern, dass die Situation schlimmer wird?« oder »Das mag schlimm klingen, aber wie haben Sie es geschafft, damit – in dem Maß, wie Sie es tun – fertig zu werden?«.

Gibt es etwas, das ich vergessen habe zu fragen? Bevor man eine Sitzungspause macht – oder manchmal auch während des Therapiegesprächs –, kann der Therapeut den Klienten fragen: »Gibt es etwas, das ich vergessen habe zu fragen?« oder »Gibt es noch etwas, das ich wissen müsste?«.

Eine Sitzungspause einlegen und anschließend wieder zusammenkommen. In vielen familientherapeutischen Modellen wird empfohlen, dass der Therapeut gegen Ende der Sitzung eine Pause einlegt. In dieser Pause findet dann meistens ein Gespräch zwischen dem Therapeuten und einem Team von Kollegen oder Supervisoren statt, das die Sitzung beobachtet hat, dem Therapeuten Rückmeldung gibt und ihm Vorschläge macht. In der SFBT wird dem Therapeuten ebenfalls empfohlen, gegen Ende der Sitzung eine Pause einzulegen. Wenn Kollegen oder Supervisoren das Therapiegespräch beobachtet haben, geben sie dem Therapeuten ein Feedback, eine Reihe von Komplimenten für seine Klienten und Anregungen für Interventionen, die auf den Stärken der Klienten, ihren früheren Lösungen oder auf Ausnahmen des Problems beruhen. Wenn kein Beobachterteam zur Verfügung steht, macht der Therapeut dennoch eine Pause, in der er seine Gedanken ordnet, sich Komplimente für die Klienten ausdenkt und Ideen für potenzielle Experimente entwickelt. Danach kehrt er in die Sitzung zurück und kann als Auftakt Komplimente und anerkennende Worte an die Klienten richten – wie es die Therapeutin im folgenden Beispiel tut.

THERAPEUTIN: Ich wollte Ihnen einfach sagen, dass die Teamkollegen diese Woche wirklich von Ihnen beiden beeindruckt waren. Ich soll Ihnen ausrichten, dass sie von Ihnen, der Mutter, den Eindruck haben, dass Sie sich wirklich sehr um Ihre Tochter kümmern. Mutter zu sein ist echt schwer, und Sie wirken so engagiert, und es wird deutlich, wie sehr Sie Ihre Tochter lieben und wie gerne Sie ihr helfen möchten. Es hat den Kollegen sehr imponiert, dass Sie heute zur Sitzung gekommen sind, obwohl Sie arbeiten müssen und ein krankes Kind zu Hause haben. – Anita, die Kollegen möchten auch dir ein Kompliment machen für dein Engagement, das Familienleben angenehmer zu machen. Von ihnen soll ich dir sagen, für wie klug und wortgewandt sie dich halten und was du für eine gute »Naturwissenschaftlerin« bist! Ja, dass du dir anscheinend echt bewusst bist, was kleine, unbedeutende Dinge, die in deiner Familie geschehen, doch alles verändern können ... Das ist es, was Naturwissenschaftler tun; sie beobachten Dinge, die Dinge zu verändern scheinen, gleichgültig, wie klein sie auch sind. Wie dem auch sei, die Teamkollegen waren von Ihnen beiden sehr angetan!

TOCHTER: *[Wirkt erfreut]* Klasse, danke!

Experimente und Hausaufgaben. In vielen psychotherapeutischen Modellen ist vorgesehen, dass die Klienten zwischen den einzelnen Sitzungen – meistens vom Therapeuten vorgegebene – Hausaufgaben durchführen, damit die im Therapieraum eingeleiteten Veränderungen konsolidiert werden. In der SFBT schlägt der Therapeut den Klienten am Ende der Sitzung häufig ein mögliches Experiment vor, das sie bis zum nächsten Therapiegespräch ausprobieren können – wenn sie möchten. Solche Experimente basieren auf etwas, was der Klient bereits praktiziert (d. h. auf Ausnahmen des Problems), denkt, fühlt usw. und was ihn seinem Ziel näher bringt. Manchmal denkt sich der Klient auch selbst eine Hausaufgabe aus. Beide Vorgehensweisen folgen dem Grundsatz, dass es immer besser ist, wenn die Ideen vom Klienten ausgehen, als wenn der Therapeut Vorschläge machen muss. Dafür gibt es mehrere Gründe. Erstens ist der Klient mit dem, was er – direkt oder indirekt – vorschlägt, persönlich vertraut. Der Grund, weshalb Klienten, die nach anderen Therapiemodellen behandelt werden, ihre Hausaufgabe nicht machen, besteht im Wesentlichen darin, dass sie dem Klienten fremd ist und zu ihrer Durchführung folglich mehr Überlegung und Anstrengung notwendig sind (was im Allgemeinen als »Widerstand« bezeichnet wird). Zweitens geben Klienten sich selbst meistens solche Hausaufgaben, die sich entweder auf bereits erfolgreich durchgeführte Handlungen beziehen (auf eine frühere Lösung) oder auf Dinge, die der Klient auch wirklich umsetzen will. In beiden Fällen verbindet der Klient die Hausaufgabe enger mit seinen Zielen und Lösungen. Drittens ist die natürliche Neigung des Klienten, gegen von außen kommende Interventionen – auch wenn dahinter noch so gute Absichten stehen – »Widerstand« zu leisten, schwächer ausgeprägt, wenn er seine Hausaufgabe selbst entwerfen kann. In der SFBT fokussiert man nicht auf den Widerstand des Klienten. Man sieht dieses Phänomen vielmehr als einen natürlichen, schützenden Prozess, den Menschen sich zunutze machen, damit sie sich langsam und vorsichtig der Veränderung nähern können – und nicht als Zeichen einer Psychopathologie. Wenn der Klient den Anstoß für eine Hausaufgabe selbst gibt, ist die Wahrscheinlichkeit, dass er sie erfolgreich durchführt, mit Sicherheit höher.

THERAPEUTIN: Bevor wir die heutige Sitzung beenden, möchte ich Sie beide noch bitten, dass Sie sich über eine Hausaufgabe Gedanken machen. Wenn Sie sich für die kommende Woche eine Hausaufgabe geben müssten, wie würde die aussehen?

TOCHTER: Vielleicht so, dass wir mehr miteinander reden?

THERAPEUTIN: Kannst du mir das genauer erläutern?

TOCHTER: Also, dass ich versuche, mehr mit ihr zu reden, wenn ich von der Schule nach Hause komme. Und dass sie dann mit dem, was sie gerade macht, aufhört und mir zuhört.

THERAPEUTIN: Das finde ich gut. Weißt du warum? Weil es genau das ist, womit Ihr beide schon letzte Woche angefangen habt. Was halten Sie als Mutter von der Idee? Ist das eine gute Hausaufgabe?

MUTTER: Ja, die ist gut.

THERAPEUTIN: Das heißt also, um es noch einmal klar zu formulieren: Anita wird versuchen, mehr mit Ihnen zu reden, wenn sie von der Schule nach Hause kommt. Und Sie werden das, was Sie gerade machen, unterbrechen, wenn es geht, und ihr zuhören und mit ihr über das sprechen, wovon sie Ihnen gerade erzählt. Sonst noch etwas? Wollen Sie dem noch etwas hinzufügen?

MUTTER: Nein, das ist gut so. Ich muss eben mit dem, was ich gerade mache, aufhören; ich glaube, es ist wichtig, dass ich ihr zuhöre.

THERAPEUTIN: Ja, und ich hatte den Eindruck, dass das bei Ihnen beiden letzte Woche wirklich gut geklappt hat. Okay, das ist also die Aufgabe. Wir werden das nächste Mal sehen, wie es gelaufen ist.

Hier sind ein paar Aspekte hervorzuheben. Erstens werden Mutter und Tochter aufgefordert, sich selbst eine Aufgabe zu stellen – statt dass die Therapeutin ihnen einen Auftrag gibt. Zweitens ergibt sich die Aufgabe, die Mutter und Tochter formulieren, ganz natürlich aus einer früheren Lösung und aus den Ausnahmen, die sie in der Woche zuvor beobachtet haben. So etwas kommt sehr häufig vor und wird von lösungsfokussiert arbeitenden Therapeuten unterstützt. Doch selbst, wenn sich die Klientinnen eine Aufgabe gestellt hätten, die nicht auf einer früheren Lösung und auf Ausnahmen des Problems beruht hätte, hätte die Therapeutin den Vorschlag der beiden höchstwahrscheinlich gutgeheißen – denn entscheidend ist, dass die Aufgabenstellung vom Klienten kommt.

»Was ist seit unserem letzten Gespräch besser geworden, auch wenn es nur ein kleines bisschen besser ist?« Ab der zweiten Sitzung und zu Beginn eines jeden Therapiegesprächs erkundigt sich der Therapeut üblicherweise nach dem Fortschritt des Klienten, d. h. danach, was zwischen der letzten und der jetzigen Sitzung besser gewesen ist. Viele Klienten berichten, dass spürbare Besserungen zu beobachten gewesen seien. In solchen Fällen motiviert der Therapeut die Klienten dazu, diese Veränderungen so detailliert wie möglich zu beschreiben. Natürlich berichten manche Klienten auch, dass die Situation unverändert geblieben sei oder sich sogar verschlimmert habe. In solchen Fällen exploriert der Therapeut, wie die Klienten es haben verhindern können, dass die Situation nicht noch schlimmer geworden ist – bzw., wenn eine Verschlimmerung eingetreten ist, erkundigt sich der Therapeut bei den Klienten, wie sie es geschafft haben, dass die Situa-

tion nicht noch *viel* schlimmer geworden sei. Alles, was der Klient unternommen hat, um eine Verschlechterung abzuwenden, wird dann zum zentralen Thema und ist Anlass für Komplimente und Anerkennung und vielleicht auch für ein Experiment: alles so weiterzumachen, wie man es bisher gemacht hat. Meistens wird ausführlich darüber gesprochen, was besser geworden ist, und anschließend bittet der Therapeut die Klienten, ihre Fortschritte auf einer Skala einzustufen (wobei die Skalierung auf eine Lösung zustrebt). Wenn die Klienten sich höher einstufen als in der letzten Sitzung, macht der Therapeut ihnen Komplimente für ihre Fortschritte und hilft ihnen herauszufinden, wie sie die positive Entwicklung aufrechterhalten können.

An einem Punkt der Sitzung – möglicherweise am Anfang, vielleicht auch in einer späteren Phase – überprüft der Therapeut (häufig auf indirekte Weise), wie es mit der Hausaufgabe geklappt hat. Wenn der Klient die Aufgabe ausgeführt und sie »funktioniert«, d. h. ihm geholfen hat, seinem Ziel ein Stück näher zu kommen, macht ihm der Therapeut dafür Komplimente. Hat der Klient die Aufgabe nicht ausgeführt, erwähnt der Therapeut diese im Allgemeinen nicht mehr, sondern fragt ihn, was er anstelle der Hausaufgabe gemacht habe, das vielleicht besser gewesen sei.

Das Konzept der SFBT unterscheidet sich von anderen Therapiemodellen, z. B. kognitiv-verhaltenstherapeutischen Ansätzen, bei denen Hausaufgaben ein häufig eingesetztes Element sind, dadurch, dass die Aufgabe an sich nicht als Voraussetzung für Veränderung gesehen und folglich die Nichterfüllung einer Aufgabe nicht thematisiert wird. Wenn der Klient eine Hausaufgabe nicht durchgeführt hat, geht man davon aus, dass (a) der Erfüllung konkrete Hindernisse im Weg standen, z. B. Arbeit oder Krankheit; (b) der Klient die Aufgabe nicht als hilfreich empfand; (c) die Aufgabe zwischen der letzten und der jetzigen Sitzungen nicht relevant war. In keinem Fall wird Ursachenforschung betrieben. Wenn der Klient die Aufgabe erfüllt hat, die Situation aber nicht besser worden ist oder sich gar verschlechtert hat, geht der Therapeut mit dieser Tatsache genauso um, wie wenn die Probleme des Klienten unverändert geblieben wären oder sich generell verschlimmert hätten.

1.4 Anwendungsbereiche der lösungsfokussierten Kurztherapie

Die lösungsfokussierte Therapie gehört weltweit zu den beliebtesten und am häufigsten verwendeten Therapiemodellen. Weil dieser Ansatz auf dem Resilienzkonzept beruht und frühere Lösungen der Klienten und die Ausnahmen ihrer Probleme nutzbringend einsetzt, kann er bei allen Arten von Problemen angewendet werden und wird in der Tat von Klinikern bei unterschiedlichsten Problemsituationen genutzt. Zu den Anwendungsbereichen zählen u. a. die Familientherapie (McCollum a. Trepper 2001), die Paartherapie (Weiner-Davis 2004), die Behandlung von Opfern sexuellen Missbrauchs (Dolan 1991), die Suchtbehandlung (Berg u. Miller 2007; de Shazer a. Isebaert 2003) und die Behandlung von Schizophrenie (Eakes et al. 1997). Es gibt auch Selbsthilfebücher aus der lösungsfokussierten Perspektive (Dolan 1998), und der lösungsfokussierte Ansatz findet nun neben der herkömmlichen psychotherapeutischen Praxis auch Anwendung bei Interventionen in sozialdienstlichen Einrichtungen (Pichot a. Dolan 2003), im Bildungs- und Erziehungsbereich und in Modellschulen (Rhodes a. Ajmal 2001) sowie in wirtschaftlichen Organisationen (Caufmann 2001).

1.5 Studien zur Wirksamkeit lösungsfokussierter Kurztherapien

Angesichts der weit gefächerten Anwendung der SFBT sowohl im klinischen Kontext als auch in anderen gesellschaftlichen Bereichen ist es bedauerlich, dass bis jetzt nicht mehr empirische Studien zur Wirksamkeit dieser Therapieart vorliegen. In der bis jetzt gründlichsten Analyse untersuchten Gingerich und Eisengart (2000) 15 empirische Studien zur Wirksamkeit lösungsfokussierter Kurztherapien. Von den fünf Untersuchungen, die als gut kontrollierte Studien beurteilt werden, weisen vier nach, dass eine lösungsfokussierte Therapie besser ist als gar keine Behandlung bzw. als die übliche Behandlung. Die fünfte Studie kommt zu dem Schluss, dass die SFBT die gleiche Wirkung hat wie die interpersonale Psychotherapie bei Depression. Die Ergebnisse der restlichen zehn Untersuchungen, die als weniger gut kontrollierte Studien beurteilt werden bzw. methodische Mängel aufweisen, bestätigen durchweg die Wirksamkeit lösungsfokussierter

Kurztherapien. Gingerich und Eisengart schließen aus ihrer Analyse, dass die vorliegenden Untersuchungen zwar erst einmal für die Wirksamkeit der SFBT sprechen, aber weitere und besser kontrollierte Studien notwendig sind.

1.6 Zusammenfassung

Die SFBT stellt gegenüber der herkömmlichen Psychotherapie mit ihrer Fokussierung auf die Problementwicklung und Problemauflösung, auf die sich fast alle psychotherapeutischen Ansätze seit Freud konzentrieren, einen Paradigmenwechsel dar. Sie baut indes auf die Stärken und Resilienzen der Klienten, indem sie deren frühere Lösungen oder Lösungsentwürfe sowie Ausnahmen ihrer Probleme identifiziert und den Klienten dann mithilfe einer Reihe von Interventionen dazu ermuntert, seine bis dahin erfolgreichen Verhaltensweisen fortzusetzen. Man kann bei den unterschiedlichsten familienbezogenen Problemen lösungsfokussiert arbeiten. Während sich das Verfahren der SFBT verblüffend einfach erlernen lässt, erfordert es – wie das bei allen Therapiearten der Fall ist – großes Geschick, bis man eine professionelle Ebene erreicht hat. Die bis jetzt vorliegenden Studien zur Wirksamkeit der SFBT zeigen zwar ein positives Ergebnis, aber weitergehende Untersuchungen, vor allem klinische Versuchsstudien, sind dringend erforderlich.

2. »Ich fühle mich richtig verunsichert«

Die Klientin, Margaret, ist eine attraktive junge Frau Anfang zwanzig. Die Person, auf die Margaret unter dem Namen »Harry« Bezug nimmt, ist der Arzt Harry Korman, Margarets Primärtherapeut. Yvonne Dolan ist in dieser Sitzung die beratende Therapeutin.

YVONNE: Ich weiß es zu schätzen, dass Sie heute zu mir gekommen sind. Sie kennen mich ja noch nicht einmal.

MARGARET: *[Lacht]*

YVONNE: Was müsste sich hier ereignen, damit Sie, wenn Sie nach der Sitzung weggehen, sagen könnten, Ihre Zeit war gut genutzt, die Zeit, die Sie hier verbracht haben ... damit es sich für Sie gelohnt hat?

MARGARET: Ich schätze Harry sehr, denn er motiviert mich zum eigenständigen Denken, wissen Sie. Verstehen Sie, was ich meine?[1]

YVONNE: Ich glaube schon.

MARGARET: Ja. Und, ich glaube, dass ich jedes Mal, wenn ich mit ihm spreche, ein kleines bisschen weiterkomme, es ist so wie: »Ah, okay, vielleicht muss ich über dieses und jenes nachdenken.«

YVONNE: Also das Gespräch mit Harry bewirkt etwas?

MARGARET: Ja, ich glaube schon.

YVONNE: Wäre es hilfreich, wenn wir in dieser Sitzung darüber sprechen würden, inwieweit das Gespräch mit Harry etwas bewirkt?

MARGARET: Nun ja, ach, vielleicht ... ich weiß nicht, ob das notwendig ist.

YVONNE: Hm-hm. Hm-hm. Mal schauen, ob ich Sie richtig verstehe. Ähm, als ich Sie vorhin fragte, was nützlich wäre, da sagten Sie, dass es für Sie hilfreich sei, wenn Sie selbstständig denken. Das sei eine gute Sache.

MARGARET: Ja, genau.

YVONNE: Also, am Ende unserer Sitzung werden Sie zu dieser Tür hinausgehen. Womit hätten wir uns in dieser Zeit beschäftigen müssen, damit Sie sagen könnten: »Nun, ich habe etwas davon gehabt«?

MARGARET: *[Lacht]* Ja. Im Moment glaube ich, ich brauche Hilfe, wie ich mit der Situation umgehen sollte, in der ich mich gerade befinde.

YVONNE: Hm-hm.

MARGARET: Und, ich fühle mich richtig verunsichert. Ich weiß nicht, was ich tun soll.

Wittgenstein wendet das so: »Ein (...) Problem hat die Form: ›Ich kenne mich nicht aus‹« (PU, § 123). Das Gespräch »stellt eben alles bloß

---

1 Die Klientin in diesem Fallbeispiel hat Englisch nicht zur Muttersprache. Im Sinne einer besseren Verständlichkeit wurde darauf verzichtet, ihre sprachlichen Fehler ins Deutsche zu übertragen (Anm. d. Übers.).

hin, und erklärt und folgert nichts. – Da alles offen daliegt, ist auch nichts zu erklären« (PU, § 126).

Yvonne: Hm-hm. Haben Sie denn irgendeine Vorstellung, wie Sie damit umgehen könnten?

Gleich zu Beginn dieser Sitzung reagiert die Therapeutin primär mit Fragen. Ist der Verlass auf Fragen ein Grundprinzip des Konzepts der SFBT oder eine Sache des persönlichen Stils? Wäre es möglich, eine gute SFBT durchzuführen, ohne sich auf Fragen zu stützen?[2]
Was hier wirklich wichtig ist, das sind die Antworten der Klientin auf die Fragen der Therapeutin. Wenn man Insoo Kim Berg, Steve de Shazer, Luc Isebaert, Yvonne Dolan und anderen zuschaut, kommt man zu dem Schluss, dass Fragen ein integraler Bestandteil des Ansatzes sind. Wenn derlei Antworten der Klientin ohne Fragen entwickelt werden könnten, wäre das natürlich großartig.

Margaret: Oh, hm. Ich weiß echt nicht. Ich weiß nicht, ob Harry Ihnen schon erzählt hat ...

Damit eine Technik nützlich sein kann, muss sie durch den Filter des unmittelbaren Erlebens dieser Therapeutin in diesem Raum und natürlich durch den ihrer Persönlichkeit und ihres Hintergrunds gehen, sodass sie zu einer höchst personalisierten, sinnhaften Reaktion auf die Person in genau diesem Moment der Sitzung wird, nicht einfach in der Sitzung generell, sondern genau in diesem Augenblick. Wie macht man das?
Man muss so genau wie möglich die Worte der Klienten benutzen und darf nur darauf fokussieren, was sie einem schon gesagt haben.

Yvonne: Nein, nein.
Margaret: ... irgendetwas über mich oder ...
Yvonne: Nun ja, ich habe es vorgezogen ...
Margaret: Okay.
Yvonne: ... Sie einfach direkt zu fragen.
Margaret: Okay.
Yvonne: Also, ich nehme an, er wäre dazu bereit gewesen, ...

2 Die eingestreuten Fragen und Antworten zu den Vorgängen im Therapiegespräch entstanden als Kommentare beim Betrachten der aufgezeichneten Therapiesitzungen.

MARGARET: *[Lacht]*

YVONNE: ... wenn er Ihr Einverständnis gehabt hätte, aber ich dachte, ich frage Sie ...

MARGARET: Okay, okay.

YVONNE: ... was müsste sich ereignen? Also, wenn Sie und ich die Sache heute gut gemacht hätten ... wenn Sie weggehen, hätten Sie vielleicht eine hilfreiche Idee, wie Sie mit der Situation umgehen könnten?

MARGARET: Ja, schon.

YVONNE: Nun ... bitte sagen Sie mir, was ich wissen muss, damit ich Ihnen so weit helfen kann, dass es Ihnen gut geht, wenn Sie an der Situation etwas ändern.

MARGARET: *[Lacht]*

YVONNE: So weit, dass Sie sich wohl fühlen, wenn Sie es tun.

MARGARET: Ja. Okay. Ähm. Ich kann nicht so gut Englisch, aber vielleicht –

YVONNE: Ah, Margaret, ich glaube, Sie können sogar sehr gut Englisch. Bei Schwedisch und Dänisch würde ich nur Bahnhof verstehen! Also die Tatsache, dass Sie Englisch sprechen, das beeindruckt mich schon sehr.

MARGARET: Okay.

YVONNE: Apropos, wo haben Sie eigentlich Englisch gelernt?

MARGARET: Oh, zuerst in der Schule, aber dann bin ich ein bisschen gereist, also ...

YVONNE: Wohin?

MARGARET: Ich war in Australien.

Wenn die Vorgeschichte des Klienten exploriert wird, realisieren Anfänger in der SFBT häufig nicht, dass das, worüber Klienten nicht sprechen, eine genauso wichtige Informationsquelle ist wie das, worüber sie sprechen. Wie bringt man einem Anfänger bei, auf das zu hören, was fehlt?

Dies lässt sich lernen, wenn man eine Haltung des Nichtwissens annimmt. Diese Haltung ist auch hilfreich, wenn man etwas über kindliche Entwicklung, Lebenserfahrung erkunden möchte. Beispielsweise sagt die Art und Weise, wie eine Mutter von ihrem Kind erzählt, viel über die Bindung zwischen den beiden aus.

YVONNE: Meine Güte!

MARGARET: Asien, USA, Neuseeland.

YVONNE: Ui. Kein Wunder. Reisen Sie gerne?

MARGARET: Ich kann mich ganz gut [in Englisch] verständigen. Ja, das stimmt.

YVONNE: Toll!

MARGARET: Okay, also, ich will's versuchen. Ich hatte drei Jahre lang diese Beziehung mit einem Typ, wir waren beide drogenabhängig.
YVONNE: Hm.
MARGARET: Ja. Und wir hatten ständig Streit, und es war echt nicht leicht, mit ihm zusammen zu sein. Im April dann ging ich zu dieser Familie, die mit Drogenabhängigen arbeitet und …
YVONNE: Ah.
MARGARET: … Menschen mit Problemen.
YVONNE: Hm-hm. Wie sind Sie zu dieser Entscheidung gekommen?
MARGARET: Na ja, zunächst mal … alle meine Tage waren eben einfach … ich hatte solche Angst vor allem Möglichen, und ich nahm jede Menge Drogen.
YVONNE: Also haben Sie den Entschluss gefasst, etwas zu unternehmen, zu dieser Familie zu gehen?
MARGARET: Ja.
YVONNE: Gut. Und das war im April?
MARGARET: Ja.
YVONNE: Hm. Also haben Sie einen Schritt getan?
MARGARET: Ja, ja.
YVONNE: Hm.
MARGARET: Und ich habe auch diesen Mann verlassen.
YVONNE: Auch im April?
MARGARET: Ja, genau. Aber jetzt habe ich das Problem, dass ich ihn nicht vergessen kann, und *[seufzt]*, und ich hatte wieder Kontakt mit ihm übers Telefon.
YVONNE: Hm-hm.
MARGARET: Und die Familie, bei der ich lebe, weiß nichts davon.

Die Klientin lebt bei dieser Familie und lügt sie an und ist in Gefahr, zu dem Jungen zurückzugehen, mit dem zusammen sie Drogen genommen und der sie misshandelt hat, und doch sprechen Sie das nicht konfrontativ an?

In der Tat hatte ich angesichts der Gefahr, sie könnte zurückgehen, große Angst; aber weil ich schon mit Drogenabhängigen gearbeitet habe, weiß ich, dass man mit moralischer Überheblichkeit und Konfrontation, z. B.: »Wie, glauben Sie, würde Ihre Familie sich vorkommen, wenn sie wüsste, dass Sie sie anlügen?«, die Klientin nicht dazu motivieren kann, der Versuchung zu widerstehen, Drogen zu nehmen und zu dem gewalttätigen Mann zurückzukehren. Stattdessen stelle ich ihr weiterhin eine Reihe von Fragen, und in ihren Antworten kommt sie später dann dahin, dass sie ihren eigenen selbstmotivierenden Vortrag über die

Gründe hält, weshalb es für sie nicht gut wäre, zu dem Freund, der sie misshandelt, zurückzugehen oder Drogen zu nehmen. Wenn man Klienten in Situationen wie dieser fragt, was ein anderer Mensch, der sich um sie Sorgen macht, dazu sagen würde, können sie in ihrer Antwort die Anliegen in eigene Worte fassen, und diese Worte sind viel angemessener und wirksamer als eine Lektion von außen.

YVONNE: Hm.
MARGARET: Und es ist für mich ein wirklich großes Problem, weil ich Angst habe, dass ich zu ihm zurückgehen werde und ich dann … dann weiß ich nicht, ob es funktionieren wird.
YVONNE: Also, ähm, helfen Sie mir, das zu verstehen. Sie haben also Angst, dass Sie zu ihm zurückgehen werden, und Sie wissen nicht, ob es funktionieren wird mit ihm oder mit der Familie oder für Sie oder …?
MARGARET: Ähm. *[Lacht]* Ich denke mal, für mich. Aber ich würde auch meine Familie sehr verletzen. Ich weiß, dass alle Angst haben, dass ich zu ihm zurückgehen werde.
YVONNE: Also, diese Familie kümmert sich so richtig um Sie?
MARGARET: Ja. Ja.
YVONNE: Ah. Und, ich denke mal, wenn diese Leute Angst um Sie haben, würde das bedeuten, dass sie nicht wollen, dass Ihnen etwas Schlimmes passiert?

Statt zu unterstellen, dass die Klientin ein schlechter Mensch ist, weil sie versucht ist, zu ihrem Freund zurückzugehen, hebt die Therapeutin die Tatsache hervor, dass die Klientin in der Vergangenheit zu guten Entscheidungen fähig war und somit vermutlich das Potenzial hat, dies wieder zu tun.

MARGARET: Ja, das stimmt.
YVONNE: Ui. Wie lange kennen Sie diese Familie schon? Erst seit April oder schon länger?
MARGARET: Nein, ähm, ich kenne die Familie Rowson seit meiner Geburt, weil sie mit meinem Vater befreundet sind. Aber wir hatten all die Jahre keinen Kontakt.
YVONNE: Hm-hm.
MARGARET: Ja.
YVONNE: Das sind also Menschen, denen Sie am Herzen liegen.
MARGARET: Ja, und ich habe meinen Vater und meine Mutter. Und ich glaube, sie werden richtig, richtig traurig sein, wenn ich zurückgehe.
YVONNE: Weswegen würden sie traurig sein, was glauben Sie?

MARGARET: Nun, ähm, zuallererst, ich glaube, sie sind halt wirklich der Ansicht, dass er nicht gut genug ist für mich.

YVONNE: Hm-hm.

MARGARET: Und er hat mich geschlagen.

YVONNE: Oh, mein Gott.

MARGARET: Ja. Und mein Vater lebt auch in [Name der Stadt] und hat echt versucht, sich mit Paul zu unterhalten.

YVONNE: Ich verstehe.

MARGARET: Ja. Und er hat versucht, uns zu helfen, das hat aber nicht geklappt.

YVONNE: Hm-hm.

MARGARET: Und ich glaube, in gewisser Weise ist er wie eine Droge für mich. Ich kann nicht … ich kann nicht aufhören, an ihn zu denken.

Wittgenstein erinnert uns daran, dass eine Empfindung, die sich in den Worten »wie eine Droge für mich« ausdrückt, oder die Tätigkeit »denken« jeweils für sich ein »›innerer‹ Vorgang« ist, der »äußerer Kriterien [bedarf]« (PU, § 580). Was Empfindungen und Gedanken anbelangt, ist nun die Frage: »Wie äußert es sich im Benehmen?« (PU, § 579). »›Das Innere ist mir verborgen‹ – ist das nicht ebenso vag, wie der Begriff des ›Inneren‹? [Absatz] (Denn bedenk nur: das Innere ist ja Empfindungen + Gedanken + Vorstellungen + Stimmung + Absicht u. s. f.)« (LSPP, § 959).

YVONNE: Hm-hm.

MARGARET: Auch wenn ich weiß, dass das nicht gut ist.

YVONNE: Hm-hm. Also, Sie … Sie sagen, dass Sie wissen, dass das nicht gut ist. Sie haben beschlossen, dass es nicht gut ist, bei ihm zu sein, und doch wollen Sie bei ihm sein?

MARGARET: Ja. Ich glaube, ich hoffe immer noch, dass es funktionieren wird, dass er sich ändern wird und …

YVONNE: Mal schauen, ob ich das richtig verstehe: Also, ich habe den Eindruck, dass Sie im April zwei wirklich große Aktionen gestartet haben. Sie zogen …

MARGARET: Hm-hm.

YVONNE: … zu dieser Familie. Sie verließen den Mann, der Sie geschlagen hat.

MARGARET: Ja.

YVONNE: Was ist mit Drogen? Haben Sie das auch geändert?

MARGARET: Ja.

YVONNE: Wie haben Sie das gemacht?

MARGARET: Nun ja, ich denke mal, ich habe einfach beschlossen … dass das ein Ende haben muss. Es war, wie wenn ich mich dafür entschieden hätte, überhaupt keine Drogen zu nehmen oder eben ... Ich wusste, dass ich sterben würde ...

YVONNE: Mein Gott!

MARGARET: ... wenn ich so weitermache. Also ...

YVONNE: Also haben Sie wirklich ... Sie dachten, Sie könnten sterben?

MARGARET: Ja.

YVONNE: Hat das etwas bewirkt?

MARGARET: Ja.

YVONNE: Ah ja.

MARGARET: Vorher war ich echt, echt krank gewesen und ... und sehr dünn.

YVONNE: Hm-hm.

MARGARET: Ja. Aber damals hat mir das nichts ausgemacht ... einfach so: »Ist mir egal!«.

YVONNE: Hm-hm. Hm-hm. Wie kamen Sie von dort dann sozusagen zu der Einsicht, dass Sie nicht sterben wollten?

MARGARET: Na ja, ich hatte meine Eltern, und ich hatte eine Menge Freunde (um mich), die ich immer so einschätzte: »Das kümmert die gar nicht, denn ich bin ja nur ein einziges, großes Problem.« Aber ich habe eingesehen, dass es ihnen überhaupt nicht egal war. Sie hatten mich echt gern.

YVONNE: Und das haben Sie tatsächlich eingesehen?

MARGARET: Ja.

YVONNE: Wie kam es, dass Sie dieses Gefühl entwickeln konnten und dies erkennen konnten?

MARGARET: Ähm. Weil sie nie aufgaben.

YVONNE: Toll.

MARGARET: Ja. Sie waren immer bei mir.

YVONNE: Also konnten Sie einfach ... weil sie bei Ihnen waren, das wussten Sie irgendwie?

MARGARET: Ja, sie kümmerten sich sehr.

YVONNE: Ich bin sehr neugierig, weil Sie sagen, er ist wie eine Art Droge.

MARGARET: Hm-hm.

YVONNE: Inwieweit ist er wie eine Droge für Sie?

Wieso haben Sie der Klientin diese Frage gestellt? Es kommt einem so vor, als ob Sie die Klientin nach dem Problem fragten.

Sie hat mir erzählt, dass sie ihre Situation verstehen will, um eine Entscheidung treffen zu können, und ich versuche, mich an dieses von ihr gesetzte Ziel zu halten, indem ich ihr klären helfe, wie sie die Situation einschätzt. Apropos Wittgenstein: Ich möchte daran festhalten, dass sie versteht, was sie weiß – ich selbst möchte verstehen, und ich möchte, dass sie versteht, was sie über diese Situation schon weiß, indem ich nach Einzelheiten frage. Wenn jemand sagt: »Er ist wie eine Droge für mich«, kann das z. B. für unterschiedliche Klienten ganz unterschiedliche Bedeutungen haben. Ein Wort bringt eine Bedeutungsaura mit sich, wie Wittgenstein sagt, und es besteht die Gefahr, dass wir von dem aus, was wir glauben, dass die andere Person es meint, auf die falschen Annahmen setzen. Es ist gefährlich, wenn wir davon ausgehen zu wissen, was der Klient meint, wenn wir es sehr wahrscheinlich eben nicht wissen. »Wie eine Droge« könnte z. B. die Bedeutung »high« nahe legen. Aber im Fall der Klientin ist er wie eine Droge, die sie unzurechnungsfähig macht. So ein simpler Satz.

Die Frage, inwieweit er eine Droge für sie ist, ermöglicht es ihr außerdem, Gründe dafür zu finden, weshalb sie nicht zu ihm zurückgehen sollte.

MARGARET: Ähm. Nun ja, als wir zusammen waren, war ich – ich hatte das Gefühl, ich könnte überhaupt nichts alleine zustande bringen.

YVONNE: Das klingt nachvollziehbar.

MARGARET: Ja.

YVONNE: Wie haben Sie einen Weg gefunden, aus der Situation auszubrechen? Das ist ziemlich unfassbar. Sie haben zwei Dinge gleichzeitig aufgegeben, so kommt es einem vor. Beide im April?

MARGARET: Ja.

YVONNE: Die Drogen und Ihre Beziehung.

MARGARET: Und ich bin letztes Jahr auch noch zu dieser Familie gezogen.

YVONNE: Hm-hm.

MARGARET: Und ich habe damals beschlossen, mit den Drogen aufzuhören, weil ich im Krankenhaus war. Mein Herz schlug nicht mehr.

YVONNE: Oh, mein Gott.

MARGARET: Das war schon das fünfte Mal.

YVONNE: Oh!

MARGARET: Und ich beschloss ...

YVONNE: Ja?

MARGARET: »... okay, ich muss aufhören.« Aber ich war noch mit Paul zusammen. Also beschloss ich, zu ihm zurückzugehen, und dann, nach ein paar Wochen, fing ich wieder mit den Drogen an.

YVONNE: Hm.

MARGARET: Also ...

YVONNE: Ist das der Grund, weshalb Sie Angst hatten, zu ihm zurückzugehen?

MARGARET: Ich weiß es wirklich nicht. Auf jeden Fall hatte ich die Hoffnung, dass ich erfahre, dass er jetzt nicht mehr auf Drogen ist.

YVONNE: Hm-hm.

MARGARET: Und, ich glaube, vielleicht hätten wir eine Beziehung ohne Drogen haben können.

YVONNE: Hm-hm.

MARGARET: Aber ich fürchte, dass ich meinen eigenen Kopf nicht mehr benutzen werde, und ...

YVONNE: Hm-hm. Hm-hm.

MARGARET: Ich fürchte, ich kann nicht ... wenn alles wieder von vorn losginge ...

YVONNE: Hm. Ja.

MARGARET: Was soll ich machen?

YVONNE: Ja.

MARGARET: Bin ich stark genug wegzugehen? Ich glaube nicht, dass ich das kann. Also genau deshalb habe ich Angst.

YVONNE: Hm-hm ... *[Macht eine Pause]* Wie schnell müssen Sie eine Entscheidung treffen?

MARGARET: Ich glaube, ziemlich bald, weil ich nicht alles hier zurücklassen und einfach weggehen will. Und, ich habe Angst, wenn ich nichts unternehme, dann werde ich eben genau das tun. Und dann lande ich halt in [Name der Stadt], wo ich früher gelebt habe.

YVONNE: Hm-hm.

MARGARET: Und ich habe auch Drogen verkauft. Also, jetzt wäre ich dann bei den Leuten, die für mich überhaupt nicht gut sind.

YVONNE: Hm-hm. Hm-hm.

MARGARET: Ja.

YVONNE: Also, jetzt kommt so eine Art Spaßfrage.

MARGARET: Hm-hm.

YVONNE: Wenn Sie eine Skala hätten und 0 bedeuten würde, dass Sie nicht im Traum an eine Entscheidung denken ...

MARGARET: Hm-hm.

YVONNE: ... und 10 würde bedeuten, dass Sie total zuversichtlich wären, dass Sie die richtige Entscheidung treffen, wo würden Sie sich jetzt im Moment einstufen?

Weshalb fragen Sie die Klientin hier nach Zuversicht, statt sie direkt darauf anzusprechen, dass eine Entscheidung fällig ist?

Weil sie schon im Hinblick auf ihren Freund, der angeblich wie eine Droge für sie ist, gesagt hat, dass ihr in dieser Situation nicht danach ist, überhaupt etwas tun zu können, dass sie nicht in sich hineinhört oder an sich glaubt und dass sie schlussendlich kein Vertrauen in sich hat. Selbstvertrauen ist ganz entscheidend für die Lösung; denn in der Beschreibung der Schwierigkeiten, in denen sie steckt, stellt sie die Dinge so hin, als ob sie nicht an sich glaube und kein Vertrauen in sich habe, sich aus der Situation, sollte sie in diese geraten, auch wieder befreien zu können.

MARGARET: Ich glaube, ich bin auf dem Weg, die falschen Entscheidungen zu treffen, also deshalb vielleicht 4 oder so.

YVONNE: Welchen Wert würden Sie für Zuversicht brauchen, um darauf vertrauen zu können, dass Sie für sich die richtige Entscheidung treffen?

MARGARET: Ich glaube, vielleicht 7 oder 8.

YVONNE: Vielleicht eine 7 oder 8. Und jetzt sind Sie bei der 4. Hat Harry Ihnen schon einmal die Wunderfrage gestellt?

MARGARET: Ja. *[Lacht]*

YVONNE: Nun gut, macht es Ihnen etwas aus, wenn ich sie Ihnen noch einmal stelle?

Manche Therapeuten würden an diesem Punkt zu der Klientin sagen: »Treffen wir eine Entscheidung.« Weshalb tun Sie das nicht?

Wenn eine produktive Entscheidung so einfach wäre, hätte die Klientin sie schon getroffen. Da sie das aber nicht getan hat, fokussiere ich zuerst darauf, wie sie das Vertrauen erlangen kann, dass sie jetzt imstande ist, eine gute Entscheidung zu treffen. Sie hat uns wissen lassen, dass sie bald eine Entscheidung treffen muss, aber Angst hat, die falsche Entscheidung zu fällen.

MARGARET: Nein.

Dadurch, dass die Klientin diese Skalierungsfragen beantwortet, liefert sie sich allmählich Gründe gegen die Entscheidung, zu ihrem Freund und den Drogen zurückzukehren. Meine eigenen Klienten sind noch lange nicht bei der Erkenntnis angelangt, dass Drogen schlecht für sie sind. Wie reagieren Sie auf Menschen, die nicht so klug sind wie diese Klientin?

Fragen an den Klienten, wie aus seiner Sicht andere Menschen über ihn denken, können hier hilfreich sein. Da Klienten in solchen Situationen wegen ihres Drogenkonsums häufig kritisiert werden, könnte man den Klienten z. B. fragen, wie er die kritisierende Person davon überzeugen könne, ihr Tun einzustellen. Wenn der Klient natürlich unwillig ist und seinen Drogenkonsum nicht beenden will, dann ist das »Nichtwissen, dass Drogen schlecht sind«, eine vernünftige Verzögerungstaktik. Nur wenn

Klienten etwas anderes erreichen wollen und dieses Ziel durch Drogenentwöhnung wahrscheinlicher erreicht werden kann, werden sie feststellen, dass die Beendigung des Drogenkonsums vernünftig und richtig ist.

YVONNE: Manchmal hilft sie mir, bestimmte Dinge zu verstehen.
MARGARET: Okay.
YVONNE: Haben Sie in dieser Familie Ihr eigenes Zimmer?
MARGARET: Ja. *[Lacht]*
YVONNE: Mögen Sie es?
MARGARET: Ja.
YVONNE: Manchmal kann es wirklich wichtig sein, sein eigenes Zimmer zu haben.
MARGARET: Ja. Ja.
YVONNE: Angenommen, Sie gehen heute Abend dorthin zurück und tun das, was Sie normalerweise tun, um sich bettfertig zu machen.
MARGARET: Ja.
YVONNE: Und Sie sind ... Sie sind gut zu sich, verstehen Sie: Sie tun alles, damit Sie sich wohl fühlen, und Sie legen sich schlafen. Haben Sie normalerweise einen guten Schlaf?
MARGARET: Nein, im Moment gerade nicht, aber – *[Lacht]*
YVONNE: Okay. Stellen wir uns also vor, dass Sie erst einmal Schwierigkeiten beim Einschlafen haben.
MARGARET: Ja.
YVONNE: Weil das im Moment gerade eine Art Normalzustand ist. Aber so oder so gleiten Sie allmählich in den Schlaf.
MARGARET: Hm-hm.
YVONNE: Und ich weiß nicht, ob Sie merken, dass Sie in den Schlaf gleiten, oder vielleicht schlafen Sie auch einfach so ein. Aber es ist irgendwie ein guter Schlaf.
MARGARET: Hm-hm.
YVONNE: Und irgendwann, während Sie schlafen, ist Ihnen schön warm, Ihnen ist nicht zu kühl. Ihnen ist nicht zu warm. Alles ist genau richtig. Vielleicht träumen Sie, vielleicht nicht. Aber tief in Ihnen verändert sich irgendwie etwas. Und ich weiß nicht, ob es etwas mit Ihrer Zuversicht zu tun hat, oder ob es vielleicht Klugheit ist, von der Sie schon die ganze Zeit über einen Vorrat angelegt haben, oder vielleicht ist es auch fast so, als ob ein Engel Sie leicht segnen würde. Ich weiß nicht, was es ist, aber etwas verändert sich. Und Sie wissen, welche Entscheidung für Sie die richtige ist. Sie wissen, welche Entscheidung für Sie am besten ist. Aber Sie wissen nicht, dass etwas geschieht, weil Sie ja schlafen.

Und so wachen Sie schließlich auf. Sie gehen durch den Tag. Aber Ihre Zuversicht ist jetzt eher bei einer 7 oder 8. Vielleicht auch bei 7½.

Woran würde Ihre Familie das merken? Was würde Ihnen selbst auffallen, damit Sie sagen könnten: »Hm, sie [die Zuversicht] ist nicht mehr bei der 4. Sie ist jetzt bei der 7 oder 8«? Was, glauben Sie, würde Ihnen auffallen, was würde Ihnen signalisieren, dass sie bei der 7 oder vielleicht sogar bei der 8 ist? Was wird anders sein?

MARGARET: Ähm, zuallererst – ich glaube, dass *er* mir nicht als Erstes in den Sinn kommt.

Sie stellen die Wunderfrage auf seltsame Weise, sprechen über »nicht zu warm« und »nicht zu kühl« und sagen zu der Klientin, »dass Sie in den Schlaf gleiten« werde, ohne es vielleicht zu merken, und Sie reden davon, dass es zuerst Schwierigkeiten mit dem Einschlafen geben könne und die Klientin dann doch einschlafe. Wollen Sie damit Ihren Erickson'schen Hintergrund in die SFBT einbringen?

Klienten können besser auf die Wunderfrage reagieren, wenn sie sich eine behagliche und sichere Umgebung vorstellen; und da ich will, dass die Klientin sich wohl fühlt, führe ich im Detail aus, dass sie es weder zu heiß noch zu kühl hat. Natürlich gibt es noch andere Möglichkeiten, einen Kontext von Behaglichkeit und Sicherheit zu schaffen, ohne dies in konkrete Worte zu kleiden, z. B. durch den entspannten, friedlichen Ton des Therapeuten oder auch durch eine angenehme Pause zwischen den Worten; beides habe ich schon oft bei Steve und Insoo beobachtet.

Außerdem will ich ein paar Details aus dem realen Leben der Klientin erfahren – z. B., ob sie ein eigenes Zimmer hat. So kann ich meine Beschreibung so zuschneiden, dass sich in ihr die Realitäten von Margarets momentanem Leben abbilden. Einzelheiten aus dem realen Leben sind sehr wichtig. Darüber hinaus, und das ist noch wichtiger, ist die Wahl meiner Worte von dem Wunsch diktiert, die genauen Worte der Klientin zu integrieren und die Realität ihrer derzeitigen Situation so getreu und respektvoll wie möglich widerzuspiegeln. Einen Klienten zu motivieren, auf die Wunderfrage zu antworten, funktioniert am besten, wenn die Frage auf ansprechende, angenehme Weise vermittelt wird. Und deshalb will ich, dass die Klientin sich vorstellt, dass sie sich wohl fühlt und ihr weder zu heiß noch zu kalt ist und dass sie schließlich das Schlafvergnügen hat – wohl wissend, dass sie in letzter Zeit eigentlich nicht gut geschlafen hat.

Wie kommen Sie auf die Idee, die Skalierungsfrage in die Wunderfrage einzubauen?
Wenn die Klientin und ich mehr Zeit gehabt hätten, hätte ich wahrscheinlich mit der Skalierung weitergemacht und auf diesem Weg die Lösung erreicht. Doch wir standen unter Zeitdruck, und sie hatte angedeutet, dass sie »bald« eine Entscheidung treffen muss, und deshalb kombiniere ich Skalierung und die Wunderfrage, um den Prozess zu beschleunigen.

YVONNE: Hm. Meinen Sie Paul?
MARGARET: Ja. Ja.

Die erste Antwort der Klientin auf die Wunderfrage »Dass er mir nicht als Erstes in den Sinn kommt« ist eigentlich negativ. Manche Therapeuten, vor allem Anfänger in der SFBT, würden wahrscheinlich denken, dass dies keine hilfreiche Antwort sei, aber für Sie ist sie offenkundig hilfreich. Inwiefern?
Für mich ist die Antwort eine gute Gelegenheit, die Klientin zu motivieren, ins Detail zu gehen und zu erzählen, was sie sich stattdessen vorstellt. »Stattdessen« ist eine wunderbare Art eines sprachlichen Türöffners, der Klienten einlädt, direkt in eine bejahende Lösungsbeschreibung einzutreten, nachdem sie die an sie gestellte Frage negativ beantwortet haben. Insofern ist die Antwort der Klientin, dass er ihr nicht als Erstes in den Sinn komme, eine perfekte Antwort, die darauf hindeutet, dass Margaret beschlossen hat, auf der Skala nach oben zu gehen, statt auf der Skala abzusteigen.

Es gibt eine ganze Rubrik von Antworten, die Anfängern in der SFBT oder unerfahrenen Therapeuten wie »falsche« Antworten vorkommen; und für jeden einzelnen Fall besteht die Herausforderung des Therapeuten darin, einen Weg zu finden, die Antwort auf eine respektvolle Weise so zu nutzen, dass der Klient die Entwicklung seiner Lösung fortsetzen kann.
Der Klient könnte z. B. antworten: »Nach dem Wunder wache ich auf, und ich habe im Lotto gewonnen.« Was tut man dann als Therapeut, damit der Klient zu einer realistischeren Beschreibung einer Lösung findet?
Auf eine solche Antwort reagiere ich mit Humor und sage: »Wenn Sie gewinnen, teilen Sie dann den Gewinn mit mir?« Dann findet

der Klient entweder automatisch zu einer realistischeren Beschreibung dessen, wie sein Leben aussehen würde, wenn das Problem gelöst wäre, oder ich kann ihn an diesem Punkt freundlich zu einer lebensnahen Beschreibung ermuntern.

Manchmal antwortet ein Klient auf die Wunderfrage mit der Aussage, jemand anderes (A) würde etwas anderes tun. Wie fragen Sie dann weiter, um dem Klienten zu helfen, auf dem Weg zur Lösung weiterzugehen?

Ich würde sagen: »Angenommen, A würde das tatsächlich tun; was würden Sie daraufhin tun?«

YVONNE: Woran könnten Sie stattdessen denken?
MARGARET: *[Seufzt]* Ich glaube, an alles und nichts. Vielleicht an etwas, was ich an diesem Tag machen würde.
YVONNE: Beispielsweise, was Sie für diesen Tag planen würden?
MARGARET: Ja ...
YVONNE: Hm. Mit Freunden oder allein oder ...?
MARGARET: Nun, ich glaube, ich muss mir zum Beispiel eine Arbeit suchen.
YVONNE: Hm.
MARGARET: Und zwar bald, ja.
YVONNE: Also, könnte Ihnen vielleicht eine mögliche Arbeitsstelle einfallen?
MARGARET: Ja.

Ich tendiere eher dazu, die Wunderfrage fortzusetzen und mit der Skalierung zu verbinden, wenn ich unter Zeitdruck stehe.

YVONNE: Hm.
MARGARET: Das tue ich jetzt schon. Aber, aber im Moment bin ich irgendwie verunsichert. Also, ich glaube, ich muss noch warten.
YVONNE: Hm-hm. Sie sind also manchmal verunsichert. Aber irgendwie denken Sie schon daran. Sie denken darüber nach.
MARGARET: Ja.
YVONNE: Das ist interessant. Also zumindest denken Sie darüber nach.
MARGARET: Aber es kommt mir so vor, als ob mich etwas daran hindert.
YVONNE: Natürlich. Ja. Wissen Sie, vielleicht ist die Zeit dafür einfach noch nicht gekommen. Aber Sie denken über eine Arbeitsstelle nach.
MARGARET: Ja.
YVONNE: Manchmal ... manchmal als Erstes?
MARGARET: Nein.
YVONNE: Wenn Sie aufwachen?
MARGARET: Nein.

YVONNE: Sie denken darüber nach. Also, nach diesem Wunder oder diesem Segen denken Sie vielleicht als Erstes über etwas anderes nach. Es könnten Pläne sein. Es könnte etwas sein, was Sie früher einmal gemacht haben. Was wäre sonst noch anders, damit Sie sagen würden: »Ach, ich bin näher an der 7 oder der 8«?

Wittgenstein fragt: »Aber wie weiß ich, was ich täte, *wenn* ...? Vielleicht, wenn ich auf die Straße hinaus träte und fände Alles anders, als ich es *je* gesehen habe, täte ich ganz lustig mit. Benähme mich also auch ganz anders, als ich mich je benommen habe« (LSPP, § 200; alle Herv. im Orig.).

MARGARET: Ähm, ich glaube, es wäre anders, auch weil sie [die Mitglieder von Margarets Gastfamilie – Anm. d. Übers.] momentan nicht wissen, was mir im Kopf herumgeht. Sie wissen nicht, dass ich Kontakt mit Paul gehabt habe. Und, ich lüge nicht gern, aber ich ... ich spüre auch, dass ich für sie lüge.

YVONNE: Hm.

MARGARET: Tja, das tue ich.

YVONNE: Hm-hm.

MARGARET: Also ...

YVONNE: Also, wenn Sie bei der 7 sind, ähm ... was würde da passieren? Was würden Sie tun, anstatt zu lügen?

MARGARET: Ich glaube, es würde mir leichter fallen, halt mit ihnen zu sprechen und dort bei ihnen zu sein. Jetzt im Moment fühle ich mich so wie: »Stellt mir bloß keine Fragen.«

YVONNE: Also würde ihnen auffallen, dass Sie mehr mit ihnen sprechen?

MARGARET: Ja, genau.

YVONNE: Eben so ganz allgemein.

MARGARET: Ja. Weil ich sicher bin, dass Marilyn, die Frau in der Familie, gespürt hat, dass etwas nicht stimmt.

YVONNE: Weil Sie so schweigsam sind?

MARGARET: Ich bin nicht wirklich schweigsam, aber ich spreche nicht gern darüber, was ich gerne tun würde oder was mir durch den Kopf geht, weil ich dann nämlich noch mehr lügen muss.

YVONNE: Ah ja. Also ihr würde auffallen, dass Sie über Pläne für die Zukunft sprechen?

Sie verlagern hier Ihr Augenmerk von dem, was der Klientin auffallen würde, auf das, was Marilyn (die Frau in der Familie) merken würde. Weshalb?

Wenn ich eine Frage stelle, die auf die Sicht oder Reaktion einer Person, zu der die Klientin eine Beziehung hat, verweist, wird die therapeutische Veränderung konkreter im realen Leben der Klientin verankert und der Fortschritt mit einer Wegmarke versehen; und diese Wegmarke kann die Klientin sich in der Zukunft besehen, wenn sie tatsächlich das umsetzt, was sie beschreibt, und die andere Person entsprechend reagiert. Wir wissen, dass Margaret sich früher oder später Marilyn anvertrauen wird, weil sie bei ihr lebt und weil beide Frauen sind und Frauen tendenziell miteinander reden.

Sind Beziehungsfragen wie diese ein integraler Bestandteil der lösungsfokussierten Kurztherapie?

Ja. Wir integrieren diese Art von Fragen, wann immer es in unseren Sitzungen möglich ist. Das hilft dem Klienten nicht nur, die Einzelheiten der Lösung auszuarbeiten, sondern funktioniert häufig auch dann, wenn der Klient seine eigene »Stimme« zu dem Problem, weswegen er in Therapie ist, nicht finden kann; oder, was noch signifikanter ist, wenn er das Ziel nicht sieht, das er erreichen will und muss, um die Therapie mit einem Gefühl der Zufriedenheit beenden zu können. Es gibt viele Klienten, die allein durch Nachdenken darüber, was sie wollen oder wie sie persönlich die Situation gerne hätten, nicht beschreiben können, welche Veränderungen sie sich als Ergebnis der Therapie vorstellen; doch dies gelingt ihnen sehr wohl, wenn sie beschreiben sollen, was anderen Menschen an ihnen auffallen und darauf hinweisen würde, dass ihre Situation besser geworden ist.

MARGARET: Ja.

YVONNE: Was ist jetzt anders, verglichen mit der Zeit, als Sie sich ihr noch anvertrauen konnten?

Als Antwort auf diese Frage nennt die Klientin sich selbst gute Gründe dafür, ehrlich zu sein. Das ist viel wirksamer als alles andere, was die Therapeutin hätte sagen können.

MARGARET: Ach, nun, ich denke mal, wenn man ehrlich ist, ist es … ist man zufriedener und …

YVONNE: Hm. Also, zufriedener. Wie stellen Sie das fest? Ich meine, für sich selbst, spüren Sie das in Ihrem Körper, oder wie merken Sie das?

MARGARET: Ja, ich kann das in meinem Körper auch spüren. Jetzt im Moment bin ich wie … in den Nächten habe ich dieses … ich hatte heftige Atemnot, und ich bin halt nervös, und ich rauche die ganze Zeit. Und …

YVONNE: Hm-hm. Also, können Sie sich an Zeiten erinnern, als das Atmen leicht war und ...

MARGARET: Ja.

YVONNE: Sie fühlten sich ... Sie fühlten sich zufriedener, entspannter?

MARGARET: Ähm, ja, vielleicht. Aber ich meine, ich habe gerade einen Monat lang oder so diesen Kontakt mit ihm. Und von daher ist da noch nicht so viel anders.

YVONNE: Hm. Ist es das, was Sie auf einer 4 hält? Weil das noch nicht so lange geht?

MARGARET Ja. Aber ich habe auch Angst, weil es eben so viel verändert von einer Woche zur anderen.

YVONNE: Hm-hm.

MARGARET: Etwa am Anfang, ich habe ihn da vielleicht zweimal in der Woche angerufen. Jetzt rufe ich ihn zweimal am Tag an.

YVONNE: Hm-hm. Also, wenn Sie im Rahmen dieses Wunders bei einer 7 wären, was die Zuversicht anbelangt, wie immer Ihre Entscheidung auch aussehen mag, was wäre dann außerdem noch anders, sodass Sie wüssten, Sie sind nun bei einer 7 angelangt? Wenn Sie ihn bei einer 4 zweimal am Tag anrufen, was würden Sie dann bei einer 7 tun?

MARGARET: Ich will ihn überhaupt nicht anrufen.

YVONNE: Wirklich? Wäre das dann eine gute 7?

MARGARET: Ja.

YVONNE: Das ist eine ziemlich große Veränderung.

MARGARET: *[Lacht]* Ja.

YVONNE: Hm.

MARGARET: Weil ich weiß, ich kann nicht ... ich kann nicht. Ich muss ... ich muss mit allem aufhören. Ich kann ihn nicht irgendwie einfach einmal in der Woche anrufen, denn dann habe ich das Gefühl, ich verliere sonst einfach alles.

YVONNE: Wie haben Sie das herausgefunden? Aus der Erfahrung ... oder?

MARGARET: Ja.

YVONNE: Hm. Also, wie oft würden Sie ihn bei einer 7 anrufen?

MARGARET: Nun, es wäre ... es wäre für mich in Ordnung, ihn einmal in der Woche anzurufen, wenn ich mit der Situation umgehen könnte.

YVONNE: Hm-hm. Hm-hm.

MARGARET: Aber, ich will halt immer noch sicher sein, dass das richtig ist, ich habe mein Leben hier, und ich will nicht zurückgehen. In Ordnung. Jetzt im Moment glaube ich, ich werde es tun (zurückgehen).

YVONNE: Also, da gibt es so etwas wie »Ich habe mein Leben«. Und bei diesem Wunder sind Sie zuversichtlich. Und ein Teil dieser Zuversicht ist das Gefühl: »Ich habe mein Leben.«?

MARGARET: Ja.

YVONNE: Was werden für Sie Hinweise darauf sein, sagen zu können: »Ich habe mein Leben«?

MARGARET: Ähm. Ähm. *[Seufzt; macht Pause]* Ich würde vielleicht anfangen zu arbeiten. Ich hätte mehr Freunde dort. Ich habe auch einen Ort ...

YVONNE: Auch ein Haus?

MARGARET: Eine Wohnung in [Name der Stadt]. Wo ich mich irgendwie einen Tag in der Woche oder so aufhalte.

YVONNE: Sie haben eine Wohnung?

MARGARET: Ja.

YVONNE: Wäre dies auch ein Teil davon?

MARGARET: Ja.

YVONNE: Wie haben Sie es geschafft, eine Wohnung zu finden? Sie sind noch so jung. Das ist beeindruckend.

MARGARET: Nein, ist es nicht. Ich hatte ja meine Möbel noch in [Name der Stadt], als ich weggezogen bin von dort, und es gab auch den – ich weiß nicht, wie nennen Sie das – sozialen Dienst?

YVONNE: Ja.

MARGARET: Ja. Sie haben mir geholfen, als ich ihnen sagte, dass ich meine Möbel nicht da haben wollte.

YVONNE: Also müssen die ihnen vertraut haben.

MARGARET: Ja.

YVONNE: Und zwar genug, um Ihnen zu helfen.

MARGARET: Ja.

YVONNE: Ah. Hm. Ich frage mich, wieso die davon überzeugt waren?

MARGARET: Ähm, tja, die kennen mich jetzt halt schon seit einigen Jahren.

YVONNE: Also müssen die in Ihnen etwas sehen.

MARGARET: Ja, kommt mir so vor. Die sind wunderbar.

YVONNE: Hm-hm. Tja, ich überlege mir gerade, was die in Ihnen sehen, was sie zu der Annahme führt: »Nun, es lohnt sich, ihr bei dieser Wohnung zu helfen.«

MARGARET: Ähm, ich glaube, viele Drogenabhängige sind ... sind nicht gut auf die zu sprechen. Und ich glaube, dass sie es ganz schön schwer haben, den Menschen zu helfen.

YVONNE: Hm-hm.

MARGARET: Aber, ich bin noch nie so ... so gewesen.

YVONNE: Dann haben die in Ihnen etwas anderes gesehen?

MARGARET: Nein, ich glaube nicht, dass ich anders bin als die anderen. Ich glaube, seit ich Kind war, ich hatte ... ich glaube, ich hatte vielleicht eine etwas andere Kindheit, denn ich habe wirklich großartige Eltern. Und, wenn ich mich mit meinen Freunden vergleiche, dann glaube ich, dass ich in gewisser Weise eine bessere Zeit hatte, als ich Kind war. Also, ich glaube, das hat mich vielleicht etwas anders gemacht.

YVONNE: Hm-hm. Und das erkennen Sie, es klingt jedenfalls so.

MARGARET: Hm-hm.

YVONNE: Also zurück zu der 7.

MARGARET Hm-hm.

YVONNE: So weit, so gut. Mal sehen, wenn es Arbeit ...
MARGARET: Hm-hm.
YVONNE: ... für Sie dort geben würde. Würden Sie wegen einer Arbeit dorthin gehen?
MARGARET: Ja.
YVONNE: Wegen neuer Freunde dorthin gehen, oder wegen alter Freunde?
MARGARET: Neuer Freunde.
YVONNE: Neuer Freunde. Okay. In diese Gegend?
MARGARET: Ja.
YVONNE: Und wie ist das mit der Wohnung? Wie geht das zusammen?
MARGARET: Nun, ich glaube, wenn ich vielleicht mehr Zeit dort verbringe. Wenn ich vielleicht ein bisschen mehr für mich selbst entscheiden kann, statt dass sonst jemand entscheidet, was ich tun soll oder nicht tun soll.
YVONNE: Hm.
MARGARET: Und wenn ich imstande wäre, gute Entscheidungen zu treffen. *[Lacht]*
YVONNE: Also gute Entscheidungen in diesen anderen Bereichen treffen?
MARGARET: Hm-hm.
YVONNE: Würde Ihnen das mehr Zuversicht in Richtung einer 7 geben?
MARGARET: Ja, ich glaube schon.

»Aber Ausnahme und Regel könnten nicht ihre Rolle vertauschen, ohne das Spiel zu vernichten (...) ›Wenn Ausnahme und Regel ihre Rolle vertauschen, so ist es eben nicht mehr dasselbe!‹ – Aber was heißt das? Etwa, daß sich dann mit einem Schlage unsere Einstellung zu dem Spiel ändern wird? Ist es, als kippte nach einem allmählichen Beschweren der einen und Erleichtern der andern Schale der Waagebalken, *nicht* allmählich, um?« (Wittgenstein, BPP2, § 145–146; Herv. im Orig.).

YVONNE: Hm. Wann haben Sie in der Vergangenheit beispielsweise gute Entscheidungen getroffen?
MARGARET: Nun, ich habe schließlich die Entscheidung getroffen, hierher zu kommen, und ich stehe immer noch zu der Entscheidung, hierzubleiben. Verstehen Sie mich?
YVONNE: Wie haben Sie das gemacht? Ich glaube, ich verstehe Sie. Ich meine, wie haben Sie das gemacht? Ich meine, das klingt ziemlich entscheidend.
MARGARET: Ich möchte wirklich leben. Ich möchte wirklich ein gutes Leben führen, ein normales Leben.
YVONNE: Hm-hm. Hm-hm. Gehört das auch zu der 7?
MARGARET: Ja.

YVONNE: Hm. Gibt es sonst noch etwas, wonach ich Sie jetzt fragen sollte, was auch zu der 7 nach diesem Wunder gehören könnte?

MARGARET: *[Lacht]* Nein ... ich weiß nicht. Oh, ich glaube, dass ich bei der 7, dass ich auch nicht so viel Angst habe. Im Moment habe ich irgendwie bei allem Angst, ich habe irgendwie Angst, dass ich die falsche Entscheidung treffe. Dass ich das falsche Wort sage oder ...

YVONNE: Hm-hm. Hm-hm. Also, was würden Sie, wenn Sie bei der 7 wären, empfinden und tun, statt Angst zu haben? Was tun Sie, wenn Sie keine Angst haben?

MARGARET: Ähm, tja, ich glaube, ich lache viel und bin zufrieden.

YVONNE: Hm ... Das heißt, dass Ihr Sinn für Humor zurückkommt?

MARGARET: Ja.

YVONNE: Ha. Ist das eine 7, oder ist das höher?

MARGARET: Nein, ich glaube, die 7 ist genug. *[Lacht]*

YVONNE: Ui. Also lachen. Haben Sie eigentlich viel Sinn für Humor?

MARGARET: Ja. Ich glaube schon. *[Lacht]*

YVONNE: Ah ja. Ah ja. Nun, gibt es denn etwas, das wir Harry fragen sollten?

MARGARET: Ähm, ich weiß wirklich nicht, ob es da etwas Besonderes zu fragen gibt. Was glauben Sie?

YVONNE: Ich vertraue Ihrem Gefühl, ehrlich gesagt.

MARGARET: *[Lacht]*

YVONNE: Es hört sich so an, dass zu dieser 7 vielleicht gehört, Ihrem Gefühl zu vertrauen. Sollen wir mal schauen, ob er anrufen und etwas besprechen möchte?

MARGARET: Ja.

YVONNE: Also, Sie können uns anrufen, wenn Sie wollen. *[Diese Aussage ist an das Team um Harry Korman hinter dem Spiegel gerichtet.]*

[Pause]

HARRY: Wir sprachen gerade miteinander und waren uns einig, dass Sie nichts vergessen haben. Haben Sie gesagt, dass ich zu Ihnen kommen soll?

YVONNE: Wir haben uns überlegt, ob Sie vielleicht einige Gedanken oder Ideen ergänzen möchten.

HARRY: Ich glaube, Sie haben an alles gedacht. Ich glaube, Sie haben irgendwie alles sehr klar dargelegt: wo das Dilemma ist und welche Optionen es gibt. Ich meine, Sie sind sehr klar. Ich müsste darüber erst nachdenken, bevor ich irgendetwas hinzufüge. Ich persönlich habe keine Fragen mehr oder sonst etwas, das ich an diesem Punkt für notwendig halte.

MARGARET: Okay.

YVONNE: *[Zu Margaret – Anm. d. Übers.]* Wollen Sie eine kurze Pause machen und über alles nachdenken, und ich denke auch ein bisschen über alles nach?

MARGARET: *[Lacht]*

HARRY: Ist alles in Ordnung?
MARGARET: Ja. Ja. Gut.
YVONNE: Sie sind eine sehr sprachgewandte junge Dame.
MARGARET: Danke.
YVONNE: Wie alt sind Sie?
MARGARET: 22.
YVONNE: Ich dachte, nicht von Ihrem Aussehen her ... Sie sehen sehr jung aus, aber halt ... ich hätte gedacht, Sie wären, was Ihre Reife angeht, sogar ein klein bisschen älter.
MARGARET: *[Lacht]*
YVONNE: Okay. Gibt es noch etwas, das ich Sie hätte fragen sollen?
MARGARET: Nein. *[Lacht]* Ich glaube nicht.
YVONNE: Wir machen jetzt eine kurze Pause. Möchten Sie etwas haben? Wasser?
MARGARET: Nein, alles bestens.
YVONNE: Ich bin in ein paar Minuten wieder zurück.

[Pause]

YVONNE: Also, ich habe mir ganz viel aufgeschrieben.
MARGARET: Okay.
YVONNE: Einer der Eindrücke, die alle hatten ... es gab einige, die alle teilten. Ein Eindruck war, dass Sie ein nachdenklicher Mensch sind.
MARGARET: Hm.
YVONNE: Und es kam uns so vor, als ob genau das Nachdenken Ihnen hilft. Ich meine, dass es Ihren Äußerungen nach zu schließen funktioniert. Ich meine, wenn Sie über die Dinge nachdenken, Ihren Kopf benutzen, wie Sie sagen, scheint das etwas zu bewirken.
MARGARET: Ah ja.
YVONNE: Aus dem, was Sie beschrieben haben, haben alle geschlossen, dass Sie ein nachdenklicher Mensch sind. Ähm, Sie sagten, dass Sie eine Weile darüber nachgedacht hätten, und es schien uns, ich habe wirklich das Gefühl, dass es einen guten Grund dafür gibt. Ich meine, dass es einen Grund hat, weshalb Sie sich die Zeit dafür nehmen. Weil Sie die Entscheidung treffen wollen, die für Sie am besten ist.
MARGARET: Ah ja.
YVONNE: Tja, und ... meine Güte: Ich selbst habe eben so reagiert ... dass ich Sie wirklich motivieren wollte, auf keinen Fall weiter zu gehen, als Sie zu gehen bereit sind. Die Sache einfach langsam anzugehen. Genau so, wie Sie es jetzt tun.
MARGARET: Hm-hm.
YVONNE: Denn ich glaube nicht, dass es eine Rolle spielt, wie schnell Sie Entscheidungen treffen. Ähm, wichtiger scheint mir für Sie zu sein, dass Sie das tun, was Sie tun, und wirklich über alle Aspekte davon

nachdenken. Ähm, eine Person von dahinten hat darauf hingewiesen, ähm ... und dazu haben alle zustimmend genickt ... alle waren sich darin einig. Wir haben gesagt: »Sie macht gerade ...« Sie machen gerade »eine sehr gute Analyse« Ihrer Situation.

MARGARET: Hm-hm.

»›Das Innere ist mir verborgen‹ – ist das nicht ebenso vag, wie der Begriff des ›Inneren‹? [Absatz] (Denn bedenk nur: das Innere ist ja Empfindungen + Gedanken + Vorstellungen + Stimmung + Absicht u. s. f.)« (Wittgenstein, LSPP, § 959).

YVONNE: Und da gehört einiges dazu, meine ich. Da gehört einiges an Überlegung dazu. Das ist Schwerarbeit. Als wir darüber sprachen, habe ich das gespürt, als ich Ihnen hier so zuhörte: Das ist keine einfache Entscheidung. Das ist eine schwierige Situation, denn sie hat Auswirkungen auf Ihr Leben. Und ich habe zu mir selbst gesagt: »Gott, das ist wirklich eine schwere Entscheidung. Es ist ein Jammer, dass ein so junger Mensch schon eine so schwierige Entscheidung treffen muss.« Und, ähm, vor allem deswegen fanden wir, dass es so klug von Ihnen war, nichts zu überstürzen, langsam zu machen. Nehmen Sie sich Zeit dafür. Entscheiden Sie sich nicht, wenn Sie dazu noch nicht bereit sind. Eben mal entscheiden. Und, ähm, die anderen waren der Ansicht, die Dinge langsam anzugehen, wie Sie das tun, sei das Verantwortungsvollste, das Sie tun können.

MARGARET: Okay.

YVONNE: Da ist noch eine weitere Rückmeldung. Ähm, dass es nämlich sehr wichtig sei, so vorzugehen, wie Sie es tun. Dass Sie über alles nachdenken, damit Sie Vertrauen in sich gewinnen, dass Sie auch wirklich die richtige Entscheidung treffen. Und unsere Überlegung war, dass es sehr wichtig wäre, eben auf Dinge zu achten, die in die richtige Richtung weisen ... wissen Sie, Arbeit, Freunde, auch Interesse an der Arbeit oder etwas, das Ihr Interesse weckt, oder die Wohnung – eben alle Zeichen, die darauf hinweisen, dass Sie in die Richtung einer 5 oder einer 6 oder einer 7 gehen. Achten Sie gut auf solche Zeichen.

MARGARET: Okay.

»Wer den eigenen Kummer beobachtet [dem inneren Prozess Aufmerksamkeit schenkt – Hinzufüg. d. Autoren], mit welchen Sinnen beobachtet er ihn? Mit einem besonderen Sinn? Mit einem, der den Kummer *fühlt*? So fühlt er ihn *anders*, wenn er ihn beobachtet? Und welchen beobachtet er nun, den welcher nur da ist, während er beobachtet wird? ›Beobachten‹ erzeugt nicht das Beobachtete« (LSPP, § 407; alle Herv. im Orig.).

YVONNE: Denn Sie befinden sich schon auf einigen Wegen, die Zeichen sein könnten. Es gibt vielleicht auch noch andere Wege, die sich dann finden werden. Ich habe gedacht, es wäre wirklich wichtig, einfach auf solche Zeichen zu achten und so weiterzumachen, wie Sie es momentan tun: im Sinne von Bedächtigkeit.

MARGARET: Okay.

YVONNE: Und zum Abschluss noch dies: Ich soll Sie fragen, ob Sie mit Harry sprechen wollen, um mit ihm einen Termin zu vereinbaren.

MARGARET: *[Lacht]*

YVONNE: Um weiterzuverfolgen …

MARGARET: Ja.

YVONNE: … wie die Dinge laufen. Wären Sie bereit, auf solche Zeichen zu achten?

MARGARET: Ja.

YVONNE: Okay.

MARGARET: Ja.

YVONNE: Ich habe das Gefühl, da ist … ich bin gespannt, was Sie davon halten – aber Sie scheinen in ökologischen Begriffen zu denken und danach zu handeln. Es muss einen Grund geben, weshalb Sie nichts überstürzen.

MARGARET: Ja, gibt es. Ich glaube, was ich zuvor falsch gemacht habe, war … ich habe mich in meinem Leben halt immer von Gefühlen leiten lassen.

YVONNE: Hm-hm.

MARGARET: Und das war nicht allzu gut. Also, ich versuche jetzt, auch meinen Kopf zu benutzen, bevor ich eine Entscheidung treffe, irgendetwas zu tun.

YVONNE: Ja. Ja. Also, mit dem, was ich Ihren Beschreibungen entnehme, haben Sie recht. Da ist schon einiges an Hirnschmalz drin. *[Zeigt auf Margarets Kopf]* Ich meine, da steckt allerhand drin.

MARGARET: *[Lacht]*

YVONNE: Und, Junge, Junge, ich glaube, Sie haben absolut recht … beides zu benutzen.

MARGARET: Ja.

YVONNE: Okay. Also, es hat mich sehr gefreut, dass ich Sie kennen lernen durfte.

MARGARET: Ja.

YVONNE: Und ich lasse Sie jetzt mit Harry sprechen. Es wird wahrscheinlich keine Gelegenheit mehr geben, dass wir uns noch einmal sehen.

MARGARET: Nein.

YVONNE: Ähm, ich will nur noch sagen, dass ich wirklich an Sie glaube. Ich habe einfach diesen Instinkt. Und hin und wieder begegne ich einem jungen Menschen, und hinterher sage ich mir, und ich würde es wahrscheinlich nicht sagen, wenn ich Sie noch einmal sehen würde. Vielleicht würde ich es sagen, wenn ich Ihnen in einem Jahr oder so zufällig begegnen würde. Aber da ich Sie wahrscheinlich nur einmal in meinem Leben sehe, sage ich es eben: Sie haben ein gewisses Etwas an sich. Sie gehören zu den jungen Menschen, die ... durch Sie kann ich Vertrauen in die nachkommende Generation fassen. Ich habe einfach dieses Gefühl. Ich möchte, dass Sie das wissen.

MARGARET: Danke. Danke, dass Sie sich die Zeit für mich genommen haben.

YVONNE: Es war sehr angenehm, sich mit Ihnen zu unterhalten. Harry kommt gerade zurück.

MARGARET: Okay.

YVONNE: Alles Gute für Sie.

MARGARET: Danke.

YVONNE: Ich glaube, dass Sie die richtige Entscheidung für sich treffen werden.

MARGARET: Okay. Ja. Danke.

Sie haben durch den Gebrauch von Skalierungsfragen, Beziehungsfragen und der Wunderfrage eine andere sprachliche Realität für die Klientin geschaffen, die nun aber aus der Sitzung geht und in ein völlig anderes Leben zurückkehrt. Wie kann die Klientin in ihrem realen Leben Zugang finden zu den mit der Lösung verknüpften Verhaltensweisen?

Dadurch, dass die Klientin auf meine Beziehungsfragen und Skalierungsfragen antwortet und auch einige Detailfragen beantwortet, konstruiert sie eine assoziatorische und sprachliche Brücke zwischen den vor ihr liegenden Stunden, Tagen und Wochen in ihrem Alltagsleben und den Ideen, die sich auf die Lösung beziehen und über die wir in der Sitzung gesprochen haben. Wenn sie in ihr Leben eintaucht und diese Alltagsaktivitäten ausführt und diese Menschen kontaktiert, die wir in die Fragen einbezogen haben, wird sie fortwährend an ihre Lösung und an Ausnahmen erinnert.

Man hätte hoffen können, dass die Klientin nach dieser wunderbaren Sitzung mit Yvonne Dolan Vernunft angenommen hätte und aus ihrer destruktiven Beziehung zu Paul ausgestiegen wäre und dass sie angefangen hätte, ein neues Leben für sich aufzubauen. Nun – einerseits tat sie das und dann auch wieder nicht. Nach dieser Sitzung verbrachte Margaret einige Monate lang zunehmend mehr Zeit in ihrer Wohnung, ging Freundschaften mit eher »normalen« Menschen ein und fand eine Arbeitsstelle in einem Café. Es war eindeutig, dass sie sich ein eigenes Leben in Kayville aufbaute. Zwar setzte sie die Beziehung zu Paul fort, veränderte aber einiges in ihrem Verhältnis zu diesem Mann. Sie erzählte mir (Harry Korman), dass sie angefangen habe, Paul Fragen zu stellen wie z. B.: »Was willst du denn mit deinem Leben anfangen?« Wenn er dann z. B. antworte: »Habe ich denn nicht schon einiges geleistet!!!?«, stelle sie weitere Fragen: »Sicher … und was willst du jetzt tun?« Darauf antworte er: »Du wirst sehen …«, und mehr sei nicht aus ihm herauszubekommen. In der zweiten Sitzung nach dem Gespräch mit Yvonne Dolan sagte Margaret in diesem Zusammenhang: »Und das reicht eben nicht aus.«

Die vierte Sitzung sagte die Klientin ab, weil sie zu viel zu tun hatte. Ihr Chef war gerade unterwegs und hatte ihr die Verantwortung für den gesamten Betrieb übertragen, sodass sie einfach keine Zeit hatte.

Ein Jahr nach dem Gespräch mit Yvonne Dolan brachte Margaret ihren Vater und die Pflegemutter mit zur Sitzung. Die Klientin stellte klar, dass nicht sie die Initiative für dieses Gespräch ergriffen habe, sondern die beiden anderen Anwesenden. Diese seien nämlich beunruhigt wegen der Fortsetzung ihrer Beziehung zu Paul und ihrer Pläne, ihn schließlich wieder bei sich einziehen zu lassen. Als ich die Klientin fragte, wo auf »der Skala« sie sich jetzt befinde, sagte sie, dass die Skala, die wir damals benutzt hätten, keine Relevanz mehr habe – weil sie alle Ziele erreicht habe, die sie sich damals, als sie zu mir gekommen war, gesetzt habe. Auf einer neuen Skala, auf der 10 bedeutete, dass das Leben genau so ist, wie sie es haben wollte, und 0 den Zustand anzeigte, als sie zum ersten Mal zu mir kam, lokalisierte sie sich bei der 7.

Ich fragte die Anwesenden, was besser geworden sei – und welche Anzeichen es bei Margaret gebe, die ihnen signalisierten, dass die Dinge sich in die richtige Richtung entwickelten. Der Vater und Lena, die Pflegemutter, beobachteten an Margaret eine größere Achtsamkeit gegenüber anderen Menschen, mehr Bereitschaft, sich an dem Vorhandenen zu erfreuen, und auch eine größere Fähigkeit, gefasste Entschlüsse umzusetzen.

Ein Problem sahen die beiden darin, was sie als »ihre [Margarets – Anm. d. Übers] Angst vor Verlusten« bezeichneten, »aufgrund der sie in zerstörerische Beziehungen zu Männern gerät, und die dadurch verursacht ist, dass der Vater sie verraten hatte, als sie noch ein Kind war«. Margaret sagte, dass sie sich von ihrem Vater nicht verraten fühle, aber dieser beharrte auf seiner Ansicht. Man versuchte, mir die Situation zu erklären: Als Margaret zehn Jahr alt war, bekam ihre Mutter einen Hirntumor, der zur Behinderung führte. Die Eltern wurden geschieden, und Margaret blieb bei ihrem Vater, der ein schweres Alkoholproblem (Grund des Verrats) entwickelte (oder schon hatte). Mit zwölf fing Margaret an, sich die Haut zu ritzen. In den darauf folgenden Jahren entwickelte sie eine Anorexie. Als sie 16 war, fing sie an, mit Drogen zu hantieren, und mit 19 war sie eine erfahrene Heroinabhängige.

Am Ende der Sitzung waren sich alle Anwesenden einig, dass sich trotz alledem die Dinge in die richtige Richtung entwickelten, und ein weiterer Termin wurde nicht vereinbart. Ein halbes Jahr verging. Dann rief Margaret an und teilte mit, dass sie von Paul schwanger sei und eine Entscheidung treffen müsse, ob sie das Kind behalten wolle oder nicht.

Im darauf folgenden halben Jahr wurden sieben Therapiesitzungen abgehalten. Margaret ließ eine Abtreibung vornehmen und war ein paar Monate lang in sehr schlechter Verfassung. Sie erzählte mir von einer Gelegenheit, bei der sie sich wieder die Haut ritzte – das erste Mal nach vielen Jahren. Sie hatte schreckliche Angstattacken, konnte aber gleichzeitig ihr normales Alltagsleben fortführen: zur Arbeit gehen, sich mit Freunden treffen. Am Anfang des Sommers zog Paul zu ihr in die Wohnung, aber das Zusammenleben ging nicht gut. Schon in den ersten zwei Monaten hatte er sie geschlagen, als er betrunken war, woraufhin sie gemeinsam beschlossen, ihre Beziehung zu beenden, und er aus ihrer Wohnung auszog. Margaret hatte schreckliche Angst, als er wegzog, und gab vor, dass sie immer noch mit Paul zusammen sei; dies half ihr, zumindest teilweise mit ihrer Angst fertig zu werden.

Langsam stabilisierte sie sich, und ihr Zustand begann sich zu bessern. Zur vorletzten Sitzung brachte sie ihre beste Freundin und zur letzten Sitzung ihre Pflegemutter mit.

Als ich dieses Fallbeispiel niederschrieb, war es sieben Monate her, dass Margaret zu mir zur Therapiesitzung gekommen war. Am Telefon sagte sie mir letzte Woche, dass sie wieder in die Stadt gezogen sei, in der sie geboren ist. Sie gehe wieder zu den Lehrveranstaltungen – und strebe einen Universitätsabschluss an. Sie berichtete, dass sie sich wirklich gut fühle, wenn sie nicht über Paul nachdenke, und dass ihr dies die meiste Zeit über gelinge. Ihr Studium laufe sehr gut, und mit ihrem Status als Studentin sei sie sehr zufrieden.

3. Die Wunderfrage

In diesem Kapitel erkunden wir die facettenreichen Details, technischen Feinheiten und die paradox wirkende »Einfachheit« der Wunderfrage im Rahmen der Klient-Therapeuten-Beziehung, in der das Problem zum Verschwinden gebracht und eine Lösung entwickelt wird. Dies geschieht auf der Basis unserer in vielen Jahren »aus erster Hand« gesammelten Kollektiverfahrungen – d. h., dass wir unsere Klienten, Kollegen und uns selbst (wenn auch manchmal etwas befangen) bei der »Ausübung« lösungsfokussierter Kurztherapie mit ihren Skalierungs- und Wunderfragen beobachtet haben.

3.1 Wie die Wunderfrage entstanden ist

Die Wunderfrage entstand durch Zufall. Als Erste experimentierte Insoo Kim Berg mit dieser Intervention als Reaktion auf eine Klientin, die in ihrer Verzweiflung sagte: »Vielleicht kann mir nur ein Wunder helfen« (DeJong u. Berg 2003, S. 138). Berg und Kollegen erkannten rasch, wie gut man mit diesem Konzept Klienten dazu motivieren kann, sich Gedanken darüber zu machen, wie das Leben sein würde, wenn das Problem verschwunden wäre. Steve de Shazer (2006a) formulierte die Wunderfrage ursprünglich folgendermaßen:

> Angenommen, es würde eines Nachts, während Sie schlafen, ein Wunder geschehen und Ihr Problem wäre gelöst. Wie würden Sie das merken? Was wäre anders? Wie wird Ihr Ehemann davon erfahren, ohne dass Sie ein Wort darüber zu ihm sagen? (S. 24).

Andere lösungsfokussiert arbeitende Therapeuten und Therapeutinnen geben der Wunderfrage einen ähnlichen Wortlaut. Peter DeJong und Insoo Kim Berg (2003) empfehlen folgende Formulierung:

> Ich möchte Ihnen jetzt eine ungewöhnliche Frage stellen. *Stellen Sie sich vor,* während Sie heute Nacht schlafen und das ganze Haus ruhig ist, geschieht ein *Wunder.* Das Wunder besteht darin, dass *das Problem, das Sie hierher geführt hat, gelöst ist.* Allerdings wissen Sie nicht, dass *das Wunder geschehen ist,* weil Sie ja schlafen. Wenn Sie also morgen früh aufwachen, *was wird dann anders sein,* das Ihnen sagt, dass ein Wunder geschehen ist und das Problem, das Sie hierher geführt hat, gelöst ist (S. 139; alle Herv. im Orig.)?

Nur scheinbar einfach

Die Worte klingen so einfach. Also sollte die Frage doch leicht zu handhaben sein, oder? Wenn man einer Meistertherapeutin wie Insoo Kim Berg zuschaut, wie sie die Wunderfrage stellt, sieht das leicht aus. Doch bei näherer Betrachtung stellt man fest, dass sie trotz ihres entspannten Auftretens und ihrer sanften, ruhigen Stimme jede Sekunde voll und ganz auf den Klienten konzentriert ist; sie ist vollkommen in die Situation vertieft und sich jeder Nuance und jedes Wortes bewusst; sie ist auf der Hut, dass ihr kein Hinweis darauf entgeht, was der Klient oder die Klientin von dem Therapiegespräch erwartet; und sie ist wachsam gegenüber jedweden expliziten oder impliziten Hinweisen auf Streitigkeiten, Sehnsüchte, Träume, Ziele, Ressourcen, Stärken, Beziehungen und fragile Hoffnungen im Leben ihrer Klienten.

Und dennoch lässt sie das Ganze leicht erscheinen. Das sollte uns vielleicht nicht verwundern; denn die paradoxe Kombination aus scheinbarer Leichtigkeit und völlig konzentrierter Aufmerksamkeit zeichnet auch meisterhafte Akteure in anderen Bereichen aus. Wenn man dem technisch sehr versierten Musiker Yo-Yo Ma zuhört, hat man häufig den Eindruck, dass er sich einfach daran erfreut, Cello zu spielen; und plötzlich merkt der Zuhörer, dass das, was er hört, technische und künstlerische Perfektion ist. Der Musiker lässt sein Spiel so leicht erscheinen.

Da steckt mehr dahinter

Denjenigen, die in den Feinheiten der therapeutischen Kommunikation noch unerfahren oder damit nicht vertraut sind, kommt es vielleicht so vor, als ob es ein ganz einfaches Unterfangen wäre, auf wirksame Weise die Wunderfrage zu stellen und dann aus den Antworten des Klienten einen lebenspraktischen therapeutischen Nutzen zu ziehen. Wie man meistens schnell herausfindet, ist dies im Allgemeinen nicht der Fall.

Zum einen setzt das Gespräch, das zur Wunderfrage hinführt, die Disziplin und Selbstbeherrschung des lösungsfokussiert arbeitenden Therapeuten voraus. Er muss Interpretationen und unerbetene Vorschläge unterlassen und gleichzeitig jede verbale und nonverbale Schattierung beachten, die in der sich entfaltenden Lösungsbeschreibung des Klienten durchschimmert.

Zum anderen verlangt die Wunderfrage sowohl vom Therapeuten als auch vom Klienten ein etwas anderes Alltagsverständnis von Problemen. Und das ist ein ziemlich einschneidender Paradigmenwechsel im Hinblick darauf, wie die meisten Menschen Probleme sowohl im therapeutischen Setting als auch im Alltagsleben konzeptualisieren und thematisieren. Nehmen wir uns einen Augenblick Zeit dafür, das Konstruktionsprinzip der Wunderfrage zu untersuchen, wie sie am Anfang dieses Kapitels beschrieben wird. Sie ist nach folgendem einfachen Prinzip aufgebaut:

> Ein Wunder geschieht, während Sie schlafen – und durch das Wunder verschwinden die Probleme, derentwegen Sie hier sind.
>
> Da aber das Wunder geschieht, während Sie schlafen, können Sie nicht wissen, dass es geschehen ist.

Woran merken Sie und die Menschen um Sie herum, dass das Wunder geschehen ist?

Die Konstruktion ist also: Es geschieht ein Wunder, das die Probleme, derentwegen der Klient in Therapie ist, zum Verschwinden bringt. Doch dass das Wunder geschehen ist, merken die Personen erst, wenn sie Anzeichen dafür wahrnehmen. Folglich machen sich Klient und Therapeut in der realen, alltäglichen Welt des Klienten gemeinsam auf die Suche nach den Anzeichen, die darauf hinweisen, dass das Wunder geschehen ist und die Probleme verschwunden sind. Da Zeichen des Wunders nur in der realen Welt des Klienten zu finden sind, kann die Wunderfrage auch als Realitätsfrage betrachtet werden.

3.2 Die Geisteshaltung des Therapeuten

Wir sind der Auffassung, dass es schon ein Unterschied ist, ob der Therapeut seinen Klienten die Fähigkeit zubilligt, sinnhafte Beschreibungen davon anzufertigen, wie sie ihr Leben gerne hätten und wie sie ihr irdisches Dasein gestalten wollen – oder ob er dies nicht tut. Wenn der Therapeut die Wunderfrage stellt, impliziert das und setzt voraus, dass er an die Fähigkeit der Klienten glaubt, die Frage sinnvoll zu beantworten; und er muss die Frage so stellen, dass dieser Glaube »rüberkommt«.

Dadurch, dass wir selbst die Wunderfrage stellen bzw. die Kunst des Fragens in Ausbildungsseminaren vermitteln, ist uns klar geworden, dass die Art und Weise, in der die Frage gestellt wird, sehr wichtig ist. Das heißt: Man muss durch die Art, wie man die Frage stellt, den Eindruck vermitteln, dass man die Antwort auch wirklich hören möchte *und* daran glaubt, dass der Klient zu einer hilfreichen Antwort fähig ist.

Manche Therapeuten scheuen davor zurück, die Wunderfrage zu stellen, weil sie nicht daran glauben, dass ihre Klienten eine produktive Antwort darauf geben können. Das führt zu einer Art Catch-22-Situation [in Anlehnung an Joseph Hellers Roman *Catch 22* das Gefangensein in einer paradoxen Situation – Anm. d. Übers.]: Der Therapeut kann nur dann zu der Überzeugung gelangen, dass mit ernsthaften Problemen belastete Klienten die Wunderfrage produktiv beantworten können, wenn er erlebt hat, dass sie mit nützlichen Antworten aufwarten; doch er stellt keine Fragen, mit denen er die Klienten zu hilfreichen Reaktionen motiviert, wenn er nicht davon überzeugt ist, dass sie die Fähigkeit haben, produktive Antworten zu geben. Wenn wir daran glauben, dass der Klient ein Problem beschreiben kann, dann müssen wir auch daran glauben, dass er etwas beschreiben kann, was »besser« als sein Problem wäre.

In all den Jahren, in denen wir unsere Ausbildungsprogramme und Workshops durchgeführt haben, sind wir immer wieder gefragt worden: »Haben Sie keine Angst, dass diese Art von Frage bei den Klienten falsche Hoffnungen wecken oder zur Leugnung führen könnte? Wie reagieren Sie, wenn ein aidskranker Klient auf die Wunderfrage antwortet, dass er geheilt sei, oder wenn ein Mann, der von seiner Frau verlassen worden ist, antwortet: ›Sie liegt neben mir im Bett, wenn ich aufwache.‹?«

Wir sind der Auffassung, dass die meisten Menschen, die zur Therapie kommen, sich nur allzu sehr der Realitäten ihrer Lebensumstände bewusst sind und die Fähigkeit besitzen, Wunschdenken genau als solches auch zu erkennen. Auf der anderen Seite kann es, wenn der Klient zunächst einmal erkennt, dass seine Hoffnungen sich nicht verwirklichen lassen, ein erster Schritt zur Identifikation einiger hilfreicher Dinge sein, die möglicherweise realisierbar *sind.* Steve de Shazer hat öfter mal die Geschichte eines Klienten erzählt, der durch einen Betriebsunfall den linken Arm verloren hatte. Als er dem Klienten die Wunderfrage stellte, erwiderte dieser, dass er aufwachen würde und seinen linken Arm wieder hätte. »Natürlich«, antwortete Steve de Shazer, und da er nicht wusste, wie er weitermachen sollte, wartete er einfach ab. Es folgte ein langes Schweigen, und dann fügte der Mann hinzu: »Ich schätze mal, Sie meinen etwas, was tatsächlich eintreten könnte.« Und der Therapeut nickte. Daraufhin beschrieb der Klient, wie er aufstehen und sich mit nur einem Arm das Frühstück machen würde. Er sprach nie mehr darüber, wie es wäre, wenn er seinen linken Arm wieder hätte.

Selbstverständlich wünschen viele Menschen mit schweren Krankheiten und Behinderungen, es ginge ihnen gut (»Er würde aufwachen und hätte seinen linken Arm wieder«), und es besteht keine Gefahr, wenn sie ihren Wunsch zum Ausdruck bringen. Wenn wir solche Wünsche anerkennen und bestätigen (»Natürlich«), gelangen die meisten Menschen zu einer realitätsnahen Sichtweise (»Ich schätze mal, Sie meinen etwas, das auch wirklich eintreten könnte«).

Klienten wissen, was möglich ist und was nicht. Sie wissen, dass durch das Gespräch mit einem Therapeuten der Arm nicht wieder nachwächst, Tote nicht wieder lebendig und sie selbst oder ihre Angehörigen auch nicht von Aids geheilt werden. Außerdem muss man bedenken, dass mit der Wunderfrage letzten Endes nicht so sehr herausgefunden werden soll, was für die betreffende Person oder Familie ein Wunder im Sinne »einer Traumerfüllung« wäre; es geht vielmehr darum, die greifbaren, beobachtbaren Effekte der Wunderfrage zu erkennen, zu identifizieren und zu reproduzieren.

3.3 Vier Gründe, die Wunderfrage zu stellen

Eine Möglichkeit, Therapieziele zu entwickeln

Die lösungsfokussierte Kurztherapie hat ihre Wurzeln in der Tradition der nicht analytisch verfahrenden Kurztherapie. Allen Arten der Kurztherapien ist gemeinsam, dass sie mit dem Ende beginnen, d. h., man versucht herauszufinden, wann der Klient weiß, dass er sein Therapieziel erreicht hat, und zu erkennen, wann man die Behandlung beenden muss. Zu den besten Fragen unseres Repertoires gehört die Wunderfrage, die durchgängig zu nützlichen Informationen über den Klienten führt und mit deren Hilfe die Klienten beschreiben können, wann aus ihrer Sicht die Therapie zu einem Ende gekommen ist. Doch die Wunderfrage ist schwer zu stellen, und es will wirklich gelernt sein, wie man im Therapiegespräch den Rahmen des Wunders aufrechterhält und gleichzeitig darauf achtet, welche Effekte das Wunder im realen Leben des Klienten hätte. Doch wenn dies der einzige Grund wäre, die Wunderfrage zu stellen, könnte man auch viele andere Fragen verwenden, die diesen Zweck fast genauso gut erfüllten.

Die Wunderfrage als virtuelles Wunder oder: Die Wunderfrage als emotionale Erfahrung

Immer wieder – nicht jedes Mal, wenn die Frage gestellt wird, aber eben immer wieder – und mit zunehmender Erfahrung des Therapeuten immer häufiger reagieren Klienten auf die Wunderfrage so, als ob sie das, was am Tag nach dem Wunder geschehen würde, auch tatsächlich erlebten. Klienten unterstreichen ihre Beschreibungen oftmals mit Körperbewegungen, als ob sie das, was sie beschreiben, ausführten und durchlebten. Sara z. B. beschreibt, wie sie am Morgen nach dem Wunder mit ihrer Teetasse in der Hand auf die Terrasse treten und sich in die Sonne setzen würde, und als sie dies sagt, hebt sie das Gesicht zur Sonne hin, die eindeutig für sie persönlich scheint. Victorias Mutter zeigt durch Gesten, Mienenspiel und Tränen, was geschehen würde, wenn ihre Tochter am Morgen nach dem Wunder »umarmungsbedürftig« wäre. Anna und ihre Mutter strecken die Hände zueinander aus und fassen sich an, als sie beschreiben, was am Morgen nach dem Wunder zwischen ihnen anders wäre.

Wann auch immer ich (Harry Korman) so etwas beobachte, entsteht in mir das Gefühl, als ob die Beschreibung des Wunders eine Art Generalprobe oder das virtuelle Erleben dieses Wunders sei, und dann kommt mir regelmäßig der Gedanke: »So nahe ist es also. Diese Menschen können einfach nach Hause gehen und ihre Vorstellung realisieren. Toll.« Das ist eine Erfahrung, die einen mit Demut erfüllt und häufig Ehrfurcht vor den Möglichkeiten der Klienten erweckt.

Ohne dass die Wunderfrage gestellt wird, geschieht so etwas sehr selten (wenn überhaupt); und genau das ist der gewichtigste Grund dafür, die Wunderfrage zu stellen.

Der Blick auf die Ausnahmen des Problems

Zu den Ausnahmen des Problems, die besonders hilfreich sind und auf keinen Fall übersehen werden dürfen, zählen die Momente, in denen das Wunder bereits Wirklichkeit ist. Wenn der Therapeut immer wieder nach Einzelheiten des Wunderbildes, d. h. nach der Zukunft, wie der Klient sie sich wünscht, fragt – »Was wird nach dem Wunder noch anders sein?« –, sagen die meisten Klienten früher oder später ganz geläufige Dinge wie z. B.: »... und am anderen Tag ist es dann passiert.« Das überrascht uns nicht, weil die von Klienten beschriebenen Wunder immer partiell auf Hoffnungen für die Zukunft gerichtet sind und partiell auf früheren Erfahrungen beruhen. Wenn die Zeit knapp ist und der Klient nicht spontan eine solche Bemerkung macht, kann der Therapeut den Übergang in diese Denkrichtung dadurch erleichtern, dass er fragt: »Geschieht das Wunder auch schon mal in kleinen Häppchen – auch, wenn es vielleicht nur sehr kleine Häppchen sind?«

Insofern wird mit der Wunderfrage das Therapiegespräch dahin gelenkt, dass Ausnahmen des Problems thematisiert werden können.

Anstoß zu einer Fortschrittsgeschichte

Wir haben noch nie erlebt, dass Klienten eine Therapiesitzung spontan damit beginnen, dass sie erzählen, wie großartig ihr Leben sei oder welche Fortschritte sie im Leben schon gemacht hätten. Die meisten Klienten berichten – man könnte sagen – von Rückschritten und erzählen eine Geschichte darüber, wie sich die Dinge immer mehr zum Schlechteren entwickeln.

Wenn man die Wunderfrage auf die hier beschriebene Weise stellt, dann verläuft das Gespräch so, dass die Klienten die in ihrem Leben bereits Wirklichkeit gewordenen Aspekte des Wunders beschreiben und normalerweise (in den meisten Fällen) auch zu schildern beginnen, was bereits besser geworden ist, seit sie sich für therapeutische Hilfe entschieden haben. In allen Sitzungen dieser Art sprechen die Klienten darüber, wie sich ihr Leben zum Besseren wendet, und manche Klienten berichten auch davon, was sie unternehmen, damit ihr Leben besser wird. Sie berichten von Fortschritten und persönlicher Weiterentwicklung. Und sie verlassen den Therapieraum mit einer Geschichte über Fortschritte, die sich gerade in ihrem Leben ereignen.

3.4 Wie man die Wunderfrage stellt

Gelegentlich begegnen wir Therapeuten, die intuitiv zu wissen scheinen, wie sie die Wunderfrage produktiv einsetzen müssen; doch im Laufe der Jahre haben wir festgestellt, dass die meisten Therapeuten eine gewisse Starthilfe brauchen. Unseres Erachtens ist es hilfreich, ein paar scheinbar simple Regeln zu befolgen:

1. Leiten Sie die Wunderfrage damit ein, dass Sie sich mit einer Formulierung wie z. B. der folgenden beim Klienten erkundigen: »Ist es in Ordnung, wenn ich Ihnen jetzt eine ungewöhnliche Frage stelle?« Das ist für ihn ein Hinweisreiz, dass das sich anschließende Gespräch einen anderen Charakter haben wird als eine gewöhnliche Alltagsunterhaltung. Dieses Moment ist wichtig, weil die Beantwortung der Wunderfrage die Bereitschaft des Klienten voraussetzt, die üblichen Annahmen über Realitätsdarstellungen in Gesprächen zeitweilig zu ignorieren. Das Beantworten von Fragen scheint nämlich bei vielen Menschen zu einer signifikanten Veränderung ihres Bewusstseinszustands zu führen. Wenn wir diese einleitende Frage überspringen, werden die Klienten unruhig und unterbrechen uns manchmal, bevor wir die Wunderfrage zu Ende formuliert haben. Fahren Sie erst fort, nachdem der Klient genickt oder »Ja« gesagt hat.
2. Anschließend machen Sie weiter mit dem Satz: »Stellen Sie sich vor, wie Sie nach unserem heutigen Gespräch hier weggehen und das tun, was Sie an einem Tag wie diesem normalerweise tun. Sie verrichten im Laufe des Tages Ihre üblichen Arbeiten. Dann gehen Sie nach Hause, essen zu Abend, schauen vielleicht fern und tun eben das, was Sie sonst an einem solchen Abend tun würden.« Greifen Sie dabei alle Einzelheiten auf, die für den Klienten zutreffend sind, und setzen Sie die Auflistung fort, bis der Klient nickt. Wenn Sie die Frage einer ganzen Familie stellen, ist es sinnvoll, entweder jede einzelne Person der Reihe nach anzuschauen und jeweils Dinge zu erwähnen, die z. B. für die Mutter, den Vater, den heranwachsenden Sohn usw. zutreffend sind, oder aber Steve de Shazers Verhalten nachzuahmen: nämlich auf den Boden oder an die Decke zu schauen, um keinem der Anwesenden einen Wink zu geben, wer als Erstes antworten sollte.
3. Sobald der Klient genickt hat, machen Sie etwa auf die folgende Art weiter: »Dann wird es allmählich spät, Sie sind müde, gehen zu Bett und schlafen ein.« Warten Sie an dieser Stelle auf ein bestätigendes Nicken des Klienten, damit Sie wissen, ob er Ihnen folgt. Bis zu dem Punkt der Wunderfrage haben Sie den Klienten noch nichts gefragt. Sie haben ihn lediglich dazu aufgefordert, sich zu vergegenwärtigen, wie ein gewöhnlicher Tag

und ein ganz normaler Abend bei ihm aussehen. Sie wollen, dass der Klient in seiner Vorstellung den Therapieraum verlässt und sich mental in die konkrete Realität seines Zuhauses und die damit verbundenen Details seines Alltagslebens begibt, weil genau an diesem Ort die Veränderung geschieht und bemerkt wird.

4. »In der Nacht dann ... während Sie schlafen ... geschieht ein Wunder.« Hier müssen Sie eine Pause einlegen und auf eine Reaktion des Klienten warten: ein Lächeln, eine gehobene Augenbraue oder einen fragenden Gesichtsausdruck. Insoo Kim Berg hat an dieser Stelle oftmals gespannt den Klienten angeschaut und dabei gelächelt. Laut Steve de Shazer ist hier eine Pause wichtig, die allerdings nicht allzu lange sein sollte, weil Klienten sonst nahezu durchgängig sagen, dass sie nicht an Wunder glauben.[3]
5. »Und es ist nicht irgendein Wunder. Es ist ein Wunder, das die Probleme, derentwegen Sie heute hier sind, zum Verschwinden bringt ... einfach mal *so*« (manche Therapeuten schnalzen an dieser Stelle mit den Fingern). Zu den häufigsten Fehlern beim Stellen der Wunderfrage gehört es, dass der Teil des Satzes »die Probleme, derentwegen Sie heute hier sind« ausgelassen wird, was regelmäßig dazu führt, dass der Klient als Antwort vage, unrealistische Ziele nennt.
6. »Aber da das Wunder geschieht, während Sie schlafen, werden Sie nicht wissen, dass es geschehen ist.« An dieser Stelle nicken Klienten meistens, schauen gedankenverloren die Wand hinter dem Therapeuten an und verhalten sich im Allgemeinen so, als ob sie über diese Idee nachdächten.
7. »Also ... am Morgen wachen Sie dann auf. In der Nacht ist ein Wunder geschehen. Die Probleme, derentwegen Sie hier sind, gibt es nicht mehr, einfach mal so. Woran merken Sie, dass die Situation anders geworden ist? Was fällt Ihnen als Allererstes auf, nachdem Sie aufgewacht sind?« Im Laufe der Jahre haben wir beobachtet, dass unsere Klienten an dieser Stelle körperlich meistens sehr ruhig werden und ihre Atmung sich vertieft

---

3 Das geschieht manchmal selbst dann, wenn die Pause kurz ist. Ich (Harry Korman) antworte in solchen Fällen oft: »Ich auch nicht – aber sind Sie damit einverstanden, dass Sie eine Weile so tun, als ob Sie an Wunder glaubten?«

> und verlangsamt. Ihre Augen wirken dann leicht verwässert und sind weniger fokussiert. Meistens starren Sie eine Weile in die Luft oder schauen einige Augenblicke lang auf den Boden, während sie ihre Antwort zurechtlegen. Oftmals schließen sie auch ein paar Sekunden lang die Augen. Wichtig ist, dass Sie dem Klienten für solche Dinge Zeit lassen. Also nutzen Sie die Gelegenheit, sich in Ihrem Sessel zu entspannen, tief durchzuatmen und geduldig auf die Antworten des Klienten zu warten.

Wenn mehrere Menschen im Raum sind, kommt es häufig vor, dass sie einander anschauen und manchmal den Therapeuten fragen, wer beginnen soll.

3.5 Antworten aufmerksam anhören

Unabhängig davon, wie wir die Wunderfrage im Einzelnen formuliert haben, wissen wir erst dann genau, welche Frage wir dem Klienten tatsächlich gestellt haben, wenn wir seine Antworten hören. Wichtig ist, dass wir diesen unsere sorgfältige Beachtung schenken, weil alle unsere Folgefragen auf den Antworten des Klienten aufbauen müssen. Das Verfahren ist nämlich so, dass wir zusätzliche Fragen stellen, uns aufmerksam die jeweilige Antwort des Klienten anhören und dann weitere Fragen stellen, die auf dieser Antwort beruhen. Dadurch klären und erweitern wir die Details, die uns der Klient in seiner Beschreibung gegeben hat.

Auch wenn jeder Klient und mithin auch jedes Wunder einzigartig ist, können die meisten Antworten, die wir zu hören bekommen, mehr oder weniger den Kategorien zugeordnet werden, die wir in den folgenden Abschnitten behandeln. Es ist zwar immer am besten, wenn der Therapeut die genauen Worte des Klienten in seinen Fragen wieder aufnimmt. Hier geben wir aber allgemeine Beispiele für die typischen Fragen, mit denen wir auf die Antworten der verschiedenen Arten reagieren. Zur Erinnerung: Unabhängig davon, welche Formulierungen wir in unserer Frage verwenden, können wir erst dann erkennen, welche Frage der Klient tatsächlich gehört hat, wenn wir seine Antwort vernommen haben.

Es hat schon seinen Sinn zu sagen, dass wir immer erst dann wissen, welche Frage wir gestellt haben, wenn wir die Antwort des Klienten kennen. Unserer Auffassung nach verringern wir mit einem solchen Herangehen die Gefahr zu glauben, der Klient habe uns missverstanden. Wenn wir die Auffassung vertreten, dass wir erst wissen, welche Frage wir dem Klienten gestellt haben, wenn wir seine Antwort kennen, dann haben wir die Pflicht, die Antwort des Klienten als begründet und wichtig zu betrachten; und dadurch können wir vermeiden, dass wir dieselbe Frage zweimal stellen. Folglich bringt uns der Klient jedes Mal, wenn dies geschieht, etwas über die Angemessenheit und Abfolge unserer Fragen bei.

Anders ausgedrückt: Wenn der Klient auf eine Frage antwortet, die wir ihm nicht gestellt haben, dann wissen wir, dass wir ihm diese Frage hätten stellen sollen. Wenn wir uns dann so verhalten, als ob wir die passende Frage zur Antwort des Klienten gestellt hätten, können wir lernen, was ein echter Dialog bedeutet. Auf diese Weise macht uns der Klient darauf aufmerksam, wie man Fragen stellt und wie man eine Therapie durchführt.

Was fällt dem Klienten auf?

Unsere Klientin (nennen wir sie Sara) wacht also am anderen Morgen in ihrem Bett auf. In der Nacht ist ein Wunder geschehen, und die Probleme, derentwegen sie in Therapie ist, sind verschwunden. Woran merkt Sara diese Veränderung als Erstes? Woher weiß sie, dass das Wunder geschehen ist? Mit welchen Gefühlen wacht sie auf, die ihr sagen, dass etwas anders ist – dass das Problem verschwunden ist? Welche Gedanken gehen ihr durch den Kopf? Am wichtigsten ist vielleicht die Frage: Was ist das Erste, woran Sara erkennt, dass etwas anders ist, und was genau tut sie, was anders und ein erstes Anzeichen dafür ist, dass es das Problem nicht mehr gibt? Und wenn bei Saras Erwachen dann noch eine andere Person anwesend ist, muss man fragen, woran diese Person merkt, dass etwas anders ist. Woran erkennen andere Menschen in Saras Leben die Veränderung?

Wie gesagt: Sie wissen immer erst dann, wonach Sie den Klienten gefragt haben, wenn Sie seine Antwort kennen; und die sich anschließenden Fragen sollten auf den Antworten des Klienten aufgebaut sein, wenn ein echter Dialog stattfinden soll.

Die Antwort: »Ich weiß nicht« oder: Schweigen als Antwort

Angenommen, Sara antwortet auf die Wunderfrage: »Ich weiß nicht.« (Die Antwort »Ich weiß nicht« gehört zu den häufigsten Erstreaktionen auf die Wunderfrage.) Unser Kollege, Dan Gallagher, ist der Auffassung, dass die Antwort »Ich weiß nicht« so viel bedeutet wie: »Seien Sie still, ich bin am Überlegen« (persönliche Mitteilung, 2000). Im Laufe der Jahre haben wir beobachtet, dass auch in Situationen, die nicht mit der Wunderfrage in Zusammenhang stehen, Klienten bedeutsame Aussagen meistens einleiten mit den Worten: »Ich weiß nicht«, z. B.: »Ich weiß nicht ... ich habe sehr viel darüber nachgedacht, ob ich ... (noch ein Studium aufnehmen, kündigen, die Beziehung aufgeben, heiraten, ein Kind bekommen soll usw.).«

Wenn der Klient sagt: »Ich weiß nicht«, sollte man einige Sekunden lang schweigen – was aus unserer Sicht besonders hilfreich ist. Wir halten es für wichtig, dass wir ihm Zeit zum Nachdenken lassen. Die gestellte Frage wird nicht wiederholt (es sei denn, der Klient bittet darum). Und wir vermeiden es definitiv, die Äußerung des Klienten zu kommentieren, zu nicken oder auf irgendeine andere Weise die Aufmerksamkeit auf uns zu lenken. Wir empfinden es als hilfreich, auf sechs zu zählen, bevor wir eine Äußerung tun. Zu schweigen, ohne sich dabei zu bewegen und vor allen Dingen ohne zu nicken, das ist für den Therapeuten eine gute Übung in Selbstdisziplin und – was noch wichtiger ist – für den Klienten meistens ein Anstoß, mit der Formulierung einer Antwort zu beginnen. Das funktioniert besonders gut, wenn der Therapeut während dieser Wartephase seinen Füller in die Hand nimmt und über ein Blatt Papier hält, als ob er darauf warte, etwas niederschreiben zu können. Wenn der Klient innerhalb von sechs Sekunden nicht geantwortet hat, sagt man nachdenklich: »Es ist eine schwierige Frage.« Dann lehnt man sich im Sessel zurück und gibt dem Klienten weitere sechs Sekunden Zeit zum Nachdenken.

Wir können nicht genug betonen, wie wichtig es ist, dass der Therapeut während dieser Wartephase ruhig ist. Wenn Sie sich nämlich auf irgendeine andere Weise (ob verbal oder nonverbal) mitteilen, wartet der Klient aus Höflichkeit irrtümlicherweise auf Ihre nächste Frage oder Äußerung, weil er das Gefühl hat, dass jetzt Sie an der Reihe sind. Noch einmal: Geben Sie acht, dass Sie nicht nicken oder Laute von sich geben, die der Klient als Reaktion deuten könnte. Ansonsten können sowohl Therapeuten als auch Klienten verunsichert und peinlich berührt sein. Wenn Sie der Ansicht sind, nichts Zusätzliches gesagt zu haben, aber der Klient der Ansicht ist, Sie hätten etwas gesagt, kommt das Gespräch zum Stillstand; und dann sitzt der Klient höflich da und wartet darauf, dass Sie weitermachen, und Sie sitzen höflich da und warten darauf, dass der Klient seine Antwort präsentiert.

Wann genau der Klient über sein »Ich weiß nicht« hinausgeht und Antworten zu entwickeln beginnt, ist natürlich von Fall zu Fall verschieden.

Die negierende Antwort

Häufig beginnen Klienten ihre Antwort auf die Wunderfrage mit einer Beschreibung dessen, was sie *nicht* fühlen, *nicht* denken, *nicht* tun werden oder wie andere Personen sich *nicht* [alle Herv. d. Übers.] verhalten werden. Das ist eine ganz normale Art, über die Wunderfrage nachzudenken und darauf zu reagieren. In solchen Momenten ist es oftmals hilfreich, wenn der Therapeut auf die negierende Antwort des Klienten so reagiert, dass er das Wort »Nicht« leicht betont widerhallen lässt und dann die Frage stellt: »Was wird sonst noch anders sein?« Sollte der Klient viele weitere verneinende Beschreibungen folgen lassen, ist die Frage nützlich: »Was glauben Sie, was Sie stattdessen fühlen (oder denken oder tun werden)?« Mithilfe dieser Frage können Klienten dann oftmals beschreiben, was sie am Morgen nach dem Wunder fühlen, denken oder tun würden.

Unserer Auffassung nach ist es sinnvoll, das »Fühlen, Denken und Tun« als miteinander verbundene Teile ein und derselben Beschreibungseinheit zu betrachten. Angenommen, die Klientin reagiert auf die Wunderfrage mit der Schilderung, inwieweit sie sich anders fühlen würde. In diesem Fall nehmen wir ihre Antwort als Ausgangspunkt und fragen: »Wenn Sie sich also so und so fühlen, was werden Sie dann anders machen als das, was Sie jetzt nicht machen?« Nachdem wir uns die Antwort der Klientin aufmerksam angehört und bestätigt haben, fragen wir im Anschluss daran mindestens drei oder vier Mal weiter: »Was (werden Sie) sonst noch (tun)?«; und jedes Mal hören wir uns die Antworten aufmerksam an und bestätigen sie.

Genau so verfahren wir auch, wenn die erste Antwort der Klientin auf die Wunderfrage lautet: »Ich werde positivere Gedanken haben.« In diesem Falle könnten wir Sara fragen: »Wenn Sie also positivere Gedanken haben, fällt Ihnen dann auch etwas ein, das Sie anders machen werden?« oder »Was werden Sie dann Ihrer Vermutung nach anders machen?«. Da viele Klienten eher beschreiben können, woran andere Menschen den Unterschied zu vorher merken würden, fragen wir auch: »Wenn Sie positivere Gedanken haben, woran werden Ihrer Vermutung nach andere Personen (Ihr Vater, Ihre Mutter, Ihr Mann, Ihr bester Freund, Ihre Kinder) dies merken?« oder »Woran werden Ihrer Vermutung nach andere Personen (Ihre Angehörigen, Ihre Freundin, Ihr Kollege) erkennen, dass Sie sich anders verhalten, was sie auf die Idee bringen könnte, dass Sie positivere Gedanken haben?«.

Also angenommen, Sara antwortet nach langem und nachdenklichem Schweigen: »Ich würde nicht mit einem Angstgefühl aufwachen.«

Schweigend stellt sich der Therapeut die Frage: Woran merkt man so etwas, wenn man am Morgen aufwacht? Wie fühlt man sich, wenn »man keine Angst hat« oder nicht depressiv ist oder sich in sonstigen Zuständen befindet, die in unzähligen Worten beschrieben werden können und die anderen Menschen mitteilen, wie man sich fühlt?

Der Therapeut sitzt ruhig da, schaut Sara erwartungsvoll an und wartet geduldig, dass sie weitermacht. Sara dreht sich dem Fenster zu und macht eine Äußerung, die man als Antwort des Fühlens und Denkens bezeichnet.

Die Antwort »Ich denke …«, »Ich fühle …«

»Ich würde gut gelaunt aufwachen und denken: ›Oh, was für ein schöner Tag …‹ Ich würde mich auf den Tag freuen.«

In der nächsten Frage des Therapeuten hallt die Antwort der Klientin wider: »Gut gelaunt aufwachen, sich auf den Tag freuen … hm. Was sonst noch?«

»Ich weiß nicht«, antwortet Sara und schaut wieder zum Fenster hin. Der Therapeut schweigt und wartet geduldig. Nach einem Moment fährt Sara fort: »Ich hätte das Gefühl, etwas tun zu müssen.« Wir erkennen darin den Beginn für …

Die Antwort, die eine Verhaltensweise beschreibt

Konkrete und detaillierte Verhaltensbeschreibungen erfüllen wunderbar Wittgensteins Forderung nach einem externen Referenten für Emotionen (siehe Kap. 7 und 8). Insofern ist es wohl nicht verwunderlich, dass wir im Laufe der Jahre immer wieder die Beobachtung machen, dass sich Verhaltensbeschreibungen am leichtesten in den therapeutisch initiierten Veränderungsprozess integrieren lassen. Und es sind auch die Verhaltensbeschreibungen, die sich für unsere Klienten als besonders hilfreich erweisen.[4] Fest umrissene und ins Einzelne gehende Beschreibungen von Verhaltens- und Handlungsweisen sind gewissermaßen eine virtuelle Generalprobe dessen, was Klienten in ihrem realen Leben tun möchten. Je ausführlicher die Beschreibung ist, umso lebhafter und »realer« wird das Erleben für den Klienten; und dadurch wird es für ihn leichter und natürlicher, das Beschriebene im wirklichen Leben umzusetzen. Aufgrund der Erfahrung, eine höchst detaillierte Verhaltensbeschreibung zustande zu bringen, hat der Klient die Möglichkeit, sich einige der zukünftigen Belohnungen, die mit den vorgesehenen Veränderungen einhergehen, vorzustellen, was seine Motivation steigert. Außerdem: Wenn der vorgesehenen Verhaltensweise eine sehnlichst erwünschte, aber zunächst als schwierig erachtete Veränderung (z. B. aus einer langjährigen Beziehung zu einem gewalttätigen Mann auszusteigen) vorausgehen muss, können die positiven Gefühle, die in diesem Prozess der Verhaltensbeschreibung evoziert werden, eine unschätzbare Quelle dafür sein, den dringend benötigten »Mut für die Reise« zu fassen.

Greifbare Verhaltensbeschreibungen schlagen eine elegante Brücke zu interpersonalen Verhaltensbeschreibungen. Beobachten wir, wie der Therapeut auf Sara reagiert, die gesagt hat, dass sie »das Gefühl hätte, etwas tun zu müssen«.

»Das Gefühl, etwas tun zu müssen ... Woran werden Sie das merken?«

Dieses Mal antwortet Sara schneller auf die Frage des Therapeuten: »Oh, ich würde aufstehen, schauen, was im Kühlschrank ist, und ein richtiges Frühstück machen. Dann würde ich Andrew wecken ... Nein, der ist wahrscheinlich schon auf ... aber, wir würden zusammen frühstücken.«

Mithilfe detaillierter Beschreibungen scheinen Klienten auch »erleben« zu können, was sie gerade beschreiben. Interessant ist hier,

4 Lange Zeit schienen uns Beschreibungen konkreter Verhaltensweisen hilfreicher zu sein als irgendwelche vagen Beschreibungen. Inzwischen sind wir uns dieser Ansicht nicht mehr so sicher. Mit zunehmender Erfahrung (und vor dem Hintergrund einiger der im vorliegenden Buch reflektierten Entwicklungen des Ansatzes) wird es leichter, mithilfe von Skalierungen auch vage und undeutliche Beschreibungen erfolgreich zu nutzen.

wie Sara die Zeitform wechselt und im Präsens spricht: »Der ist wahrscheinlich schon auf ...«

Dies motiviert den Therapeuten dazu, Sara zu fragen, woran Andrew erkennen könnte, dass sie anders ist: Dadurch wird eine neue Fragekategorie eingeführt.

Was fällt anderen Personen auf?

Menschen sind keine von der Außenwelt abgeschnittenen Inseln, die in einem Meer von Einsamkeit treiben. Wir existieren in sozialen Zusammenhängen. Veränderung ist erst dann Veränderung, wenn sie in unserem sozialen Umfeld als solche erkannt und anerkannt wird. Wir halten es für sehr wichtig, die Beziehungen des Klienten zu anderen Menschen zu berücksichtigen, wenn wir gemeinsam mit ihm Lösungen entwickeln. Früher oder später macht der Klient eine Äußerung, die uns dann zu der Frage veranlasst, wie andere Menschen in seinen sozialen Kontexten die Veränderung an ihm wahrnehmen werden und vielleicht schon jetzt wahrnehmen. Wir könnten Sara z. B. fragen:

»Was würde Andrew nach dem Wunder als Erstes auffallen, das ihm signalisiert, dass irgendetwas anders ist, ohne dass Sie auch nur ein Wort darüber verlieren müssen?«

»Was würde Andrew (den Arbeitskollegen, den Kindern, Freunden usw.) als Erstes auffallen, das ihm (ihnen) signalisiert, dass Sie sich anders verhalten?«

»Was würde diese Personen am meisten überraschen?« (Zu einem späteren Zeitpunkt in der Wunderfrage, wenn die Beschreibungen im Leben des Klienten gut verankert sind, können wir fragen: »Stellen Sie sich nun vor, dass alle Ihre Schilderungen Wirklichkeit werden: Welche Personen wären am wenigsten überrascht zu sehen, dass Sie sich anders verhalten?«)

»Was sonst noch?«

Viele Klienten beantworten diese Fragen zunächst damit, dass sie beschreiben, was die Menschen in ihrem Umfeld als fehlend wahrnehmen würden.

Angenommen, Sara gibt die Antwort: »Andrew wird merken, dass ich nicht gereizt (oder nicht depressiv) bin« oder dass sie sonst irgendwelche Zustände hätte, die nur etwas über das Problem dieser Person aussagen. Darauf würden wir in sanftem und freundlichem Ton z. B. erwidern: »Also ... ähm ... nicht depressiv ... ähm ... also, was vermuten

Sie, würde ihm an Ihnen, statt dass Sie depressiv sind, auffallen?« oder »Was würde ihm irgendwie signalisieren, dass Sie nicht depressiv (oder nicht ganz so depressiv) sind?«.

Wir fokussieren darauf, dass der Klient bis ins Detail beschreibt, woran seine Freunde und Angehörigen merken würden, dass sich bei ihm etwas verändert hat und die Probleme gelöst sind. Alle Antworten, die mit einer Verneinung beginnen, behandeln wir grundsätzlich als Information über das präsentierte Problem, lassen sie aber außer Acht, wenn wir darüber reflektieren, was der Klient will. Wir horchen, ob sich in seinen Äußerungen Emotionen, Gedanken und Verhaltensweisen artikulieren. Hilfreich kann es sein, wenn der Klient sich vorzustellen versucht, was anderen Menschen an ihm auffallen würde, ohne dass er ein Wort über seine Veränderung verliert. Wir könnten Sara z. B. fragen:

»Was ist das Erste, was Andrew an diesem ersten Morgen nach dem Wunder an Ihnen auffallen wird, das ihm signalisiert, es geht Ihnen besser, ohne dass Sie ihm etwas von dem wundersamen Vorgang erzählen?«

Sara überlegt ziemlich lange und schaut nachdenklich aus dem Fenster, dann antwortet sie: »Er würde merken, dass ich nicht darauf gewartet habe, bis er die Initiative ergreift. Er würde merken, dass ich gerne etwas unternehmen würde – gleichgültig, ob er damit einverstanden wäre oder nicht.«

Der Therapeut erwidert in Frageform: »Er würde merken, dass Sie die Initiative ergriffen haben?«

»Ja …« Und Sandra fügt hinzu: »Momentan unternehme ich ohne ihn überhaupt nichts. Ich warte immer, bis er sagt, was er unternehmen will, und dann tue ich genau das – gleichgültig, ob ich es will oder nicht. Irgendwie macht nichts mehr Spaß, also kommt es auch nicht darauf an, und das merkt er.«[5]

---

5 Die meisten Therapeuten sind daraufhin ausgebildet, dass sie herauszufinden versuchen, was mit dem Klienten nicht stimmt und weshalb das so ist. An diesem Punkt kann man leicht der Versuchung erliegen, darüber zu spekulieren, warum Sara so »abhängig« bzw. ihre Beziehung zu Andrew nun einmal so beschaffen ist. Wenn wir nur unserer Intuition folgen, landen wir genau da. Doch Saras Antwort gibt keinen Hinweis darauf, dass sie über ihr Problem sprechen muss. Ihre Situation ist einfach so, wie sie ist – Klienten antworten auf die Wunderfrage tendenziell so, dass sie den Unterschied beschreiben zwischen dem, wie ihre Situation jetzt ist, und dem, wie sie die Dinge gerne hätten – so erklärt sich die darauf folgende Frage.

THERAPEUT: Also, inwieweit wäre das nach dem Wunder anders?
SARA: Er würde merken, dass ich etwas unternehmen möchte. Er würde sehen, dass ich viel fröhlicher bin und mehr Selbstvertrauen habe. Ich würde ihm etwas vorschlagen, und dann würde ich es tun. Es wäre mir egal, ob er mitmacht oder nicht.
THERAPEUT: Woran würde er das merken?
SARA: Er würde sehen, dass ich lächle, vielleicht würde ich ihn spontan umarmen, und vielleicht würde ich über etwas anderes reden als nur davon, wie es mir geht.
THERAPEUT: Worüber zum Beispiel?
SARA: Über irgendetwas Beliebiges. Über ein Buch, das ich gerade lese, oder ich würde ihm sagen, dass ich eine Freundin treffen möchte. Irgendetwas.

Dies führt uns zu einer weiteren Kategorie systemischer lösungsfokussierter Fragen.

Was geschieht zwischen Ihnen und der anderen Person?

Wir leben in den Interaktionen mit anderen Menschen. Meistens erkennen wir unser eigenes Selbst dadurch, dass wir beobachten, wie andere Menschen auf uns reagieren. Dieser interpersonale Aspekt macht die Beschreibungen der Klienten umfangreicher und auch lebhafter, vielschichtiger und »bedeutsamer«. Wenn wir diesen Aspekt im Therapiegespräch berücksichtigen, können wir weitere Einzelheiten hinzugewinnen und Sara z. B. fragen: »Wie würde Andrew reagieren?« Sara antwortet: »Er wäre froh« – und strahlt über das ganze Gesicht. Währenddessen geht der Dialog weiter.

THERAPEUT: Was ist das Erste, was Ihnen an ihm auffallen würde, das Ihnen signalisieren würde, er hat die Veränderung an Ihnen bemerkt?
SARA: Es würde eine Weile dauern. Er würde am Morgen noch nicht an eine Veränderung glauben wollen, und deshalb würde er mich wahrscheinlich schräg anschauen.
THERAPEUT: Wie schräg?
SARA: Als ob er sich wundern würde. Fast so, als ob er einen Verdacht hätte – aber nicht so richtig, und er würde sich nicht trauen, sich dazu zu äußern. *[Sie strahlt über das ganze Gesicht und fährt fort.]* Er würde sich das tagelang nicht trauen. Aber er würde wollen, dass wir das auch machen, was ich spontan vorgeschlagen habe – einen Spaziergang am Strand, was auch immer. Er würde gerne auf meine Initiative eingehen, und dann würde er ein kleines bisschen zufriedener wirken. Es ist schwer für ihn gewesen – die ganze Zeit über, als ich so niedergeschlagen war. *[Sie schaut auf den Boden und sieht wieder traurig aus.]*

THERAPEUT: Ein kleines bisschen zufriedener, ähm ... Woran merken Sie ihm das an?

SARA: Geht nicht so vorsichtig mit mir um, mehr Freude in seinen Augen. *[Sie überlegt eine Weile, bevor sie fortfährt.]* Es wäre eigentlich die ganze Art, wie er sich verhält. Nicht so kontrolliert, sondern mehr gerade heraus. Er würde bei allen möglichen Dingen stärker die Initiative ergreifen. *[Sie schaut dem Therapeuten direkt in die Augen und lächelt.]*

THERAPEUT: Klingt wunderbar. *[Sara nickt und sagt: »Hm.« Sara und der Therapeut lächeln.]*

Natürlich reagieren nicht alle Klienten so wie Sara. Manchmal sind die Antworten etwas komplizierter, wie z. B. in der nächsten Kategorie.

Die Antwort: »Die Situation und die anderen werden sich ändern«
Gelegentlich kommt es vor, dass Klienten auf die Wunderfrage mit einer unrealistischen Antwort aufwarten. Das ist unserer Ansicht nach in den meisten Fällen darauf zurückzuführen, dass wir uns auf die Wunderfrage nicht genügend vorbereitet (z. B. ein unklares Ziel vor Augen hatten) oder in der Formulierung der Frage einen Fehler gemacht haben. So etwas kann bedrückend sein. Folgende Überlegungen sind hier hilfreich.

Wir halten es für etwas Wertvolles, wenn der Therapeut in der Formulierung der Wunderfrage flexibel ist und die Frage gegebenenfalls umgestalten kann. Am Milwaukee Brief Family Therapy Center kam es z. B. in den späten 1980er Jahren einmal vor, dass eine Klientin auf die von Steve de Shazer an sie gerichtete Wunderfrage antwortete: »Wenn mein früherer Ehemann mit dem Trinken aufhören würde – dann wäre das ein Wunder.« Steve lächelte und erwiderte: »Natürlich.« Nach einer kurzen Pause beschrieb die Frau dann, was ihr früherer Ehemann anders machen würde, wenn ihre gemeinsamen Kinder ihn besuchten. An diesem Punkt warf Steve de Shazer prompt ein: »Es handelt sich aber um ein Wunder, das nur in Ihrem Haus geschieht – und nicht in seinem.« Auf diese »Klarstellung« reagierte die Klientin mit einer deutlichen und ausführlichen Beschreibung einer veränderten Situation und schilderte, auf welche Weise sie mit ihren Kindern anders umgehen würde und wie sie ihre Ernährung umstellen und abnehmen würde.

Wir reagieren meistens so, wie Steve de Shazer es hier tut, wenn ein Klient beschreibt, wie sich die Welt zu seinem Vorteil verändern würde, oder wenn Klienten unrealistische Ereignisse angeben, z. B., dass sie reich werden, in der Lotterie gewinnen würden usw. Allerdings kann man an solchen Stellen auch mit Fragen weitermachen, mit denen man solch offensichtlich unrealistische Veränderungen akzeptiert, und eruieren, was diese Veränderungen im Leben des Klienten bewirken würden. Sie könnten z. B. sagen: »Angenommen, Sie haben *tatsächlich* in der Lotterie gewonnen ... Welches Verhalten würde Ihre Frau an Ihnen beobachten können, und welches Verhalten würden Sie bei Ihrer Frau beobachten können, das Ihnen jeweils signalisiert, dass das Verhältnis zwischen Ihnen beiden besser geworden ist?«

Wir stellen nacheinander eine Reihe von Fragen, um deutlich zu machen, was der Klient am Tag nach dem Wunder tun würde, was er jetzt nicht tut, und woran andere Menschen dies merken würden. Dies verlangt vom Therapeuten zwar Geduld, doch die Antworten des Klienten werden so zunehmend greifbarer und realitätsnäher. Im Allgemeinen wissen die Menschen, was möglich ist und was nicht.

Weil wir schon in vielen sozialen Settings gearbeitet haben und Klienten begegnet sind, denen per Gerichtsbeschluss eine Therapie verordnet worden war, kennen wir auch die folgende Reaktion auf die Wunderfrage.

Die Antwort: »Sozialarbeiter mischen sich nicht mehr in mein Leben ein«

Wenn Klienten mit so gearteten Antworten auf die Wunderfrage reagieren, muss der Therapeut zunächst einmal respektvoll anerkennen, wie schmerzhaft es ist, wenn sich Sozialämter, Polizei oder Steuerbehörden in das Leben eines Menschen einmischen. Erst nach einer solchen Bestätigung ist es möglich, auf produktive Weise zu fragen: »Also, wenn die Sozialarbeiter sich nicht mehr in Ihr Leben einmischen würden, was wäre dann anders?« Damit bauen Sie auf der Antwort des Klienten auf, und dies motiviert ihn zu beschreiben, inwieweit er sich anders fühlen und was er anders machen würde.

In solchen Fällen kann man auch eine andere Richtung einschlagen (nachdem man die Antwort des Klienten anerkannt und bestätigt hat): »Also, was müssen die Leute vom Sozialamt Ihrer Ansicht nach an ihnen bemerken, damit sie aus Ihrem Leben verschwinden können?«

Die hier genannte Antwort hat mit der folgenden nur scheinbare Ähnlichkeit.

Die Antwort: »Die Angehörigen verändern sich«

Antworten wie »Mein Mann wäre rücksichtsvoller« oder »Meine Kinder würden mir gehorchen« und ähnliche Reaktionen bilden eine Klasse von Antworten, mit denen wir auf besondere Weise umgehen. Hier ist hervorzuheben, dass wir hinter Antworten wie z. B.: »Die Situation und die anderen werden sich ändern« nicht zwangsläufig unmögliche oder unrealistische Erwartungen sehen. In einer Antwort dieser Machart wird die ganze Welt plötzlich zum Vorteil des Klienten komplett umgestaltet. In solchen Fällen suchen wir danach, was möglich ist; und das finden wir oftmals mithilfe der einfachen Frage, ob dies denn möglich sei, und manchmal dadurch, dass wir den Klienten zu mehr ins Detail gehenden Beschreibungen motivieren, bevor wir ihn fragen, ob dies denn möglich sei. Stellen wir uns einmal vor, Sara würde ihrer Tante Emma eine Therapie empfehlen, und die Tante würde von der Therapie erwarten, dass ihr Sohn sich etwas rücksichtsvoller verhält. Das Gespräch könnte ungefähr so ablaufen:

THERAPEUT: Also, was wäre der erste Hinweis darauf, dass das Wunder geschehen ist?

EMMA: Er würde aufstehen, ohne mich zu beschimpfen, ich soll zum Teufel gehen, weil ich ihn geweckt habe.

THERAPEUT: Was würde als Nächstes geschehen?

EMMA: Er würde sich für die Schule fertig machen. Sich duschen, sich anziehen, herunterkommen und frühstücken, ohne zu meckern.

THERAPEUT: Hm ... und was dann?

EMMA: Dann würde er seine Sachen zusammenpacken, seine Bücher, seine Tasche, und zur Schule gehen. *[Sie macht eine Pause, überlegt einen Augenblick.]* Rechtzeitig!

THERAPEUT: Also, inwieweit würde er sich an diesem Morgen Ihnen gegenüber anders benehmen?

EMMA: Er wäre umgänglich. Er hätte ein Lächeln auf dem Gesicht und würde mit mir in normalem Ton reden.

THERAPEUT: Und wenn er dies alles täte, was würden Sie ihm gegenüber anders machen, das ihm signalisieren würde, Sie haben seine Veränderung bemerkt?

EMMA: Ich wäre ebenfalls umgänglich. Ich würde in normalem Ton mit ihm reden, statt ihn anzuschreien und ihn anzubrüllen und an ihm herumzukritisieren. Ich habe es so satt mit ihm.

THERAPEUT: Ja, das klingt wirklich nach einer schwierigen Lage ... also ... was werden Sie ihm gegenüber sonst noch anders machen?

Schritt für Schritt führen die Beschreibungen, wie das Leben nach dem Wunder aussehen würde, zu Fragen, die sich darauf richten, ob das sich daraus ergebende Verhalten (d. h. die Freundlichkeit der Mutter ihrem Sohn gegenüber) eintreten könnte oder an dem einen oder anderen Punkt in der Mutter-Sohn-Beziehung vielleicht schon eingetreten ist. Wenn das (wie meistens) der Fall ist, dann steuert die nächste Frage darauf zu, das »Wann und Wie« der Veränderung zu identifizieren.

An Emmas Beispiel wird Folgendes veranschaulicht: Auf diese Kategorie von Antworten auf die Wunderfrage reagieren wir meistens so, dass wir die Beschreibung des Klienten davon, wie ein Familienmitglied sich verändert, zunächst einmal so akzeptieren. Dann beginnen wir zu fragen, wie die Person, die sich die Veränderung bei besagtem Familienmitglied wünscht, sich infolgedessen verändert, dass dieses Familienmitglied sich anders verhält. Und schließlich fragen wir noch danach, inwieweit sich die Interaktion zwischen den beiden Personen verändert.

Kurz gesagt: Wenn der Klient mit der Antwort: »Die Angehörigen verändern sich« auf die an ihn gerichtete Wunderfrage reagiert, gehen wir meistens in zwei Phasen vor. In der ersten Phase stellen wir Fragen, durch deren Beantwortung der Klient beschreibt, wie sich die andere Person durch das Wunder verändert. In der zweiten Phase (die eine Fortsetzung des in der ersten Phase begonnenen Dialogs ist) fokussieren wir auf Fragen, durch deren Beantwortung der Klient beschreibt, wie sich das Verhältnis zwischen ihm und den anderen Personen verändert und wie diese Veränderung letztlich auf ihn zurückwirkt, dessen ursprünglicher Wunsch es war, dass die andere Person sich verändert.

An diesem Beispiel lässt sich auch ein weiteres Schüsselelement der Wunderfrage verdeutlichen, auf das wir besonderen Wert legen: die Entwicklung einer sehr gründlichen Wunderbeschreibung, die fest im realen, alltäglichen Leben des Klienten verankert ist. Gemeinsam mit dem Klienten und seiner Familie malen wir ein Zukunftsbild für sie aus, in dem die Probleme nicht existieren und die gewünschten Veränderungen eintreten – und dieses Gemälde geht so sehr ins Einzelne, dass man glaubt, es sei bereits Wirklichkeit. Das ist besonders wichtig bei Familien und Individuen, die vom Leben gebeutelt sind und im Therapieraum Erfahrungen brauchen, die ihnen Mut und Hoffnung geben, die schwere Arbeit leisten zu können, die zu leisten ist, wenn sie die anvisierte Lösung im echten Leben umsetzen wollen. Aus diesem Grund ermuntern wir die Klienten, eine möglichst detaillierte und konkrete Vorstellung von ihrer Lösung, d. h. von ihrem Leben nach dem Wunder, zu entwerfen und innerhalb des Wunderbildes auch »Reisen zu unternehmen«. Wir evozieren das Wunder durch Beschreibungen von Emotionen, Gedanken, Verhaltensweisen und Interaktionen mit anderen Menschen und leben darin. Im folgenden Fallbeispiel wird diese Idee veranschaulicht.

Karen ist Mitte vierzig. Sie ist erst in fortgeschrittenem Alter Mutter geworden und lebt allein mit ihren zwei heranwachsenden Kindern. Der Therapeut hat den Eindruck, als habe das Leben Karen nichts geschenkt, und er vermutet, dass sie früher vielleicht ein Alkoholproblem hatte. Karen ist arbeitslos, lebt von Sozialhilfe und wurde vom Jugendamt zur Therapie überwiesen, weil man ihre Kinder für gefährdet hielt. Zu Beginn der Sitzung beklagt sich Karen über den Vater ihrer Kinder, der sie nach seiner Entlassung aus dem Gefängnis seit kurzem wieder belästige. Hören wir in die Sitzung hinein:

Der Therapeut (Harry Korman) hat die Klientin soeben gefragt: »Was muss nach dieser Sitzung für Sie – wenn auch nur ein bisschen – anders sein, damit Sie sagen können, es war eine gute Idee – auch wenn es nicht Ihre eigene Idee war –, mit mir zu reden?« Karen antwortet, dass sie sich ruhiger fühlen würde, und der Therapeut fährt mit der Wunderfrage fort:

KAREN: Die Kinder würden nicht mehr so respektlos mit mir umgehen.

HARRY: Also, angenommen, das würde geschehen – was würden Sie ihnen gegenüber anders machen?

KAREN: Ich würde am Morgen nicht mehr so herumbrüllen, ich wäre nicht so erschöpft und so gereizt.

HARRY: Nicht so gereizt – was sonst noch?

KAREN: Ich würde nicht den ganzen Morgen an ihnen herumkritisieren müssen.

HARRY: Was würden Sie stattdessen tun?

KAREN: Ich würde nicht herumbrüllen und wäre nicht so gereizt.

HARRY: Was wäre das Erste, was eines der Kinder merken würde und das ihnen signalisieren würde, dass ein Wunder geschehen ist – ohne dass jemand etwas sagt?

KAREN: Es wäre Pierre.

HARRY: Was würde Pierre auffallen?

Karen: Er würde feststellen, dass ich nicht in der Tür stehe und ihn anbrülle, dass er jetzt aufstehen soll. Er ist morgens unmöglich. Er steht einfach nicht auf, und es ist unmöglich, ihn abends ins Bett zu bekommen. Er sitzt einfach da und schaut fern.

Harry: Ich verstehe ... also ... am Tag nach dem Wunder würde ihm auffallen, dass Sie nicht dastehen und ihn anbrüllen ... hm ... was, glauben Sie, stellt er stattdessen an Ihnen fest?

Diese Frage kann als Einladung verstanden werden, mit der Beschreibung gewünschter Verhaltensweisen zu beginnen (bis dahin hat Karen beschrieben, wie die Abwesenheit von Problemen aussieht).

Karen: Ich wäre nicht so gereizt. *[Sie hält inne, überlegt eine Weile und spricht mit etwas weicherer Stimme weiter.]* Ich würde ruhiger mit ihm reden. Vielleicht würde ich in das Zimmer hineingehen, statt in der Tür stehen zu bleiben und zu schreien. Ja ... Das würde ich wahrscheinlich tun. Ich würde hineingehen und mich auf sein Bett setzen und sagen: »Guten Morgen, mein Schatz. Es ist Zeit zum Aufstehen.« *[Als sie das sagt, geht ein ruhiges Lächeln über ihr Gesicht, und sie starrt ins Leere – fast so, als ob sie durch den Therapeuten hindurchschaute.]*

Harry: Wow! Und ... was tun Sie als Nächstes?

Karen: *[Sie lächelt nachdenklich, überlegt ziemlich lange, dreht den Kopf nach rechts und schaut nach unten, dreht den Körper etwas nach links und streckt den linken Arm aus. Es ist offenkundig, dass sie sich vorstellt, wie sie an Pierres Bett sitzt, mit dem Rücken zu dem Jungen, und ihm das Gesicht zuwendet.]* Ich würde ihn sanft streicheln und langsam aufwecken. *[Während sie das sagt, streicht sie mit der linken Hand sanft durch die Luft. Sie sieht ruhiger aus, und der Therapeut sieht förmlich, wie sie am Morgen nach dem Wunder in Pierres Schlafzimmer geht und den Jungen aufweckt.]*

Harry: Hm ... klingt großartig ... also ... wie reagiert er?

Karen: Ich weiß nicht. Es ist schon so lange her, dass ich so etwas gemacht habe. *[Sie macht eine Pause und überlegt. Der Therapeut kaut auf den Lippen herum. So fällt es ihm leichter zu schweigen. Nach ein paar Sekunden fährt sie fort.]* Er wäre vermutlich weniger aggressiv.

Harry: Hm ... und statt dass er aggressiv ist?

Karen: Er lächelt vielleicht, wenn er aufwacht. Vielleicht nicht sofort, aber nach einer Weile vielleicht schon, wenn ich mir Zeit nehmen würde, dort sitzen bleibe und ruhig mit ihm rede – und dann akzeptiert er vielleicht sogar, dass ich ihn in den Arm nehme.

Harry: Klingt wunderbar.

Karen: *[Nickt]*

Harry: Also, sagen Sie mir ... angenommen, dass mit 0 der Zeitpunkt gemeint ist, als das Jugendamt entschieden hat, dass Sie hierher kommen müssen, und mit 10 der Tag nach dem Wunder gemeint ist – wo würden Sie sich heute einstufen?

KAREN: *[Denkt ziemlich lange nach, bevor sie auf die Frage antwortet]* 3. *[Sie macht spontan weiter.]* Es war viel schlimmer, als es jetzt im Moment ist.

Das Bild, das Karen von den Wirkungen des Wunders entwirft, entsteht auf der Grundlage ihrer Hoffnungen für die Zukunft und wird Stück für Stück um ihre Erfahrungen ergänzt. Das ist kein Bild, das der Therapeut für sie hätte erfinden können. Das ist kein Bild, das auf der Vorstellung des Therapeuten beruht, wie das Leben sein sollte. Das ist Karens Bild, das aus ihrem Wissen und ihren Fähigkeiten heraus entwickelt wird, und wir meinen, dass es auch Karens Wünsche zum Ausdruck bringt. Dieses Bild zeigt der Klientin und dem Therapeuten, was sie – mindestens – erreichen kann. Was sie beschreiben kann, das kann sie auch tun.

3.6 Mehrere Personen im Therapieraum

Es hat Vorteile, wenn sich mehrere Personen im Therapieraum befinden. Die Möglichkeiten werden multipliziert. Wenn eine Person zu reden aufhört, macht die nächste Person weiter. Wenn eine Person etwas beschreibt, hat das eine Wirkung auf die anderen Anwesenden und berührt sie. Alle hören, woran die Einzelnen merken würden, dass ein Wunder geschehen sei; und die Anwesenden ergänzen sich in ihren Ausführungen und beschreiben, was ihnen auffallen würde und wie sie sich verhalten und ihre Interaktionen sich verändern würden.

Junge Menschen überraschen ihre Eltern fast immer damit, wie gut sie artikulieren können, was sie wollen und sich erhoffen, und damit, welch einfache Dinge sie sich wünschen.

Eltern überraschen ihre heranwachsenden Kinder häufig damit, dass sie klar zum Ausdruck bringen, wie sie sich gegenüber ihren Kindern anders verhalten würden, und damit, dass sie klar sagen, was sie von ihren Kindern erwarten. Viele der Kinder und Jugendlichen, die wir behandeln, sind es nicht gewöhnt, dass ihre Eltern deutlich formulieren, was sie von ihren Kindern erwarten. Sie sind es gewöhnt, dass die Eltern und andere Erwachsene ihnen sagen, welche Verhaltensweisen sie an ihren Kindern bzw. an Kindern generell nicht schätzen.

Wenn Familien zur Therapie kommen, sind ihre Mitglieder meistens völlig unterschiedlicher Meinung darüber, worin das Problem besteht und wer dafür verantwortlich ist. Es berührt einen immer wieder, wie diese Unterschiede an Bedeutung verlieren, sobald sich die Familie gemeinsam mit der Vorstellung befasst, dass ein Wunder geschehen ist.

In Familiengesprächen ist es grundsätzlich leichter, das Wunderbild in der realen Lebenssituation der Familie festzumachen. Fragen wie z. B.: »Wer wird es (d. h. das Wunder) als Erstes bemerken?« und Erkundigungen darüber, wo, wann und wie die einzelnen Personen im Raum die Wirkungen des Wunders spüren würden, tragen insgesamt dazu bei, dass das Wunderbild in den ganz normalen Aktivitäten des alltäglichen Familienlebens verankert werden kann.

Eine Mutter kommt mit ihrer 15-jährigen Tochter Victoria zur Therapie. Auf die Frage, wer die Idee gehabt habe, einen Termin beim Therapeuten (Harry Korman) zu machen, antwortet Victoria unverzüglich: »Meine Mutter.« Die Mutter fügt hinzu, dass die Schule auf die Idee gekommen sei. Also fragt der Therapeut Victoria, was sie der Schule und der Mutter als Gesprächsergebnis mitteilen müsste, damit sie sagen könnten, es sei eine gute Idee gewesen, sie, Victoria, zum Therapeuten zu schicken.

Victoria antwortet: »Dass es in der Schule besser wird und besser mit meinen Freundinnen nach der Schule.«

Der Therapeut wiederholt Victorias Worte und fragt dann: »Und was möchtest du?« Victoria antwortet, dass sie nicht gern zur Schule gehe und das Problem mit ihren Freundinnen bereits gelöst sei, da sie nicht mehr mit ihnen verkehre. Die Mutter hört aufmerksam zu, als sich der Therapeut und ihre Tochter darüber unterhalten, was Victoria schon geändert hat und warum sie es geändert hat. An diesem Punkt des Gesprächs führt Harry sich Folgendes vor Augen: dass Victoria nicht zur Schule gehen will und dass das für sie kein Problem darstellt; dass das Problem mit ihren Freundinnen, weswegen die Mutter und die Schule besorgt sind, gelöst ist; und dass Victoria folglich glaubt, kein Problem zu haben.

Also fragt der Therapeut Victoria, welche, wenn auch kleine Veränderung eintreten müsste, damit sie sagen könnte, die Therapiestunde sei keine reine Zeitverschwendung gewesen, auch wenn es nicht ihre Idee gewesen sei, hierher zu kommen. Victoria überlegt und antwortet nach einer Weile: »Ich hätte die Kraft, bestimmte Dinge zu tun.«[6]

Der Therapeut wiederholt Victorias Worte: »Hätte die Kraft, bestimmte Dinge zu tun« und fährt fort: »Also, hast du eine Idee, was dir – heute oder morgen – auffallen würde, wenn du die Kraft hättest, bestimmte Dinge zu tun? In welchem Bereich deines Lebens würde dir das wohl als Erstes auffallen?«

Victoria sieht nachdenklich aus, ihre Augen wandern im Raum umher, und dann sagt sie: »Ich glaube, es wäre im schulischen Bereich.«

HARRY: Im schulischen Bereich, hm. Also, würde es dir in der Schule oder zu Hause auffallen?
VICTORIA: Ich glaube, es würde mir in der Schule auffallen.
HARRY: Es würde dir in der Schule auffallen, nicht zu Hause?
VICTORIA: Nein.
HARRY: Als Erstes, wenn du in der Schule bist?
VICTORIA: Ja.
HARRY: Also, hast du eine Idee, was du dort anders machen würdest, wenn du die Kraft hättest?
VICTORIA: Ich würde am Unterricht teilnehmen.
HARRY: *[Lacht, weil dies so offensichtlich normal ist.]* Du würdest am Unterricht teilnehmen, also würde man einen deutlichen Unterschied sehen, wenn du die Kraft hättest? *[Die Mutter strahlt über das ganze Gesicht, ebenso Victoria, die von der Seite einen Blick auf ihre Mutter wirft.]*
VICTORIA: Ja.
HARRY: Okay. Also, angenommen, du würdest am Unterricht teilnehmen und hättest die Kraft; gäbe es da noch mehr, was anders wäre? Würde deiner Mutter zu Hause ein Unterschied auffallen; würde deiner Familie ein Unterschied auffallen?
VICTORIA: Ich glaube, ich wäre zufriedener.
HARRY: Zufriedener?
VICTORIA: Und freundlicher.
HARRY: Freundlicher auch?
VICTORIA: Ja, ich kann ziemlich eklig sein.
HARRY: Und auch das willst du nicht sein?
VICTORIA: Nein.

6 Teenager »leugnen« gerne mal Probleme. In einem Familiengespräch ist das kein Hinderungsgrund, das Kind zu fragen, ob und was es gerne anders hätte. Viele Jugendliche geben Antworten wie z. B., dass »die Eltern einem nicht mehr im Nacken sitzen«, und manchmal, wie im vorliegenden Fall, dass sie sich verändern.

HARRY: Okay, also, zufriedener und freundlicher, und allen würde das auffallen?
VICTORIA: Ja, glaube ich schon.
HARRY: Okay, okay, also, kann ich jetzt deine Mutter fragen?

Der Therapeut fragt die Mutter, worauf sie hoffe, und dann spricht die Mutter von »Offenheit, neuen Wegen, die gefunden werden« und davon, dass es ihr »auffallen würde, wenn dies geschieht, weil Victoria dann nicht mehr lügen würde«. Dann erzählt sie von den knapp drei Jahren, in denen vonseiten der Kinder- und Jugendpsychiatrie, des Jugendamtes, der Schule usw. versucht worden sei, Victoria zu helfen.

Dann greift der Therapeut den Begriff der »Offenheit« auf und fragt die Mutter, woran sie erkennen könne, wenn Victoria nicht mehr lügen würde, und die Mutter antwortet, dass sie das eben wisse. Victoria bestätigt mit strahlendem Lächeln, dass ihre Mutter recht hat. Die Mutter weiß also, wann Victoria die Wahrheit sagt und wann nicht.

HARRY: Also – wenn die Victoria die Wahrheit sagt, inwieweit würde deine Mutter sich dann dir gegenüber anders verhalten?
VICTORIA: Sie wäre nicht so sauer.
HARRY: Und inwieweit würdest du dich gegenüber deiner Mutter anders verhalten? *[Sowohl Mutter als auch Tochter lachen bei dieser Frage aus vollem Hals.]*
VICTORIA: Ich weiß nicht.
HARRY: Okay, kommen wir darauf noch mal zurück. *[Macht Pause]* Es klingt für mich so, als ob Sie beide etwas wollen, das eindeutig in dieselbe Richtung weist. *[Mutter und Tochter schauen sich kurz an und nicken. Inzwischen sind 14 Minuten vergangen, und Harry stellt die Wunderfrage.]* Also, eine sehr ungewöhnliche Frage, für die man viel Vorstellungskraft braucht. Ist das in Ordnung? *[Victoria antwortet »Ja«, und die Mutter nickt.]* Also, wir unterhalten uns hier heute so miteinander, und die Dinge nehmen so ihren Lauf. Wir wissen nicht, welchen Lauf sie nehmen. *[Victoria antwortet »Nein«, und die Mutter schüttelt den Kopf.]* Und wenn die Sitzung vorbei ist, verabschieden Sie sich; Sie tun die Dinge, die Sie normalerweise an einem Tag wie diesem tun. Ich weiß nicht, was das ist. *[Wendet sich direkt an Victoria]* Vielleicht gehst du zur Schule, vielleicht auch nicht.
VICTORIA: Ich gehe zur Schule.
HARRY: Du gehst zur Schule, und – *[wendet sich der Mutter zu]* ich nehme an, Sie gehen zur Arbeit.

MUTTER: Ja.

HARRY: Also, der Tag verläuft wie sonst auch. Dann kommt der Nachmittag, und am Ende des Tages gehen Sie nach Hause. *[Wendet sich Victoria zu]* Vielleicht dann, wenn du zu Hause sein musst, oder vielleicht auch nicht. Vielleicht hängst du noch bei deinen Freundinnen herum, ich weiß nicht. Vielleicht isst du auch etwas. Machst deine Hausaufgaben oder machst deine Hausaufgaben nicht. *[Victoria lächelt, schüttelt den Kopf und deutet ein klares »Nein« an.]* Und schließlich wird es spät, du wirst müde, gehst zu Bett und schläfst ein. *[Macht eine Pause und schaut beide aufmerksam an]*

Und dann in der Nacht, wenn alle schlafen, wenn es am dunkelsten, ruhigsten und behaglichsten ist, geschieht ein Wunder. *[Die Mutter strahlt über das ganze Gesicht, während Victoria aufmerksam Harry anschaut.]*

Aber es ist nicht irgendein Wunder. Es ist ein Wunder, das die Probleme, derentwegen Sie heute hier sind, zum Verschwinden bringt, einfach so. *[Schnippt mit den Fingern, und sowohl Mutter als auch Tochter nicken ruhig.]*

Aber das geschieht, während Sie schlafen; und deshalb weiß niemand, dass ein Wunder geschehen ist. Nicht Sie, nicht du, niemand weiß davon. Am Morgen wachen Sie dann auf. Woran merken Sie, wie finden Sie heraus: »Oh, irgendetwas ist anders«? *[Victoria schaut ihre Mutter an und sagt: »Ja.« Die Mutter schaut in die Ferne.]*

Was ist die erste Veränderung? *[Zu Victoria]* Was fällt dir auf? *[Zur Mutter]* Was fällt Ihnen auf? *[Victoria schaut ihre Mutter an, die langsam und ruhig antwortet.]*

MUTTER: Die Ruhe.

HARRY: *[Schaut die Mutter an]* Das müssen Sie näher erläutern.

MUTTER: Hm, Victoria würde kuscheln wollen.

HARRY: Victoria würde kuscheln wollen. Wäre das ein Wunder?

MUTTER: Ja.

HARRY: *[Strahlt über das ganze Gesicht und lacht]* Hm. Also, wo und wann würde Ihnen zuerst auffallen, dass sie kuscheln will?

MUTTER: Sie würde sofort zu mir kommen.

HARRY: Nachdem sie aufgestanden ist?

MUTTER: Ja.

HARRY: Wer weckt sie? Oder steht sie allein auf?

MUTTER: Nein, ich wecke sie jeden Morgen.

HARRY: Also, sie würde aufstehen und Sie auf der Stelle, sofort umarmen?

MUTTER: Ja, oder mich zu sich ins Bett ziehen. *[Die Mutter deutet mit den Armen an, wie Victoria ihre Mutter zu sich ins Bett zieht und umarmt.]*

HARRY: Okay. Ich verstehe. *[Wendet sich an Victoria]* Also, angenommen, du würdest das tun. Wie würde sie *[nickt Richtung Mutter]* reagieren?

VICTORIA: Nun, sie wäre wahrscheinlich glücklich.

HARRY: Würdest du das an ihrem Gesicht merken?
VICTORIA: Ja.
HARRY: Und was würde sie dann tun?
VICTORIA: Lächeln. *[Lacht und lächelt zufrieden, und der Therapeut nickt heftig.]*
MUTTER: Ich würde niemals wieder loslassen. *[Sie hat Tränen in den Augen.]*
HARRY: Okay ... Klasse ... Was würde als Nächstes geschehen? Was geschieht an diesem Morgen als Nächstes? *[Mutter und Tochter schauen einander an, beide lächeln.]*
MUTTER: Dann würde Victoria aufstehen und sich fertig machen.
HARRY: Sich fertig machen.
MUTTER: Duschen, ein bisschen Make-up auflegen. Ihre Sachen zusammenpacken, sich auf die Schule vorbereiten.
VICTORIA: *[Nickt]* Hm.
HARRY: Das wäre ein Wunder, wenn sie das machen würde.
MUTTER: Ja, das wäre es. *[Sowohl die Mutter als auch Victoria nicken Harry zu. Dieser wendet sich an Victoria.]*
HARRY: Was würde dir als Erstes auffallen?
VICTORIA: Ich weiß nicht. *[Macht Pause; ihr Blick geht ins Weite.]* Wow, Schule!
HARRY: *[Hebt die Augenbrauen und wiederholt]* Wow, Schule, wow, Schule! *[Die Mutter lacht, und Victoria strahlt über das ganze Gesicht.]*
HARRY: *[Schreibt und nickt]* Ja ... das wäre ein Wunder. Also, wenn du so drauf wärst, würdest du das merken, bevor du die Augen öffnest oder danach?
VICTORIA: Beim Aufwachen.
HARRY: Wow, Schule! *[Fügt zögernd hinzu]* Gut gelaunt?
VICTORIA: Hm.
HARRY: Hm, hm, also, wenn du so gut gelaunt aufwachen würdest, was wäre sonst noch anders? Würde dir das Aufstehen leichter fallen?
VICTORIA: Ich würde regelrecht aus dem Bett springen.
HARRY: Und dann?
VICTORIA: Ich würde zur Schule rennen. *[Alle drei brechen in Lachen aus.]*
HARRY: Was würde denen zu Hause auffallen? Wenn du ihnen überhaupt nichts sagen würdest. Also kein Wort darüber verlieren würdest?
VICTORIA: Zufriedener, positiver.
HARRY: Zufriedener, positiver. Okay, okay ... Also, wenn ich nun ein Foto von dir am Tag nach dem Wunder hätte und eins vom Tag zuvor, ohne Ton dazu, würde ich den Unterschied sehen können?
VICTORIA: Ja.
HARRY: Woran? Was würde ich sehen?
VICTORIA: Am Tag zuvor?
HARRY: Am Tag danach, was wäre auf dem Foto?
VICTORIA: Am Tag nach dem Wunder?

HARRY: Ja.
VICTORIA: Ich wäre mehr ... Ich würde lächeln, was ich normalerweise nicht tue.
HARRY: Hm, und das würde ich auf dem Foto sehen. Es wäre so deutlich erkennbar. Ich würde es auf dem Foto sehen?
VICTORIA: Ja.
HARRY: Und inwiefern würdest du dich deiner Mutter gegenüber anders verhalten? Ist dein Vater auch da?
VICTORIA: Ja.
HARRY: Ist er am Morgen auch zu Hause?
VICTORIA: Manchmal.
HARRY: Auf dem Foto, was würdest du da gerade machen?
VICTORIA: Vater umarmen. *[Die Mutter hört aufmerksam zu. Sie lächelt, als Victoria das sagt.]*
HARRY: *[Harry klingt überrascht.]* Vater umarmen. Okay, prima, wäre er überrascht?
VICTORIA: Ja. *[Sowohl sie als auch ihre Mutter nicken.]*
MUTTER: Er würde ohnmächtig werden.
HARRY: Er würde ohnmächtig werden? *[Klingt noch überraschter]*
MUTTER: *[Überglücklich]* Ja.
HARRY: *[Wendet sich Victoria zu]* Stimmt das, dass er ohnmächtig würde?
VICTORIA: Ja, ich weiß nicht. *[Sie lacht, und Harry lacht ebenfalls, und es entsteht eine kurze Pause, bevor er weitermacht.]*
HARRY: Also, das klingt nach einem ganz, ganz, ganz anderen Start in den Tag.
VICTORIA: Hm.
HARRY: Was wäre in der Schule anders? Wärst du dort anders?
VICTORIA: Zufrieden, positiv, ja ... *[Ihre Stimme wird zögerlich. Sie sieht unsicher aus, schaut ihre Mutter an. Harry fährt fort.]*
HARRY: Wem würde das als Erstes auffallen?
VICTORIA: Freunden. *[Ihre Stimme ist wieder sicher.]*
HARRY: Hast du eine gute Freundin, die sehr überrascht wäre und den Unterschied sehen würde, oder gibt es viele Freunde, die den Unterschied sehen würden?
VICTORIA: Ja, ich glaube, da gäbe es viele.
HARRY: Viele würden den Unterschied sehen. Also, wie würden sie den Unterschied beschreiben? Inwieweit wärst du ihrer Ansicht nach anders? Was würdest du dann in der Schule tun, was du jetzt nicht tust?
VICTORIA: Nett sein zu anderen.
HARRY: Nett sein zu anderen, ah! Also, kannst du mir ein Beispiel dafür geben, wie das dann aussieht?
VICTORIA: Anderen helfen, nicht so eklig zu ihnen sein.
HARRY: Nett zu anderen, hilfsbereit, besserer Umgangston. Die Lehrer, was würden die sehen?

VICTORIA: Sie würden wahrscheinlich auch in Ohnmacht fallen. *[Sie lächelt und schaut ihre Mutter an, die ebenfalls lächelt.]*

HARRY: Sie würden auch in Ohnmacht fallen. *[Klingt sehr überrascht]* Du meinst, dass da ein großer Unterschied in deinem Verhalten auch ihnen gegenüber wäre?

VICTORIA: Zumindest würde ich am Unterricht teilnehmen.

HARRY: *[Lacht]* Wenn du am Unterricht teilnehmen würdest?

MUTTER: Würden sie denken, sie hätten eine neue Schülerin in der Klasse.

HARRY: Wenn du am Unterricht teilnehmen würdest, ui. *[Macht Notizen, nickt vor sich hin]* Es tut mir leid, Victoria, ich bin völlig verunsichert. Es kommt mir so vor, als ob dies die Dinge sind, die du eigentlich willst.

VICTORIA: Hm.

HARRY: Habe ich das richtig verstanden? Genau so möchtest du dich eigentlich benehmen, und genau so möchtest du eigentlich sein?

VICTORIA: *[Flüstert fast]* Ja.

HARRY: Was würde deine Freundinnen am meisten überraschen? Was würde deine Umgebung am Tag nach dem Wunder am meisten überraschen?

VICTORIA: Wenn ich ruhig und schweigsam wäre.

HARRY: Meinst du in der Schule?

VICTORIA: Ja.

HARRY: Würde es dir an den Leuten um dich herum auffallen, wenn sie überrascht wären?

VICTORIA: Ja, sie wären auch nett zu mir.

HARRY: Auch nett. Also dieser Unterschied würde dir auch auffallen?

VICTORIA: Hm.

Dann folgt ein längeres Schweigen; der Therapeut macht den Eindruck, als ob er über etwas nachdenke. Dann sagt er: »Noch eine weitere ungewöhnliche Frage. Wenn die Zahl 10 für alle diese Dinge steht, die am Tag nach dem Wunder geschehen, und die Zahl 0 für den Punkt, als die Mutter vor drei Wochen anrief und einen Sitzungstermin mit mir ausmachte – wo würdest du dich jetzt auf der Skala einstufen?«

Diese Frage leitet über zum nächsten Kapitel, in dem an einigen Beispielen gezeigt wird, wie die Antworten von Klienten auf Fragen zur Wunderskala sinnvoll genutzt werden können.

4. Die Wunderskala

Im vorigen Kapitel haben wir festgestellt: Sobald der Klient die Wunderfrage mit einer hilfreichen Beschreibung seiner Situation beantwortet hat, erweitern wir den Dialog über das eingetretene Wunder und bringen die Wunderskala ins Spiel. Diese Wunderskala führen wir im Allgemeinen mit einer Frage ein, die etwa so formuliert werden kann:

»Also, wo würden Sie sich auf einer Skala von 0 bis 10 einstufen, wenn die 0 für den Zeitpunkt steht, an dem Sie sich für therapeutische Hilfe entschieden haben, und die 10 für den Tag nach dem Wunder?« Laut Steve de Shazer ist es empfehlenswert, die Zahl 0 als den Punkt zu definieren, an dem der Klient sich zur Therapie angemeldet hat, und nicht als den Punkt, an dem die Situation des Klienten am schlimmsten war. Dafür sprechen einige Gründe. Wenn 0 für den Zeitpunkt steht, an dem der Klient einen Behandlungstermin ausgemacht hat, und der Klient beantwortet obige Frage mit 0, können Sie fragen: »Also, was haben Sie seither unternommen, damit die Situation nicht schlimmer geworden ist?« oder »Wie kommt es, dass die Dinge seither nicht schlimmer geworden sind?«. Solche Fragen sind nicht möglich, wenn die 0 als Punkt definiert wird, an dem die Situation am schlimmsten war.

Dafür, dass die Zahl 0 für den Zeitpunkt steht, zu dem der Termin für das Therapiegespräch vereinbart worden ist, spricht ein weiterer Grund: Wenn nämlich die 0 für den Punkt steht, an dem die Situation des Klienten am schlimmsten war, könnte es durchaus sein, dass dieser Punkt schon 14 Jahre zurückliegt; und im Rückblick auf einen so langen Zeitraum kann man kaum noch nutzbringend beschreiben, was inzwischen besser geworden und wie diese Veränderung erreicht worden ist. Der größte Nutzen der Wunderskala – und auch anderer Skalen – besteht nämlich darin, eine Möglichkeit zum Dialog über Unterschiede zu schaffen.

Der Übergang von der »Wunderfrage« zu ihrer Skalierung kann recht zügig gestaltet werden, was gewisse Vorteile hat.[7] Anhand der

7 Das Bild, wie die Wunderfrage in ihre Skalierung übergeht, ist nicht ganz zutreffend; denn die Skala ist eigentlich ein Bestandteil der Wunderfrage.

Skala kann der Klient beleuchten und beschreiben, was an seiner Situation besser geworden ist und durch welche Aktivitäten und auf welche Weise er das erreicht hat. Ferner wird mithilfe der Skalierung das fertige Wunderbild, sozusagen das Endprodukt, in seine einzelnen Entstehungsschritte zerlegt, d. h. als ein Prozess gezeigt, in dem jeder Schritt auf Gedanken, Emotionen, Verhaltensweisen und Interaktionen in unterschiedlichen Lebens- und Wirklichkeitsbereichen des Klienten verweist.

Wann kann man das Wunderbild skalieren?

Mithilfe der Wunderfrage wird exploriert, wie sich der Klient den Morgen bzw. den Tag – und manchmal auch die Woche oder den Monat – nach dem eingetretenen Wunder vorstellt. Viele Klienten erzählen an solchen Stellen spontan, dass das Wunder an einem der zurückliegenden Tage teilweise bereits geschehen sei. Achten Sie darauf, in welcher Zeitform der Klient hier erzählt. Zu Beginn reden Klienten häufig über Dinge in der Zukunft: »... dann werde ich ... tun.« Nach einer gewissen Zeit bewegt sich ihre Beschreibung in die Gegenwart: »... wenn ich das tue, reagiert er so, dass ...« Viele Klienten blicken danach in die Vergangenheit: »Einen solchen Tag hatten wir letzten Dienstag« oder »Hin und wieder habe ich mich schon vom Verstand leiten lassen ...« Damit wird die Skala logischerweise zu einem Instrument, das klären hilft, welche Aspekte des Wunders bereits Wirklichkeit sind.

Insoo Kim Berg ist häufig so verfahren, dass sie den Klienten fragte: »Wann war es das letzte Mal, dass das Wunder ein Stück weit geschehen ist – vielleicht auch nur ein ganz winziges Stück weit?« Dann hörte sie sich aufmerksam die Antwort des Klienten an, wiederholte und bestätigte seine Formulierungen, und anschließend brachte sie die Skala ins Spiel: »Also, wenn die 10 für den Tag nach dem Wunder steht ...«

Steve de Shazer hat einmal gesagt, dass er mit der Skala dann zu arbeiten beginne, wenn er »das Wunderbild sehen« könne. Er schaue an die Zimmerdecke und lasse sich die Beschreibungen des Klienten durch den Kopf gehen. Wenn dann vor seinen Augen ein Bild entstehe, das auf dem konkreten Material beruhe, wie der Klient es beschrieben habe, dann sage er: »Also, auf einer Skala ...«

Worin besteht der Unterschied?

Unserer Erfahrung nach stufen die Klienten sich auf der Wunderskala[8] sehr selten bei 0 ein, wenn sie die mit dem Wunder verbundenen Emotionen bereits im Therapiegespräch durchlebt haben. Meistens geben Klienten die Zahl 3 an, aber Einstufungen bei der 5 oder einer höheren Zahl sind nichts Ungewöhnliches. Wichtig ist nicht die absolute Zahl. Es kommt darauf an, dass der Unterschied zwischen der 0 und der Stufe, auf der sich der Klient momentan ansiedelt, thematisiert wird.

Wenn also der Klient die 3 angibt, fragen wir ihn: »Hm ... Nun, woran merken Sie, dass Sie bei der 3 sind und nicht bei der 0?«

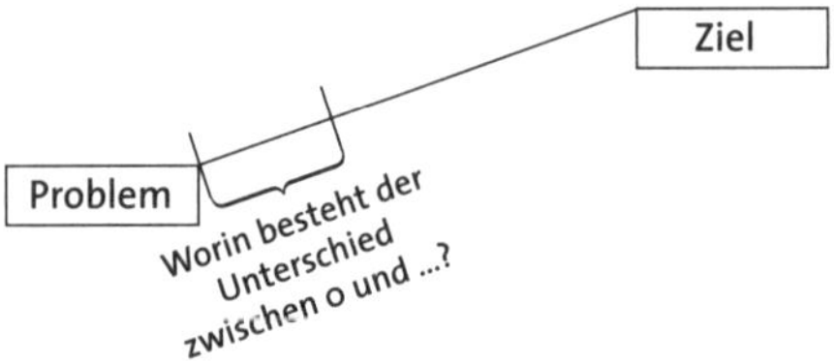

Wir hören uns aufmerksam die Antwort des Klienten an, wiederholen seine Formulierungen und fassen seine Ausführungen zusammen. Wir bitten den Klienten, den von ihm genannten Wert an Beispielen zu verdeutlichen, falls er dies von sich aus nicht getan hat. Wir versuchen, den Klienten konkrete Beschreibungen – Gedanken, Emotionen, Verhaltensweisen und Interaktionen eingeschlossen – zu entlocken. Manchmal fragen wir schon an diesem Punkt: »Wie haben Sie das zustande gebracht?« oder »Was haben Sie unternommen, damit dies geschehen konnte?«. Fast immer machen wir dann weiter mit Fragen wie z. B.: »Woran merken Sie sonst noch, dass Sie bei der 3 sind?«

Mit dieser Frage wird eine völlig andere Antwort evoziert als mit solchen Fragen, die sich auf die Situation beim Wert 0 beziehen. Manchmal (eigentlich sogar recht oft) antworten Klienten auf die obige Frage so, als ob wir sie gefragt hätten, wie ihre Situation auf der Stufe 0 gewesen sei (vielleicht erwarten Klienten eine solche Frage, wie sie für nicht lösungsfokussierte Therapieansätze typisch ist). An

8 Je erfahrener der Therapeut oder die Therapeutin ist, desto seltener scheinen sich die Klienten bei 0 einzustufen.

dieser Stelle unterbrechen wir den Klienten und fragen ihn: »Das klingt ja so, als ob Sie Ihre Situation auf der Stufe 0 beschreiben würden?« Und wenn der Klient auf diese Frage nickt, stellen wir ihm noch einmal unsere ursprüngliche Frage: »Also, was ereignet sich auf der Stufe 3, was sich auf der Stufe 0 nicht ereignet?«

Die Frage »Was sonst noch?« wird viele Male wiederholt, damit der Klient Gelegenheit hat, an möglichst vielen Beispielen die Besserung seiner Situation zu beschreiben. Mithilfe dieser Frage können wir das Tempo des Therapiegesprächs drosseln, die Ausführungen des Klienten weiter bestätigen und dadurch immer mehr Details zusammentragen, in denen sich schon etwas gebessert hat. Dieser Prozess kommt dem Bau eines leistungsfähigen Sprungbretts gleich: je besser der Unterbau, desto höher die Federkraft. Je ausführlicher die Klienten ihre Situation beschreiben, umso mehr Kompetenzen und Fähigkeiten können wir ihnen bescheinigen und umso mehr Vertrauen entwickeln, dass der Klient alles weiß, was er wissen muss, und dass er über die notwendigen Fertigkeiten verfügt, um seine Probleme lösen zu können.

Was würden die anderen sagen?

»Angenommen, ich würde Ihren Freund fragen, wo er Sie auf der Skala einstufen würde, bei der die 10 für den Tag nach dem Wunder steht. Was würde er sagen?« Die meisten Klienten haben klare Vorstellungen davon, wie ihre Situation von Angehörigen und Freunden eingeschätzt würde. Dieser Frage folgen natürlich weitere Fragen an den Klienten, z. B.: was die anderen seiner Ansicht nach an ihm wahrnehmen würden, das sie dann veranlassen würde, ihn auf einer bestimmten Stufe der Skala anzusiedeln. Wenn die »anderen« Personen im Therapieraum sind – was oftmals der Fall ist –, werden die Anwesenden natürlich persönlich befragt. Häufig zeigen sich interessante und nützliche Unterschiede in den einzelnen Antworten, was dann zu weiteren Fragen Anlass gibt, z. B.: »Was weißt du über dich selbst, was deine Mutter noch nicht weiß?« oder »Was nimmt deine Mutter aus deiner Sicht an dir wahr, das sie dazu motiviert, dich höher einzustufen, als du es selbst tust?«.

Wie haben Sie das gemacht?

In dieser Phase des Therapiegesprächs ist es wichtig, den Klienten zu fragen, »wie« er es fertig gebracht hat, seiner Situation eine Wendung zum Besseren zu geben. Was hat er in dieser Hinsicht unternommen, und wie hat er es bewerkstelligt? Diese Frage müssen wir vielleicht mehrere Male stellen und damit rechnen, dass wir oftmals keine klaren Antworten bekommen.

Viele Klienten können nur schwer beschreiben, welche Maßnahmen sie ergriffen haben, um ihre Situation angenehmer zu machen. Deshalb muss man beharrlich weiterfragen, auch wenn – und manchmal besonders dann, wenn – der Klient zunächst einmal um die Formulierung einer Antwort zu ringen scheint. Die genannte Frage impliziert nämlich, dass der Klient wertvolle Maßnahmen ergriffen hat; denn die Situation ist nicht ohne Grund besser geworden. Es muss also jemand etwas Hilfreiches ins Werk gesetzt haben. Wenn Klienten einfach nicht herausfinden können, was sie zur Besserung ihrer Situation beigetragen haben, empfehlen wir ihnen, so weiterzumachen wie bisher und darauf zu achten, welche Maßnahmen von seiner Seite und/oder vonseiten anderer Personen hilfreich sind.

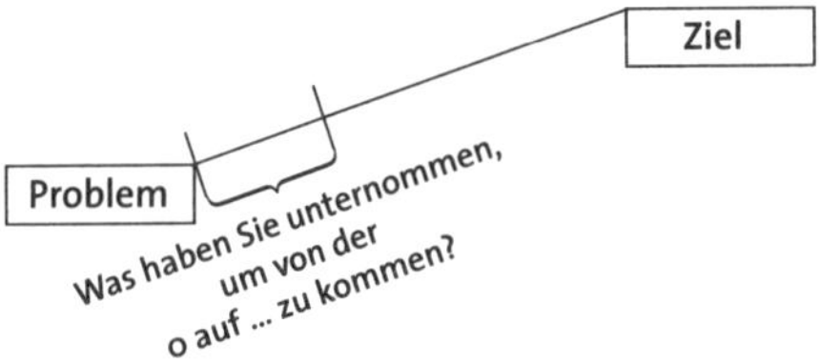

Wichtig ist, dass der Therapeut neugierig ist, aber es ist auch wichtig, dass er *nur* neugierig ist, d. h. neutral bleibt. Man tritt nämlich leicht in die Falle, den Klienten davon überzeugen zu wollen, dass er etwas zur Veränderung seiner Situation beigetragen habe. Hier besteht die Gefahr, dass der Therapeut mehr Optimismus entwickelt als der Klient. Wir stimmen unserem Kollegen Brian Cade (1997) aus ganzem Herzen zu, wenn er sagt, dass wir über eine Veränderung niemals mehr Begeisterung zeigen dürften als unsere Klienten; denn wenn wir mehr Begeisterung zeigten, nähmen wir die Züge einer Mutter an, und eine Mutter haben sie schon. Es bleibt nicht aus, dass wir an den Ressourcen und Kompetenzen der Klienten rühren, wenn wir darauf fokussieren, was sie zur Besserung ihrer Situation unternommen haben.

Ressourcen und Kompetenzen

Wenn wir neugierig sind und wissen wollen, welche Veränderungen dem Klienten aufgefallen sind, und wenn wir unsere Neugier durch wiederholtes Fragen »Was sonst noch?« artikulieren, entlocken wir ihm immer mehr ins Einzelne gehende Beschreibungen davon, welche seiner Wünsche in seinem Leben bereits Wirklichkeit geworden sind. Damit aber der Klient eine zunehmend dichte und gründliche Lösungsbeschreibung entfalten kann, müssen wir ihm mit einer Haltung der wertschätzenden Neugier begegnen.

Solche Überlegungen sind hilfreich, wenn man mit dem Klienten über die Details seines Alltagslebens spricht und verstehen will, inwieweit ihm die ganz unbedeutenden Dinge etwas bedeuten. Und an dem Punkt versteht der Therapeut, was der Klient sich wünscht und welches Problem er hat. Der Therapeut ist an diesem Punkt möglicherweise zutiefst davon beeindruckt, wie dem Klienten etwas gelungen ist, das er, der Therapeut, ein paar Minuten zuvor noch für banal gehalten hat. Das ist der Weg, auf dem man Respekt vor dem Klienten und dem Ressourcenreichtum seiner Familie entwickelt und bewahrt. Der nächste Schritt ist dann die Exploration der Unterschiede, die zutage treten, sobald der Klient sich auf der Skala eine Stufe höher ansiedelt.

Wie macht es sich bemerkbar, wenn Sie die nächsthöhere Stufe erreicht haben?

Normalerweise fragt man den Klienten an dieser Stelle: »Was müssen Sie tun, damit Sie die nächsthöhere Stufe erreichen?« Wir haben diese Frage im therapeutischen Setting und in Supervisionen, bei Übungen in Ausbildungsseminaren und Rollenspielen im Rahmen von Workshops immer wieder unter die Lupe genommen. Einmal gab ein junger Mann, den ich (Harry Korman) behandelte, zur Antwort: »Das müssen Sie doch wissen, deshalb bin ich ja hier. Glauben Sie, ich säße hier, wenn ich die Antwort auf diese Frage wüsste!!!«

Ich entschuldigte mich und fragte ihn, ob ich es mit einer anderen Frage versuchen dürfe, und da er nickte, fragte ich ihn: »Woran erkennen Sie, dass Sie die nächsthöhere Stufe erreicht haben?« Er lächelte und sagte: »Sie haben recht. Diese Frage kann nur ich selbst beantworten.«

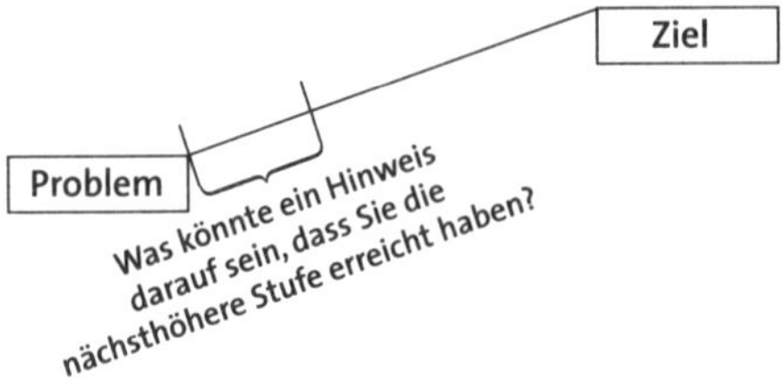

Wenn wir Klienten fragen, woran sie merken würden, dass sie ihrem Wunder einen Schritt näher gekommen seien, können sie auf keinen Fall antworten, dass eigentlich wir das wissen müssten. Denn nur der Klient selbst kann wissen, wie sich Fortschritte in seinem Leben bemerkbar machen. In diesem Aspekt unterscheidet sich die zuerst formulierte Frage erheblich von der zweiten Fragestellung. Es ist unerheblich, ob der Klient in seiner Antwort beschreibt, was er tun müsste, um die nächsthöhere Stufe zu erreichen, obwohl wir ihn danach gefragt haben, woran er erkennen würde, dass er die nächsthöhere Stufe erreicht hat. Wenn Klienten die Frage nach dem »Woran« mit einer Beschreibung beantworten, was sie um des Fortschritts willen tun müssten, lässt das auf ihre Erkenntnis schließen, dass sie etwas tun sollten – und ob sie es dann tun oder nicht, geht uns letztlich nichts an.

Steve de Shazer hat einmal (im Februar 2002) seine Beobachtung thematisiert, dass viele Menschen mit Drogen- und Alkoholproblemen wüssten, was sie zu tun hätten, um ihre Situation zum Besseren zu verändern. Bei solchen Klienten sei die Frage »Was müssen Sie tun?« angemessen, weil sie darauf hilfreiche Antworten suchen könnten.

Der Klient antwortet: »Ich weiß nicht«

Wie schon einmal erwähnt: Wenn wir voll und ganz davon überzeugt sind, dass Klienten letztlich wissen, was sie wollen – selbst wenn sie noch nicht erkennen, dass sie dieses Wissen besitzen –, können wir, nachdem wir ihnen eine Frage gestellt haben, schweigend verharren und so tun, als ob der Klient gesagt hätte: »Ich weiß noch nicht. Geben Sie mir Zeit zum Nachdenken« – vielleicht den Füller über ein Blatt Papier halten und zuwarten, ohne zu nicken und ohne zu sprechen. Doch manchmal ist das eine schwere Übung. Wir haben es immer als hilfreich empfunden, aufgezeichnete Therapiegespräche anzuschauen und zu beobachten, was geschieht, wenn der Therapeut die Antwort des Klienten nicht abwartet. In solchen Fällen wird schnell klar, wie leicht man ungewollt »dem Klienten die Stimme stehlen« kann.

Der Klient antwortet mit einer 10

Als Antwort auf unsere Frage »Was wäre ein Hinweis darauf, dass Sie die nächsthöhere Stufe erreicht haben?« beschreiben viele Klienten einen Zustand, der dem Wert 10 auf der Skala entsprechen würde. Diese Antwort hören wir so oft, dass wir schon aus Gewohnheit mit der Gegenfrage reagieren: »Das hört sich aber eher nach einer 10 an?« oder »Wären Sie dann nicht bei der 10?« oder »Das klingt aber nach viel mehr als nur nach der 3?«. Unsere Klienten antworten darauf meistens mit: »Ja, stimmt«, und dann fragen wir weiter: »Also ... was wäre ein klitzekleiner Hinweis darauf, dass Sie die nächsthöhere Stufe erreicht haben?« oder »Was wäre das Allermindeste, das anders wäre und Ihnen signalisieren würde, dass Sie beim nächsthöheren Wert angelangt sind?«

Weil es für Klienten oftmals leichter ist, sich mit den Augen einer anderen Person zu betrachten, ist eine weitere Frage im Rahmen der Wunderskala häufig die: »Was wäre die kleinste Veränderung, die Ihren Kindern auffallen würde und sie auf die Idee bringen könnte, Sie haben die nächsthöhere Stufe erreicht?«

Große Schritte lassen sich leichter beschreiben als kleine. Da bei großen Schritten aber die Gefahr besteht, dass sie allzu schwierig werden oder vielleicht nicht zu meistern sind und der Klient daran verzweifelt, motivieren wir ihn zur Beschreibung kleiner Schritte. Wenn es ihm schließlich gelungen ist, einen relativ kleinen Schritt zu benennen, sagen wir: »Fein! Und was wäre nun vielleicht ein noch kleinerer Schritt?« Dieser Fragevorgang kann in einer Sitzung mehrere Male wiederholt werden, sodass der Klient einzelne Schritte identifizieren kann, die in seinem realen Leben dann auch erreichbar sind. Wir bemühen uns, solche Fragen zu stellen, durch deren Beantwortung die Klienten auf lebenspraktische, effiziente und erreichbare Dinge aufmerksam werden, die für sie die erwünschten Lösungen bringen. In weiteren Fragen fokussieren wir auf die Überlegung, woran andere Menschen im sozialen Umfeld des Klienten merken würden, dass er »die nächsthöhere Stufe erreicht hat«, und dadurch klären und verfeinern wir seine Beschreibung weiter, damit diese zum

Spiegel der Realitäten seines Alltagslebens wird und sein Ziel in erreichbare Nähe rückt.

Wenn der Klient darauf beharrt, dass der von ihm beschriebene Zustand allenfalls eine Stufe höher – aber auf keinen Fall noch höher – anzusiedeln sei, akzeptieren und respektieren wir seine Ansicht. Dann fragen wir ihn nach Details, wie er den Zustand demnach 2 und 3 Stufen höher beschreiben würde. Manchmal bringen wir auf diese Weise Stufe um Stufe hinter uns, bis wir bei der 10 angelangt sind, und erzeugen so eine Art Leiter, an der sich ablesen lässt, wie der Klient und sein Umfeld seinen Fortschritt wahrnehmen. (Manchmal mache ich [Yvonne Dolan] es in Therapiesitzungen so, dass ich auf einem Blatt Papier gemäß der Beschreibung des Klienten die einzelnen Schritte in vertikaler Anordnung aufschreibe, sodass ein Diagramm entsteht, das Ähnlichkeit mit einer Leiter hat und am Ende der Sitzung dem Klienten überreicht wird. Klienten sagen mir häufig, dass sie sich anhand des Diagramms leichter an die einzelnen Schritte und Ziele erinnern könnten, die sie in der Sitzung beschrieben hätten.)

Der Klient antwortet mit einer 0

In unseren Workshops, Supervisionen und Ausbildungsseminaren werden wir oft gefragt: »Was machen Sie, wenn der Klient als Antwort die Zahl 0 nennt?« Wenn Sie die 0 als den Punkt definiert haben, »an dem der Klient den Termin für das Therapiegespräch vereinbart hat«, können Sie ihn fragen, was er unternommen habe, um die Verschlechterung der Situation zu verhindern. Daraufhin erzählen Klienten manchmal, dass ihre Lage nicht schlechter geworden sei, seit sie sich für therapeutische Hilfe entschieden hätten. Nun kann die Zeit dafür genutzt werden, die Maßnahmen zu eruieren, mit denen der Klient eine Verschlechterung verhindert hat.

Sie können den Klienten z. B. auch fragen, wie er es geschafft habe, zu Ihnen in die Praxis zu kommen (oder morgens aufzustehen), oder wie er es geschafft hat, dass er sich nun doch nicht umgebracht hat, oder – wenn die Klientin Kinder hat – wie sie es schaffe, ihre Kinder immer gut zu ernähren. In solchen Situationen sind alle Arten von Bewältigungsfragen hilfreich.

Gelegentlich scheinen Klienten aufgrund ihres Leidensdrucks absolut kein Gespür dafür zu haben, dass ihre Situation sich in die richtige Richtung entwickelt oder die Dinge nun nicht mehr in die falsche Richtung laufen. In solchen Fällen arbeiten wir mit einer »Hoffnungsskala«: »Angenommen, die 10 steht dafür, dass Sie alle Hoffnung der Welt haben, dass sich ihre Situation in der Zukunft bessern wird, und die 0 heißt, Sie haben gar keine Hoffnung darauf, wo befinden Sie sich auf dieser Skala?«

> Die 15-jährige Rita stufte sich auf der Wunderskala bei 0 ein, und auf die Frage, wo sie sich auf der Hoffnungsskala ansiedle, gab sie die 0 an. Der Therapeut (Harry Korman) antwortete: »Aber das ist ja schrecklich«, und Rita nickte. Nachdem ein paar Sekunden vergangen waren, fuhr Harry fort: »Keine Hoffnung. Aber – was tust du dann hier?«[9] Sie sah einen Augenblick lang verunsichert aus und erwiderte dann: »Ich muss es versuchen!« Auf Harrys Frage, weshalb sie es versuchen müsse, sagte sie, weil sie eben keine Alternative habe; ihre einzige Option sei, sich umzubringen, und das wolle sie nicht, und außerdem verbiete ihr das ihre Religion, und dann noch: »Wenn ich es versuche, schöpfe ich vielleicht etwas Hoffnung.« Harry fragte Rita weiter, aus welchen Gründen sie es sonst noch versuchen wolle, und nach einigen weiteren Frage-und-Antwort-Runden bat der Therapeut die Klientin, auf einer Skala einzustufen, wie wichtig ihr der Versuch sei, wobei die 10 für das Wichtigste von allem stehe. Sie nannte die Zahl 100. Dann fragte er sie, wie viele Mühen sie in den Versuch zu investieren bereit sei, und sie antwortete: »Eine Million.«

Und noch einmal: Man weiß nie, was man eigentlich gefragt hat

Victoria stuft sich bei der 5 auf einer Skala ein, bei der die Zahl 10 für den Tag nach dem Wunder steht, während ihre Mutter sie bei der 3 einstuft. Victoria glaubt, dass ihr Vater und die Lehrer sie genauso einstufen würden wie die Mutter. Harry fragt die Klientin, aufgrund welcher Veränderung sie sich bei der 5 einstufe, und sie antwortet: »Ich bin ruhiger, und ich bin netter zu den Leuten um mich herum. Ich bin nicht mehr das Großmaul.« Harry antwortet: »Oha! – und was ist sonst noch besser?«, und Victoria gibt an, dass sie jetzt zuverlässiger am Unterricht teilnehme. Die Mutter bestätigt eindeutig die Veränderungen, die Victoria beschreibt, und der Therapeut fährt fort mit der Frage: »Also, wie hast du es geschafft, dich auf der Skala so weit nach oben zu bringen?«[10]

9 Wenn man keine Hoffnung hat, sucht man keine therapeutische Hilfe.
10 Es versteht sich von selbst: Wenn sie beschreiben kann, welche ihrer Maßnahmen etwas verändert haben und wie sie das angestellt hat, dann könnte sie das auch wiederholen, wenn sie es wollte.

Victoria antwortet: »Als Christine anfing, sich um mich zu kümmern, ging ich zuerst überhaupt nicht zum Unterricht … Nun, zuerst hatte ich Tom, meinen Betreuer, und da bin ich zur Schule gegangen, weil er mit mir ging, und das hat mehr Spaß gemacht. Als er von der Schule wegging, habe ich den Unterricht wieder geschwänzt. Mit Christine fing ich dann wieder an, am Unterricht teilzunehmen, und im letzten Halbjahr war ich immer in der Schule. Und jetzt, wo sie weggegangen ist, stehe ich wieder genau am Anfang.«

Victoria erzählt davon, dass Tom und Christine vor einer Weile etwas gemacht hätten, das für sie hilfreich gewesen sei, und damit scheint sie schon die Frage zu beantworten: »Was haben andere Personen unternommen, das hilfreich war?« Aus diesem Grund fährt Harry mit der Frage fort:

HARRY: Hm, genau … und wie hast du es in diesen letzten drei Wochen wieder hingekriegt?
VICTORIA: Meine Mutter und mein Lehrer.

Wieder erwähnt die Klientin in ihrer Antwort die Handlungen anderer Personen, statt dass sie beschreibt, was sie selbst unternommen hat. Gegen diese Information ist nichts einzuwenden; sie kann nützlich sein. Folglich beschließt der Therapeut, auf Victorias Antwort einzugehen:

HARRY: Was haben die anderen gemacht, das dir geholfen hat?
VICTORIA: Mein Lehrer hat versucht, mich wieder in den Unterricht zu bekommen.
HARRY: Wie?
VICTORIA: Indem er ihn so gestaltet hat, dass er mehr Spaß gemacht hat.
HARRY: Und was hat deine Mutter gemacht, das dir besonders geholfen hat?
VICTORIA: Sie kritisiert mich.
HARRY: Sie hört nicht auf dich zu kritisieren. Und was hat dein Vater gemacht?
VICTORIA: Er kritisiert mich auch.
HARRY: Hast du eine Freundin, die dir geholfen hat?
VICTORIA: Im Sportunterricht habe ich Minnie, die immer sagt: »Komm jetzt – wir gehen zum Sportunterricht!«
HARRY: Und das hilft dir?
VICTORIA: Ja, das hilft mir, und ich gehe auch zum Sprachunterricht.
HARRY: Geht es dort besser?
VICTORIA: Ja.
HARRY: Wie kommt das?

Harry Korman, Victoria und ihre Mutter eruieren noch eine Weile weiter, was die einzelnen Personen Hilfreiches gemacht haben, und dann greift der Therapeut die Skalierungsfrage auf:

HARRY: Also – das haben die einzelnen Personen gemacht … Also, was ist das Wichtigste, was du selbst unternommen hast, das zu einer Veränderung geführt hat? Das dich von der 0 auf die 5 gebracht hat?

VICTORIA: Ich habe versucht, mich zu ändern.

HARRY: Erläutere das doch mal etwas näher.

VICTORIA: Darüber nachgedacht, dass ich das machen muss.

HARRY: Darüber nachgedacht, dass du das machen musst – wie kommst du auf die Idee, warum ist das so wichtig?

VICTORIA: Also, dann muss ich mir die ganze Kritik nicht anhören.

Der Therapeut und die Mutter brechen in Lachen aus. Auch Victoria lacht. Nun, das ist für Victoria sicherlich ein guter Grund, aber gibt es noch mehr Gründe für die Veränderung?

HARRY: Was sonst noch? Hast du etwas zu gewinnen? Möchtest du etwas daraus machen? Hast du irgendwelche Pläne?

Was ist anders als vorher, weshalb hat die Klientin die Veränderung vorgenommen, wie hat die Klientin die Veränderung zustande gebracht, wer hat dabei geholfen, und wie wirkt sich die Veränderung aus? Antworten auf alle diese Fragen enthalten nützliche Informationen. Häufig beschreiben Klienten, weshalb sie Veränderungen vorgenommen haben, obwohl der Therapeut danach gefragt hat, was anders geworden ist; und häufig geben sie Antwort auf die Frage: »Was ist jetzt anders?«, obwohl der Therapeut gefragt hat: »Wie haben Sie das zuwege gebracht?« Manchmal erzählen Klienten dem Therapeuten spontan, weshalb sie beschlossen haben, eine bestimmte Veränderung vorzunehmen. Auch hier ist es wichtig, dass man sich die Antwort des Klienten gut anhört, damit man weiß, welche Frage man dem Klienten gestellt hat.

Die Wunderfrage und die darauf folgenden Sitzungen

Meistens beginnt der Therapeut die Sitzung mit der Frage an die Klienten: »Was ist besser geworden?« Und nachdem er ihnen dann einige Details zu ihrer Situation entlockt hat, fragt er sie, wo auf der Skala sie sich einstufen würden. Manche Therapeuten stellen dagegen gleich am Anfang der Sitzung die Skalierungsfrage, und manche beginnen das Therapiegespräch mit Ausführungen wie z. B.: »Es ist ein ewiges Auf und Ab; manchmal ist die Situation ein bisschen besser, dann wieder schlechter, dann wird sie wieder besser. Also, was ist seit unserem letzten Gespräch Ihr höchster und Ihr tiefster Wert auf der Skala gewesen, wobei die 10 für den Tag nach dem Wunder steht?« Der Klient nennt dann seinen höchsten und seinen niedrigsten Wert auf der Skala, woraufhin der Therapeut ihn fragt, was anders war, als er, der Klient, sich auf der Skala weiter oben eingestuft hatte, und wie er es auf den höchsten Wert geschafft habe. Meistens fragt der Therapeut den Klienten an dieser Stelle auch noch, wo sein bester Freund, seine Ehefrau, seine Kinder usw. ihn auf der Skala einstufen würden und was diese Personen aus seiner Sicht wahrgenommen hätten, das sie zu genau dieser Einstufung bewogen habe.

Sehr häufig können Klienten eine Reihe von Dingen beschreiben, die in verschiedenen Bereichen ihres Lebens besser geworden sind, und schildern, inwieweit es ihnen besser gegangen ist und was genau sie gemacht haben, das für sie Anzeichen oder Ausdruck von »Besserung« war, und auf welche Weise andere Menschen sich ihnen gegenüber anders verhielten. Der Therapeut kann die Klienten daraufhin fragen, ob solche Vorgänge neu für sie sind, und meistens bittet er sie um eine Erklärung, wie diese Veränderungen zustande gekommen sind (Wer hat dieses oder jenes gemacht, das hilfreich war?). Manchmal können Klienten beschreiben, was sie gemacht und wie sie es gemacht haben, das dann zu einer Veränderung geführt hat. Und manchmal reagieren Klienten genauso wie Victoria, die erklärt, wie sie es seit der ersten Sitzung schafft, sich jeden Tag zur Teilnahme am Unterricht zu motivieren: »Ich habe keinen Schimmer. Ich war einfach durchgeknallt.«

Ein recht typischer Dialog zu Beginn einer zweiten Therapiesitzung ist der folgende:

Harry: Zehn Tage sind es seit dem letzten Gespräch. Also, was ist besser gewesen?

Victoria: Ich weiß nicht. *[Überlegt eine Weile, bevor sie weitermacht.]* Ich glaube, ich bin ruhiger; ich rede nicht mehr so viel.

Harry: Rede nicht mehr so viel im positiven Sinn?

Victoria: Ja, ich bin ruhiger.

HARRY: Du bist ruhiger.[11] In was für Situationen merkst du, dass du ruhiger bist?

VICTORIA: In der Schule, ich gehe zum Unterricht, und ich sitze still da und arbeite.

HARRY: Ist das eine Ruhe, die du in dir spürst, oder kommt sie daher, weil du schweigsamer bist, oder beides?

VICTORIA: Ich glaube, es ist beides.

HARRY: Beides, also, du sagst, du redest weniger – meinst du das nun ganz generell oder redest du einfach nur weniger ärgerliche Dinge?

VICTORIA: Weniger ärgerliche Dinge.

HARRY: Das ist der Unterschied. Würden deine Lehrer sagen, dass du anders geworden bist?

VICTORIA: Mein Lehrer, den ich in der ersten Stunde habe, würde das sagen.

HARRY: Also wenn ich deinen Lehrer, den du in der ersten Stunde hast, fragen würde – ist es ein Lehrer oder eine Lehrerin?

VICTORIA: Eine Lehrerin.

HARRY: Was würde sie als den größten, wichtigsten Unterschied bezeichnen?

VICTORIA: Weil ich meistens viel rede, würde sie sagen, dass ich ruhiger bin.

HARRY: Ruhiger ... Würde sie sagen, dass du dich mehr um deine Schularbeiten kümmerst?

VICTORIA: Ja, würde sie – weil ich ruhiger bin und arbeite.

HARRY: Wie hast du das zuwege gebracht?

VICTORIA: Ich habe keinen Schimmer. Ich war einfach durchgeknallt.

HARRY: Du warst einfach durchgeknallt – also, das »Wie« ist ein großes Fragezeichen.

VICTORIA: Ja.

HARRY: Du weißt nicht, wie die Veränderung geschehen ist?

VICTORIA: Nein.

HARRY: Ist es ein Unterschied, der sich auf dich auswirkt? Fühlst du dich besser, schlechter?

VICTORIA: Ich fühle mich besser.

HARRY: Du fühlst dich besser. Gut. Also, wenn die 10 für den Tag nach dem Wunder steht und die 0 für ... wir haben doch über das Wunder gesprochen, als du hier warst? Wo auf der Skala würdest du dich heute einstufen?

VICTORIA: 6 bis 7.

HARRY: 6 bis 7 – also, um einige Grade besser als das letzte Mal. Also, was ist sonst noch besser?

---

11 In der ersten Sitzung, so erinnert Harry sich hier, hat Victoria gesagt, dass sie ihre Freunde und Lehrer am meisten damit überraschen würde, wenn sie ruhig sei.

Der lösungsfokussiert arbeitende Therapeut verwendet im Allgemeinen viel Zeit darauf, seine Klienten danach zu fragen, was besser geworden sei, was aus der Sicht anderer Personen besser geworden sei, woher der Klient wisse, dass andere Menschen die Veränderung bemerkt hätten, und was jeder Einzelne (der Klient eingeschlossen) Hilfreiches gemacht habe.

Unabhängig davon, ob der Klient beschreiben kann, wie Veränderungen zustande gekommen sind, erkundigt sich der Therapeut regelmäßig danach, wie optimistisch der Klient seine Einstufung auf der Skala dahin gehend einschätzt, dass er die Veränderungen aufrechterhalten oder auf der Skala sogar noch einige Stufen weiter nach oben klettern kann. Die Antwort des Klienten auf diese Frage eröffnet im Allgemeinen einen Dialog darüber, was den Klienten so zuversichtlich mache, dass er auf der Skala über die 0 hinausgehen könne. An diesem Punkt nimmt das Therapiegespräch manchmal eine völlig andere Richtung und geht zu der Überlegung, woran der Klient merken würde, dass er optimistischer eingestellt sei; und manchmal dreht sich das Gespräch auch um Anzeichen für eine weitere Verbesserung.

Es erscheint nützlich, den Job des Therapeuten bei Folgesitzungen ähnlich aufzufassen wie seinen Job bei Erstgesprächen. Er soll nämlich herausfinden, was der Klient gemacht hat, das ihm geholfen hat, oder was sich im Leben des Klienten ereignet hat, aus dem er, der Klient, einen Nutzen ziehen konnte. Im nächsten Schritt soll der Therapeut die Ressourcen und Kompetenzen anerkennen, die der Klient dadurch nachgewiesen hat, dass er Veränderungen zustande gebracht hat, und die so gewonnenen Informationen soll er dem Klienten zurückzuspiegeln. Wenn der Klient Ideen benötigt, wie er seinen Weg fortsetzen soll, kann der Therapeut ihm sagen, welche Aktivitäten des Klienten er als hilfreich erachte, und ihm vorschlagen, diese Aktivitäten zu intensivieren. Der Therapeut kann seinen Klienten auch empfehlen, etwas zu tun, das sie bis dahin noch nicht ausprobiert haben, das aber zu ihrem Weg in Richtung Wunderbild und zu den Maßnahmen passt, die sie bereits ergriffen haben.

Wenn sich die Situation des Klienten bessert, fragen lösungsfokussiert arbeitende Therapeuten ihn meistens auch, ob die Dinge für ihn nun »gut genug« oder »besser genug« seien. Wenn der Klient mit »Nein« antwortet, fragt der Therapeut ihn meistens, was sonst noch besser sein müsste, damit er die Situation als »besser genug« bezeichnen könne. Wenn der Klient mit »Ja« antwortet, kommentieren lösungsfokussiert arbeitende Therapeuten diese Antwort häufig gegen Ende der Sitzung oder in ihrer Botschaft, die sie ihm nach der Pause überbringen, etwa mit folgenden Worten: »Ich bin mir nicht sicher, ob Sie ein weiteres Therapiegespräch brauchen – was meinen Sie?«

Victoria hat ihrem Therapeuten in der zweiten Sitzung mitgeteilt, dass sie beschlossen habe, sich von »einem Teufel ohne Hörner« in »einen Engel ohne Heiligenschein« zu verwandeln, und geschildert, wie sie mit der Mädchen-Gang gebrochen habe, deren Anführerin sie gewesen sei. Außerdem habe sie beschlossen, die Schule weiterzumachen und sich für den naturwissenschaftlichen Zweig der High School anzumelden. 20 Minuten dieser Sitzung sind vorbei, und Harry fragt:

HARRY: Mit gefällt dein Ausdruck vom Teufel ohne Hörner bzw. vom Engel ohne Heiligenschein. Du sagst, dass du auf der Wunderskala bei 6 bis 7 angekommen bist – also, wenn 10 dafür steht, dass du optimistisch bist, bei 6 bis 7 bleiben zu können oder zumindest in der Lage zu sein, wieder dahin zu kommen, und wenn 0 dafür steht, dass du die Dinge überhaupt nicht im Griff hast: Wo auf der Skala würdest du dich einstufen?

VICTORIA: Ich bin sowohl sicher als auch unsicher, weil ich wieder bei der Gang landen könnte, also würde ich sagen, bei 5 bis 6.

HARRY: Und wie gut kennst du dich selbst, sodass du weißt, du bist nicht bei 0?

VICTORIA: Weil ich weiß, dass ich das fertig bringen kann, und ich habe den Willen dazu.

HARRY: Du weißt, dass du das fertig bringen kannst, und du hast den Willen dazu?

VICTORIA: Ja.

HARRY: Ist 6 bis 7 als Minimum für dich in Ordnung, oder ist es so in Ordnung, wie es jetzt läuft?

VICTORIA: Ja, es ist jetzt nicht unbedingt das Allerbeste, aber es ist nicht schlecht.

HARRY: Ist es gut genug, damit du die Schule so meistern kannst, wie du das möchtest?

VICTORIA: Ja.

Was sonst noch?

»Was sonst noch?« Das ist eine so wichtige Frage, wenn man mit der Wunderfrage und ihrer Skalierung bzw. generell nach dem Konzept der SFBT arbeitet, dass wir noch einmal auf sie zu sprechen kommen möchten. Wenn Supervisionsteilnehmer uns Aufzeichnungen von ihrer therapeutischen Arbeit vorführen und wir sie dann fragen, was sie gebraucht hätten, damit sie sich hätten anders verhalten können, um eine höhere Zufriedenheit mit den präsentierten Therapiegesprächen zu erreichen, hören wir besonders häufig die Antwort: »Mehr Details.«

Details generieren sich nicht von selbst. Man gewinnt sie nur durch aktives Zuhören und Fragen nach weiteren Einzelheiten. Unsere lösungsfokussiert arbeitenden Kolleginnen und Kollegen in der Brief Therapy Practice in London – Evan George, Harvey Ratner, Chris Iveson und Yasmin Ajmal – sind der Auffassung, dass man nach dem vierten oder fünften »Was sonst noch?« die nützlichsten Antworten erhält (persönliche Mitteilung 2000). Angenommen, Sie haben im Zusammenhang mit der Wunderskala Skalierungsfragen gestellt, die auf eine Lösung gerichtet sind. Ihr Klient stuft sich bei der 3 ein, und Sie haben nun schon so viele Male die Frage gestellt: »Was wäre sonst noch ein Hinweis darauf, dass Sie bei der 4 angelangt sind?«, dass es Ihnen als eine Unmöglichkeit erscheint, noch ein weiteres Mal zu fragen: »Was sonst noch?« Das ist genau der Punkt, an dem Sie die Frage noch einmal stellen müssen: »Was wäre sonst noch ein Hinweis darauf, dass Sie bei der 4 angelangt sind?« Wir betonen das deshalb, weil es wirklich funktioniert.

In diesem und im vorangegangenen Kapitel haben wir viele Vorschläge präsentiert, wie man dem Klienten die Wunderfrage stellen und ihre Skalierung anwenden kann. Wir meinen jedoch, dass im realen Lebensumfeld, in dem Sie Ihre eigenen Interviews durchführen, die hilfreichsten Ideen Ihre eigenen sind – vor allen Dingen solche Ideen, mit denen Sie spontan auf Ihre Klienten reagieren. Überlegen Sie sich – im Rückblick auf die Realitäten Ihrer therapeutischen Arbeit –, welche Ihrer Ideen im Zusammenhang mit der Wunderfrage am besten sind. Was sonst noch?

5. Das magenfreundliche Gespräch

Die Klienten in diesem Fallbeispiel sind Robert und Roberts Mutter, Christine. Der beratende Therapeut ist Steve de Shazer, und Harry Korman ist der Kollege, der den Klienten dieses Gespräch empfohlen hat und die Sitzung hin und wieder kommentiert. Das Therapiegespräch beginnt damit, dass Steve de Shazer die Klienten um ihre Namen bittet.

ROBERT: Robert.
STEVE: Robert.
CHRISTINE: Christine.
STEVE: Christine. Schreiben Sie mal bitte Ihren Namen hier drauf. – Und dann kannst du *[zeigt auf Robert]* deinen Namen hier draufschreiben.
CHRISTINE: Ja.
STEVE: Und dann schau ich mal, ob ich ihn lesen kann.
CHRISTINE: Das könnte schwierig werden.
STEVE: *[Nicht verständliche Äußerung]* Deinen Namen. Ja. Ich weiß, dass ich das nicht lesen kann. Das ist für mich eine gute Übung.
CHRISTINE: *[Lacht]* So.
ROBERT: Und meinen Namen?
STEVE: Natürlich.
CHRISTINE: *[Lacht]*
STEVE: Na ja, ich muss ja wissen, wie Sie heißen, also ... Genau. Okay. Also, erst einmal möchte ich Ihnen danken, dass Sie heute hierher gekommen sind. Ich hoffe, dass das, was wir hier tun ... zusammen tun, dass das hilfreich sein wird. Dafür gibt es keine Garantie. Ha. Ich kann garantieren, dass ich mein Bestes tue. Ich nehme an, Sie beide werden das auch. Und wir schauen einfach, was geschieht. Also, ich weiß so gut wie nichts über Sie. Also, ich nehme mal an, du gehst noch zur Schule.
ROBERT: Ich gehe noch zur Schule.
STEVE: Gehst du noch?
ROBERT: Hm-hm.
STEVE: Und was – was sagt der Lehrer, in welchen Fächern du gut bist?

Wieso fragen Sie Robert zuerst danach, was er gut kann, statt ihn nach seinem Problem zu fragen?

Jede Lösung muss sich in das Alltagsleben des Klienten einpassen lassen. Andernfalls wird sie natürlich zurückgewiesen. Folglich brauchen wir zumindest ein paar Details aus seinem Alltagsleben. Hier ist der Klient der Experte, und seine Kompetenz kann genutzt werden, um Schritte zu tun, die er im Zusammenhang mit der Entwicklung einer Lösung schon kennt.

Natürlich ist das Problem auch Teil des Alltagslebens, aber es ist etwas, was der Klient beseitigen möchte; deshalb wollen wir Dinge so konstruieren, dass es dieser kompetenten Person logisch und vernünftig erscheint, etwas zu verändern.

Robert: Ich weiß nicht. Ich bin noch nicht so lange dort.
Steve: Ja.
Robert: Es ist ... ich bin neu an der Schule.

Weshalb ist es besser, später in der Sitzung etwas über das Problem herauszufinden?
Sobald wir einmal festgestellt haben, dass der Klient über Fertigkeiten, Fähigkeiten und Wissen verfügt, mit denen er Tag für Tag sein Leben bestreitet, dann können diese Fertigkeiten, Fähigkeiten usw. vernünftigerweise genutzt werden, um eine Lösung aufzubauen. Dadurch wird ein Kontext geschaffen, in dem es vernünftig ist, vernünftig über Probleme zu reden. Tatsache ist, dass sogar Menschen, die sich ängstlich und unbehaglich fühlen, wenn sie über ihre Probleme reden, diese thematisieren, wenn der richtige Zeitpunkt gekommen ist. Man ist schließlich in der Praxis eines Therapeuten, und das ist der richtige Ort, um über Probleme zu sprechen; deshalb wird das recht spontan geschehen.

Steve: Okay. Nun, was glaubst du – der Lehrer – du warst ja auch vorher schon in der Schule. Also, was ... was hast du – was haben die Lehrer gesagt, in welchen Fächern du in der Schule gut bist?
Robert: Geografie.
Steve: Okay.
Robert: Und Mathe.
Steve: Mathe, okay. Und was glaubst du, in welchen Fächern du gut bist?
Robert: Mathe.
Steve: Mathe. Okay. Gut, gut. Und was genau magst du an Mathe?
Robert: Ich mag die Zahlen.
Steve: Zahlen, ja? Okay. Also, Zahlen bedeuten dir irgendwie etwas?
Robert: Ja.
Steve: Ja ... Ah, okay ... Gut ... Gut. Und Christine, was machen Sie so den Tag über?

Haben Sie Angst, dass Ihnen Probleme entgehen könnten?
Ich habe eher die Sorge, das zu untergraben, was geschehen muss, damit sich eine Lösung entwickeln kann. Und damit die Therapie erfolgreich abgeschlossen werden kann.

CHRISTINE: Ich arbeite. Ich arbeite in einer Firma. Es ist ein bisschen, es ist ziemlich weit von hier. Und wir haben einige ... *[Macht Pause, sie sucht das richtige Wort in der englischen Sprache, die nicht ihre Muttersprache ist.]*[12]
ROBERT: Ich kann dir helfen.
CHRISTINE: Ja. *[Lacht]*
ROBERT: Sie – sie ... sie tun – wissen Sie, die Saat, die man in die Erde legt?
STEVE: Hm-hm.
ROBERT: Sie stellen die Saat her, die man in die Erde legt.
STEVE: Ah ja.
CHRISTINE: Ja. Ja.
ROBERT: Sie stellen sie her.
STEVE: Okay. Also, Sie züchten Saatgut?
CHRISTINE: Ja. Ja, machen wir. Ja, machen wir.
STEVE: Hm-hm. Hm-hm ... Okay. Und ist diese Arbeit irgendwie gut für Sie?
CHRISTINE: Ja, ich arbeite seit 16 Jahren dort. Also, ich glaube, sie ist gut.
STEVE: Hm-hm. Und würde Ihr Chef – Ihre Chefs – sagen oder denken, dass Sie Ihre Aufgaben bei Ihrer Arbeit gut machen?
CHRISTINE: Chefs sagen niemals, dass man seine Aufgabe gut macht. Sie sagen nie etwas Gutes.
STEVE: Ja, ich weiß das. Aber würden sie es sagen – würden sie es sagen, wenn ich sie fragen würde und sie es mir sagen müssten?
CHRISTINE: Ja, ich hoffe es.
STEVE: Sie hoffen es. Wie zuversichtlich sind Sie, dass sie es sagen würden?
CHRISTINE: Ziemlich.
STEVE: Ziemlich. Okay ... gut. Gut. Also – Ja. Bis jetzt kommen wir gut voran.
CHRISTINE: *[Lacht]*
STEVE: Also, ich stelle Ihnen jetzt meine erste Frage. Sie kennen diese Art von Fragen. Also, 10 steht für das, was Sie bis jetzt erreicht haben, was Sie erreichen wollten durch die Gespräche mit Harry [Korman].

12 Im Sinne einer besseren Verständlichkeit wurde darauf verzichtet, die sprachlichen Fehler der Klienten ins Deutsche zu übertragen (Anm. d. Übers.)

Bis jetzt ist noch nicht viel über das Problem gesagt worden; machen Sie sich Gedanken darüber, schon so früh nach der Lösung zu fragen? Wie können Sie wissen, dass Ihnen nicht etwas Wichtiges entgeht, wenn Sie nicht intensiver nach dem Problem fragen?

Im Laufe der Sitzung wird die Klientin mich überzeugen müssen, dass ich mehr über das Problem wissen muss, damit ich danach fragen kann ... Die Klienten werden mir das Problem näher schildern, oder ich werde mithilfe von Skalierungsfragen mehr darüber herausfinden. Der Klient redet ganz natürlich über das Problem, wenn er den Punkt beschreibt, der das Problem und die Lösung auf der Skala bestimmt.

CHRISTINE: Hm.

STEVE: Und Sie müssen nicht mehr kommen und mit ihm [Harry Korman] sprechen. Und die 0 steht dafür, wie die Situation war, als Sie ihn kontaktiert und gefragt haben, ob Sie zu ihm zur Behandlung kommen könnten. Es ist ein willkürlicher Punkt. Aber das ist genau der Punkt, für den die 0 steht. Wo stufen Sie die Situation jetzt zwischen 0 und 10 ein?

Uns fällt auf, dass Sie mit der 0 das Problem symbolisch darstellen; warum?

Null impliziert, dass das Problem innerhalb eines Bereichs (zwischen ... −1 und +1) angesiedelt und deshalb nicht unbeweglich ist. Wenn man das Problem wie hier zwischen zwei Zahlen lokalisiert, bedeutet das, dass es etwas ist, was der Klient schon kennt, und dass wir ihn nur noch daran erinnern.

Null ist meiner Auffassung nach der Anfang der Therapie. Häufig verändern sich die Dinge in dem Zeitraum zwischen dem ersten Telefonanruf und der ersten Therapiesitzung enorm. Weil es sich im vorliegenden Fall um eine Beratungssitzung handelt, halte ich es für wichtig, dass der Klient vor mir und dem Therapeuten mit meiner Unterstützung zum Ausdruck bringen kann, dass sich die Dinge aufgrund der Therapie inzwischen in die richtige Richtung entwickeln. Manchmal wissen Therapeuten nicht, wie gut sie ihre Arbeit gemacht haben, und deshalb kann so etwas hilfreich für sie sein.

CHRISTINE: Es war, es war nach oben und nach unten.

ROBERT: Ja.

STEVE: Okay.
CHRISTINE: Und ...
STEVE: Ist heute ...?

Weshalb fragen Sie nach dem Zustand heute? Weshalb fokussieren Sie nicht stärker auf die Tiefpunkte der Höhen und Tiefen?
Sich darüber zu beklagen, wie schlecht die Dinge laufen, ist eher eine soziale Aktivität als eine hilfreiche therapeutische Aktivität, die eigentlich zu einer Lösung führen soll.

Obwohl die Situation ein Auf und Ab war, muss der Fokus auf dem Zustand heute liegen, weil wir den nächsten (kleinen) Schritt konstruieren müssen. Wir können auf die Höhen und Tiefen immer noch zu einem späteren Zeitpunkt in der Sitzung zu sprechen kommen. Aber, wenn möglich, möchte ich an diesem Punkt einen möglichst hohen Wert auf der Skala erreichen, um das Bild des Klienten bezüglich seiner Kompetenz weiter ausmalen zu können.

CHRISTINE: Heute, glaube ich, weil Robert auf eine neue Schule gekommen ist ...
STEVE: Hm-hm.
CHRISTINE: ... und es ist ...
ROBERT: Drei Wochen.
CHRISTINE: Ja.
ROBERT: Ja. Ja.
CHRISTINE: Und das ist etwas Gutes ...

Ist es möglich, dass Sie den Klienten darauf trainieren, dass er infolge dieser Fragen auf eine bestimmte Weise antwortet und denkt?
Sicherlich. Die Menschen sprechen zu Hause anders als im Therapieraum, im Restaurant usw. Mithilfe der einzelnen Situationen kann man bestimmen, worüber Menschen reden und wie sie über Dinge reden.

STEVE: Okay. Hm-hm.
CHRISTINE: ... für Robert. Das ist sehr gut.
STEVE: Okay.
CHRISTINE: Denn die Probleme hat er 14 Tage, nachdem er angefangen hat, bekommen.
STEVE: Hm-hm. Ja.
CHRISTINE: Also, ich hoffe, wir werden, es wird besser.

STEVE: Ja.
CHRISTINE: Ja. Also, was sollte ich sagen, 5 bis 6?
STEVE: Sie werden ihn jetzt fragen ... er hat seine eigene Meinung.
CHRISTINE: Okay. *[Lacht]*
STEVE: Richtig? Und seine Meinung muss mit Ihrer nicht übereinstimmen.
CHRISTINE: Nein.
STEVE: Okay. Und was sagen Sie?
CHRISTINE: Ja, 6.
STEVE: 6?
CHRISTINE: Vielleicht ein bisschen höher.
STEVE: 6 plus?
CHRISTINE: Ja. Ja.
STEVE: Okay, eine 6 plus kann ich akzeptieren. Okay.
ROBERT: 8.
STEVE: 8. Nun, das wirft eine schwierige Frage auf. Wenn die Dinge bei 6 plus weitergingen und 8 für – ich weiß nicht – sagen wir mal, ein halbes Jahr lang? Wäre das in Ordnung? Vielleicht nicht großartig, aber in Ordnung?
CHRISTINE: Ja, in Ordnung. Ja.
STEVE: Hm-hm. Okay.
CHRISTINE: Weil das schon so lange geht, also ...
STEVE: Gut – gut. Und vielleicht können Sie mir sagen – ich weiß, du hast angefangen, weil du seit drei Wochen in der Schule bist, aber was sonst noch? Was bedeutet für Sie 6 ½, verglichen mit der 0?
CHRISTINE: Ich oder Robert?
STEVE: Sie.
CHRISTINE: Ich. Okay.
STEVE: Er ist bei der 8. Wir kommen darauf ein bisschen später zu sprechen.
CHRISTINE *[Lacht]* Okay. Ich glaube, ich sehe, Robert ist mehr – er hat mehr – er ist mehr ... ich weiß nicht ... zufrieden.
STEVE: Hm-hm.
CHRISTINE: ... mit seinem Leben jetzt. Er fühlt sich besser. Er hat nicht mehr so viel Magenschmerzen.
STEVE: Hm-hm.
CHRISTINE: Und er ist, ja, er ist fröhlich. Er ist, er ist wie fast jedes 17-jährige ...
STEVE: Hm-hm.
CHRISTINE: ... Kind. Aber als wir angefangen haben, war er das nicht.
STEVE: Okay.
CHRISTINE: Er hatte so starke Magenschmerzen. Ich weiß nicht, ob das bedeutet, dass es an dieser Schule liegt, dass es jetzt anders ist. Ich weiß nicht.
STEVE: Hm-hm.
ROBERT: Na ja, so ist es wohl.

CHRISTINE: Aber, ich hoffe es. Und ich glaube bzw. hoffe, dass es von Mal zu Mal besser wird.
STEVE: Ja. Ja. Sicher. Sicher. Er glaubt, dass es besser ist.
CHRISTINE: Ja, das tue ich auch ...
STEVE: Hm-hm.
CHRISTINE: ... aber ich bin ein bisschen ... *[Nicht verständliche Äußerung]*
STEVE: Vorsichtig.
CHRISTINE: Vorsichtig. Ja, bin ich. Und ...
STEVE: Wir sollten es hoffen.

Das ist interessant. Einige Therapeuten hatten ihr gesagt, dass sie nicht so vorsichtig sein müsse, oder hatten sie auf andere Weise beruhigt. Als Sie ihrer Meinung zustimmten, statt sie zu beruhigen, wurde sie plötzlich zuversichtlicher und fing an, von Hoffnung zu sprechen. Haben Sie eine Ahnung, warum das so ist?

Natürlich: Wenn der Therapeut sie beruhigt, muss sie sich und ihre Vorstellungen verteidigen. Die Situation hatte Höhen und Tiefen, und von daher weiß sie, dass die Dinge, wenn sie im Moment gerade ein Hoch haben, eben nicht so bleiben werden. Das widerspricht nämlich ihren Erfahrungen, sodass Vorsicht eine sehr vernünftige Sache ist. Sobald diese Ansicht akzeptiert wird, kann sie ihre Hoffungen auf die Zukunft freimütig artikulieren.

CHRISTINE: Ja, aber Hoffnung ist ... Ich glaube, das ist das, was du tun musst. Du musst hoffen.
STEVE: Ja. Ja. Ähm. Also, da gibt es etwas – Sie haben vorhin gesagt, da gibt es etwas, das in dieser Schule anders ist. Dass er jetzt seit drei langen Wochen schon dort ist?
CHRISTINE: Ja, das ist, das ist ... das ist lang für Robert.
STEVE: Ah ja.
CHRISTINE: Das ist die längste Zeitspanne seit vier Jahren, die er durchgehalten hat.
STEVE: Und ich frage ihn später danach.

Wir stellen fest, dass Sie Christine nicht erlauben, für ihren Sohn zu sprechen. Weshalb?

Wenn ein Klient für den anderen spricht, hätte der andere vielleicht anders geantwortet, und dann geht mir genau der Teil der Information verloren, der möglicherweise der Schlüssel zur Lösung sein kann.

CHRISTINE: Ja.
STEVE: ... Wie macht er das?
CHRISTINE: Ja, wie? Ich weiß nicht. Ich weiß nicht. Ich muss sagen, ich weiß nicht, warum er nicht mehr so starke Magenschmerzen hat – ich weiß es nicht. Jedenfalls kann er zur Schule gehen, und er ist zufrieden mit seinem Leben.

Mutter und Sohn sagen häufig: »Ich weiß nicht.« Und doch geht die Sitzung weiter? Wie machen Sie das? Wie gehen Sie mit Klienten um, die ständig antworten: »Ich weiß nicht«?

Nun, auch beide Therapeuten sagen während der Sitzung häufig: »Ich weiß nicht.« Und ich halte das »Ich weiß nicht« für eine ernsthafte, legitime Antwort auf Fragen, die Klienten als schwierig empfinden. Das Beste, was man also tun kann, ist, dem Klienten nach dieser Antwort Raum zum Überlegen zu geben, bevor er weitermacht.

STEVE: Hm-hm. Okay. Und demnach sind Sie sehr ... stark überrascht, oder ist es nur eine kleine Überraschung?
CHRISTINE: Ja, ich bin arg überrascht. Ja, ja, bin ich.
STEVE: Ähm. Gut. Gut. Das ist schön.
CHRISTINE: Ja.
STEVE: Ja. Also, du würdest das auch so sehen, dass die drei Wochen dort für dich etwas anderes sind?
ROBERT: Ja.
STEVE: Kürzlich. Ja. Wie ... wie machst du es? Wie schaffst du es, dass du es jetzt schon drei volle Wochen in der Schule aushältst?
ROBERT: Eigentlich weiß ich das gar nicht. Ich wache einfach auf. Ich habe keine Magenschmerzen, und ich gehe los.

Dies ist das erste Mal, dass er über die Abwesenheit der Schmerzen spricht, und das ist eine völlig andere Beschreibung als die in der Vergangenheit, wo er von weniger Schmerzen sprach. Dies führt zu der Frage, was statt der Schmerzen vorhanden ist.

STEVE: Hm-hm.
ROBERT: Das ist ganz einfach.
STEVE: Ja. Gut. Gut. Ähm. Also, wie kommt es ...
ROBERT: Habe keine Schmerzen.

»Denke, man sagte: Fröhlichkeit wäre ein Gefühl, und Traurigkeit bestünde darin, daß man *nicht* fröhlich ist. – Ist denn die Abwesenheit eines Gefühls ein Gefühl?« (Wittgenstein, BPP2, § 159; Herv. im Orig.).

STEVE: Wenn du aufwachst und dir sagst, du hast nicht diese Schmerzen im Magen? Was hast du stattdessen?
ROBERT: Ich habe Schmerzen, aber sie sind nicht so stark wie früher.
STEVE: Hm-hm.
ROBERT: Sie sind weniger ...
STEVE: Ja. Ja.
ROBERT: Als früher.
STEVE: Okay. Und wie viel weniger?
ROBERT: Ziemlich viel weniger.
STEVE: Ziemlich viel. Okay. Wir können die Skala zu Hilfe nehmen, auf der 10 dafür steht, dass die Schmerzen völlig verschwunden sind, und 0 für die schlimmsten Schmerzen steht.
ROBERT: 7 ½.
STEVE: 7 ½. Und das ist für dich eine gewaltige Besserung?
ROBERT: Ja.
STEVE: Okay.
ROBERT: Es ist eine besonders gewaltige Besserung.
STEVE: Okay. Gut. Gut. Hast du eine Ahnung davon, was da geschieht oder was es genau ist, das viel besser ist?
ROBERT: Was die Ursache dafür ist?
STEVE: Damit es besser sein kann. Ja.
ROBERT: Ich weiß nicht. Es ist halt so.
STEVE: Ist das nicht eine alberne Frage, was die Ursache dafür ist?
CHRISTINE: *[Lacht]*
STEVE: ... damit es besser sein kann, meinst du?

Im Hinblick auf Gefühle, z. B. »man fühlt sich besser«, stellt Wittgenstein sich die Frage: »In welcher Art Zusammenhang steht es?« (PU, S. 511).

CHRISTINE: Ähm, ich weiß nicht. Aber, ja, diese drei Wochen, sie haben nicht die ganze Zeit gelernt. Sie waren in einer kleinen Gruppe zusammen mit Fünfen, einfach fünf neue, vier neue [Schüler]. Und die anderen waren draußen und haben was anderes gemacht ... eine ...
ROBERT: Übung.
CHRISTINE: Übung in *[nicht verständliche Äußerung]*.
ROBERT: Aber jetzt sind sie wieder da.
CHRISTINE: Ja.
STEVE: Ah ja.
CHRISTINE: Aber es war heute der erste Tag. Also, vielleicht wenn ...
ROBERT: Das war toll.

Christine: Ja, das ist schön. Das ist schön. Aber, ich hatte gehofft, dass Hausaufgaben und Tests und so weiter ... Es ist selbstverständlich. Wenn man zur Schule geht –

Steve: Natürlich.

Christine: Ja. Aber wenn es richtig losgeht, hoffe ich, dass Robert nicht immer noch meint, – [dass] er in den Tests so besonders gut abschneiden muss.

Steve: Ah, ich verstehe. Sie glauben, dass er sich bei den Tests zu sehr anstrengt?

Christine: Ja. Ich weiß, er strengt sich an. Und er will zu den Besten gehören.

Steve: Sicher.

Christine: Ja. Das ist für Robert immer ein Punkt.

Steve: Gut. Gut.

Christine: Aber, manchmal, wenn du so lange Zeit nicht in der Schule gewesen bist, hast du ein paar Schlupflöcher.

Robert: Ein paar Lücken.

Christine: Ein paar Lücken.

Steve: Sicher.

Christine: Und, ich hoffe, dass das besser wird. Ich hoffe, dass es funktioniert ...

Steve: Hm-hm.

Christine: ... für ihn. Ich hoffe, dass es für ihn in Ordnung ist.

Steve: Okay. Wir kommen in einer Minute noch mal darauf zurück.

Christine: Ja.

Steve: Haben Sie eine Ahnung, wie es kommt, dass sein Magen jetzt so viel weniger schmerzt? In Ihren Beobachtungen über die –

Harry: Das ist, das ist schon die ganze Zeit über so etwas wie ein Geheimnis. Dass es da etwas gegeben hat ... im letzten Jahr die ganze Zeit über, es ist doch ein Jahr oder so gewesen?

Christine: Ja, ein Jahr und ein halbes vielleicht.

Harry: Vielleicht länger. Ich verstehe das nicht. Ich muss diese Frage wohl schon an die hundert Mal gestellt haben. Ich habe keine Ahnung, worin die Veränderung besteht.

Steve: Hm-hm.

Harry: Weshalb er ...

Robert: Tausend Mal.

Christine: *[Lacht]*

Harry: Tausend Mal. Okay. Ich muss in jeder Sitzung mindestens 15 Minuten darauf verwendet haben, diese Frage zu stellen.

Steve: Hm-hm.

Harry: Und versucht haben, mit ihm zusammen eine Antwort darauf zu finden.

Steve: Also, vielleicht stimmt da etwas mit der Frage nicht.

HARRY: Hm-hm. Vielleicht.
STEVE: Muss so sein. Muss so sein. Also, dann verändern wir mal die Frage. Okay. Was glaubst du, was du tun musst oder was geschehen muss – vielleicht auch beides –, damit du sicher sein kannst, dass es nun so bleibt und nicht wieder schlimmer wird?
ROBERT: Ich weiß nicht. Ich kann das nicht wissen. Es ist einfach, entweder ist es gut oder es ist schlecht. Ich mache in der Hinsicht nichts Besonderes. Ich weiß nicht.

Ist die Verunsicherung des Klienten darüber, dass er weiß, was er über sich weiß, ein Beispiel für »die Verhexung unsres Verstandes durch die Mittel unserer Sprache« (Wittgenstein, PU, § 109)?
Vielleicht. Es ist sehr schwierig, darüber zu reden, physische Schmerzen zu beschreiben, vor allem dann, wenn sie so versteckt (im Magen) sind, sodass andere Menschen sie nicht nachvollziehen können. Wie kann die Mutter über etwas reden, das sie nicht nachvollziehen kann? Es gibt tatsächlich so wenige äußere und sichtbare Anzeichen von Magenschmerzen. Folglich kann sie nur durch ein paar indirekte Hinweise auf die Schmerzen aufmerksam werden. Also könnte sie nur aufgrund äußerer und sichtbarer Zeichen, z. B., dass er stöhnt usw., sagen: »Er hat Schmerzen« oder »Er hat keine Schmerzen.« Wenn er sagt: »Ich habe Magenschmerzen«, dann ist das so, wie wenn er »Aua« sagt, was nur eine Bemerkung ist – und kein Symptom –, die die Mutter ungeprüft akzeptieren muss.

STEVE: Haben Sie eine Ahnung?
CHRISTINE: Ich vermute Hoffnung. Vielleicht ist es Hoffnung.
STEVE: Hm-hm.
CHRISTINE: Ja, ja, habe ich. Und ich, ich versuche, jeden Tag zu nehmen, wie er kommt.
STEVE: Hm-hm.
CHRISTINE: Eine Zeit lang gehst du jeden Tag zur Schule. Es ist ein Wunder …
STEVE: Hm-hm.
CHRISTINE: Ich hoffe.
STEVE: Hm-hm. Hm-hm.
CHRISTINE: Es sollte eigentlich keines [Wunder] sein, denn wenn man 17 ist, sollte man zur Schule gehen.
STEVE: Ja, das ist deine Aufgabe im Leben.
CHRISTINE: Ja. Okay. Aber …

Harry: Ich glaube, wir können Sie über ein paar Dinge informieren, die wir versucht haben.

Steve: Ah, Gott ... das möchte ich jetzt nicht. Nein. Ich kann mir das gut vorstellen.

Harry: Er hat ein sehr unregelmäßiges Muster.

Steve: Hm-hm.

Harry: Sie können sich das vorstellen, ja.

Steve: Und Sie können mich korrigieren, wenn ich mich allzu sehr versteige.

Was wissen die Klienten?

Der Therapeut weiß nicht, was sie wissen, und die Klienten wissen es erst, wenn sie antworten. Hier ist es wichtig, nicht wie in einem sokratischen Dialog zu führen, sondern dass man wirklich auf der Oberfläche bleibt, was die Klienten sagen, und einen Weg findet, auch genau die richtigen Fragen zu stellen. Wenn sie diese nicht beantworten können, hat der Therapeut entweder die falsche Frage gestellt oder sie auf falsche Weise gestellt. Es ist eigentümlich, aber eine Therapie ist ein gesellschaftliches Ereignis, bei dem der Therapeut als der Experte wahrgenommen wird; im Rahmen der SFBT wollen wir aber herausfinden, was der Klient weiß.

Harry: *[Lacht]*

Steve: Also, es ist ein Geheimnis. Nun eine weitere damit zusammenhängende Art von Frage, okay? Wie lange müssten die Dinge bei 7 ½ bis 7 bleiben, um dich zu überzeugen, dass die Besserung von Dauer ist? Oder welche anderen Möglichkeiten könnten – welche anderen Dinge könnten dich überzeugen, dass die Schmerzen dauerhaft besser sind?

Wieso haben Sie sich hier für das Wort Geheimnis entschieden? Danach ist Robert überzeugt, dass die Schmerzen dauerhaft besser sind, und die gesamte Sitzung scheint sich in der Folge zu verlagern. Woher haben Sie gewusst, dass Sie das tun müssen?

Alle sagen »Ich weiß nicht«, folglich ist es ein Geheimnis! Vielleicht sind beide Therapeuten momentan, bis dahin zu logisch und vernünftig in ihren Vorgehensweisen gewesen, indem sie Möglichkeiten gesucht haben, dem Klienten zu helfen, eine gewisse Kontrolle über seine Schmerzen zu erlangen. Schließlich: Wenn die Dinge zufällig besser werden, dann können die Dinge auch zufällig schlimmer werden.

Robert: Ich glaube nicht, dass ich jemals überzeugt sein werde … zu glauben, dass die Schmerzen dauerhaft besser sind.
Steve: Hm-hm.
Robert: Ich werde niemals völlig davon überzeugt, glaube ich. Weil sie so schlimm gewesen sind …
Steve: Hm-hm.
Robert: … bei so starken Schmerzen im Magen, dass ich nicht glaube, dass ich jemals überzeugt sein werde.
Steve: Okay. Was hältst du von »mehr überzeugt« statt »völlig überzeugt«?
Robert: Ein paar Jahre.
Steve: Ein paar Jahre. Okay. Okay. Gleiche Frage – das ist die Frage, eigentlich sind es zwei Fragen, ja.
Christine: Und ich habe gedacht.
Steve: Gut.
Christine: Ja, ähm, und ich glaube, ich würde dasselbe sagen wie Robert.
Steve: Hm-hm.
Christine: Dass ich mich nicht traue, zu große Schritte zu machen.
Steve: Richtig.
Christine: Also, ich mache einfach kleine und hoffe, dass es klappt, dass es gut ist.
Steve: Hm-hm. Okay. Also, inwieweit hat er *[zeigt auf Robert]* sich anders verhalten?
Christine: Jetzt?
Steve: Wenn es seinem Magen besser geht, im Vergleich dazu, wenn Robert sich schlechter fühlt?
Christine: Wenn es ihm schlecht geht, macht er überhaupt nichts. Er schaut nur fern, und vielleicht noch nicht einmal mehr das. Er schläft einfach und schläft und schläft.
Steve Hm-hm.
Christine: Und, jetzt, ja, er ist zufrieden … zufriedener. Und er, ja, er kann dich in den Arm nehmen, und er, ja, er ist … er ist sehr viel zufriedener, und dann geht er zur Schule, und gerade gestern, da hattest du Hausaufgaben für heute.
Steve: Ja.
Christine: Und er hat sie gemacht. Er muss. Als er ein paar Hausaufgaben hatte …
Steve: Hm-hm.
Christine: … vorher lief es viel schlechter, er sagte immer: »Ja, ja, bald werde ich [sie machen]…«
Steve: Hm-hm.
Christine: »Ich kann nicht. Ich bin so müde.«
Steve: Hm-hm.
Christine: Aber, jetzt macht er sie allein.
Steve: Das ist ein Wunder. *[Wendet sich an Robert]* Ist das auch ein Wunder?

ROBERT: Hm-hm. *[Lacht]*
CHRISTINE: Ich wusste, dass er sie machen wollte .
STEVE: Hm-hm.
CHRISTINE: Ich habe immer gewusst, dass er sie machen wollte.
STEVE: Okay.
CHRISTINE: Immer ... die ganze Zeit.
STEVE: Hm-hm.
CHRISTINE: Das ist nicht das große ...
ROBERT: Thema.
CHRISTINE: Nein, ist es nicht.
STEVE: Ah ja.
CHRISTINE: Weil ich weiß, dass du wirklich gut sein willst und [sie] erledigen willst ... – Aber er konnte einfach nicht.
STEVE: Okay. Okay. Siehst du das auch so oder ... die Veränderung in deinem Verhalten an diesem Punkt?
ROBERT: Ja.
STEVE: Verglichen damit, als die Schmerzen schlimmer waren?
ROBERT: Ja.
STEVE: Ja?
ROBERT: Ich habe die meiste Zeit geschlafen.
STEVE: Hm-hm. Welche Veränderungen in deinem Verhalten sind sonst noch bemerkbar?
ROBERT: Nun, ich bin viel besser drauf und kann etwas unternehmen. Ich würde z. B. nie mit meinen Freunden weggehen, wenn ich mich mies [fühle].
STEVE: Hm-hm.
ROBERT: Und jetzt ist es einfach ... manchmal gehe ich mit meinen Freunden weg.
STEVE: Okay. Und denen fällt auf, dass du anders bist?
ROBERT: Ich weiß nicht.
STEVE: Wenn sie hier wären und ich sie fragen würde. Glaubst du ... was glaubst du?
CHRISTINE: Ich weiß, was sie sagen können.
STEVE: Okay.
CHRISTINE: Ich glaube nicht, dass sie sagen würden, dass ihnen etwas aufgefallen ist ...
STEVE: Nein. Nein.
CHRISTINE: ... denn Robert kann seinen Schmerz einfach sehr gut für sich behalten.
STEVE: Hm-hm.
ROBERT: Verbergen.
CHRISTINE: Was?
ROBERT: Ihn verbergen.
CHRISTINE: Verbergen.

STEVE: Hm-hm.
CHRISTINE: Ihn zu verbergen, ja.
STEVE: Ich verstehe. Okay.
CHRISTINE: Na ja, die anderen Menschen, die kennen Robert nicht so ...
ROBERT: Persönlich.
CHRISTINE: ... persönlich, da sie nicht – wenn er mit ihnen weggeht, fällt es ihnen nicht auf, dass ...
STEVE: Hm-hm.
CHRISTINE: ... dass er dieses Problem hat.
STEVE: Okay. Okay. Ich schätze mal, der große, hauptsächliche Unterschied wäre der, dass sie zur Kenntnis nehmen, dass du mit ihnen weggehst?
CHRISTINE: *[Nicht verständliche Äußerung]*
STEVE: Hm-hm. Okay. Und sie akzeptieren dich?
ROBERT: Ja.
STEVE: Hm-hm. Okay. Auch wenn du manchmal eben nicht dabei bist?
CHRISTINE: Ja.
STEVE: Also, wie kommt es, dass du das Glück hast, so gute Freunde zu haben?

Das scheint ein sehr nettes Beispiel für ein indirektes Kompliment zu sein, das der Klient dadurch aufgreift, dass er die Frage beantwortet.

ROBERT: Wie kommt es, dass ich das ...
STEVE: Glück.
ROBERT: Glück.
STEVE: So gute Freunde zu haben?
ROBERT: Ich weiß nicht. Ich weiß eigentlich nicht.
STEVE: Ah, nun – okay. Ich darf alle diese wunderbar schwierigen Fragen stellen, und die belohnen mich dann mit dem, was Sie antworten?
CHRISTINE: *[Lacht]*
STEVE: Okay. Nun, schauen wir mal – du sagst, die Dinge sind bei 8. Der Magen ist bei 7 ½. Okay. Also – Lass uns noch mal zu der Skala zurückkehren –, woher würdest du auf dieser Skala wissen ... dass du zur 9 aufgestiegen bist?
ROBERT: Nun, der Schmerz geht einfach nach unten. 10 würde sein, dass es überhaupt nicht weh tut – kein bisschen schmerzt.
STEVE: Hm-hm.
ROBERT: Aber bei 9 tut es ein klein bisschen weh – 9 tut einfach weh – es tut weh.
STEVE: Okay.
ROBERT: Ein bisschen weniger Wehtun – Magenschmerzen würden eine 9 bedeuten.

STEVE: Okay. Und, also bei weniger Schmerzen, weniger Magenschmerzen, was wirst du bei 8 und 9 machen, was du jetzt nicht machst?
ROBERT: Wahrscheinlich nichts.
STEVE: Also, woher würden andere wissen, dass es dir viel besser geht?
ROBERT: Wie schon gesagt, ich kann sowas ganz gut verbergen ...

Im Rahmen der SFBT achten wir für gewöhnlich auf externe Indikatoren, externe Verstärker der Ausnahme des Problems. Wir fragen den Klienten, wem etwas auffallen würde. Aber Roberts Beschreibung von Dingen, die besser sind, ist mit einem Zustand verbunden, den er buchstäblich innerhalb seines Magens spürt. Das Problem mit derlei Ausnahmen, die im Grunde genommen Gefühlszustände darstellen, besteht darin, dass sie eben interner und nicht externer Natur sind. Wie Robert hier sagt, würden seine Freunde nichts bemerken. Zum Glück würde seine Mutter etwas bemerken. Wonach entscheiden Sie, was man in einer Situation wie dieser als Nächstes tut, in der die Klienten »Ich weiß nicht« antworten und in der sowohl Klient als auch Beobachter die Lösung als »sich besser fühlen« beschrieben haben?

Fragen zu Gefühlszuständen führen im Allgemeinen nicht zu etwas, was extern verstärkt werden kann, und deshalb habe ich gezögert, auf den Zustand des Sich-besser-Fühlens zu fokussieren. Am Anfang der Sitzung taucht der Zustand als das Gefühl auf, »weniger« Schmerzen zu haben, und später als das Gefühl, »keine Schmerzen zu haben«, und die Sitzung verlagert sich allmählich. »Es tut nicht weh« ist eine ganz andere Aussage als »Es würde weniger weh tun«.

Nach Fragen, die sich danach erkundigen, was geschehen würde, wenn keine Schmerzen da wären, wird der Klient lebendiger und interessierter. Die Beschreibung der Abwesenheit von Schmerzen gibt dem Therapeuten Raum für die Frage, was statt der Schmerzen geschehen würde – was also anstelle der Schmerzen vorhanden wäre –, und mithin für eine Beschreibung der Lösung. Dann folgt die Aussage, dass der Mutter und den Brüdern etwas auffallen würde, und damit hat man einige externe Indikatoren, Verstärker.

STEVE: Hm-hm.
ROBERT: ... meine Schmerzen. Also, ihnen würde wahrscheinlich nichts auffallen.

»Nur inmitten gewisser normaler Lebensäußerungen gibt es eine Schmerzäußerung. Nur inmitten von noch viel weitgehender bestimmter Lebensäußerung den Ausdruck der Trauer oder Zuneigung. U. s. f.« (Wittgenstein, Z, § 534).

STEVE: Was ist mit deiner Mutter?
ROBERT: Meiner Mutter würde es auffallen.
STEVE: Okay, was würde ihr auffallen, sodass sie wüsste, es geht ihm eine Stufe besser?
ROBERT: Ich weiß nicht. Das müssen Sie sie fragen.
STEVE: Werde ich. Ich will, dass du jetzt selbst eine Vermutung äußerst.
CHRISTINE: *[Lacht]*
STEVE: Weil du dich kennst, und du kennst sie.
ROBERT: Ja.
STEVE: Also, was würde ihr zeigen, dass die Dinge viel besser sind? Weil du nicht willst, dass sie sich falsche Hoffnungen macht. *[Macht Pause]*
ROBERT: Nein.
STEVE: Okay.
ROBERT: Ich weiß nicht, was ich sagen soll.
STEVE: Okay. Woran wirst du es merken? Du sagst, weniger Schmerzen. Aber ich weiß nicht, woher du weißt, dass du weniger Schmerzen hättest.
ROBERT: Es tut nicht weh.
STEVE: Ja – was ist stattdessen da?
ROBERT: Zufriedene Gefühle.

Wittgenstein ist interessanterweise der Ansicht: »Die Welt des Glücklichen ist eine andere als die des Unglücklichen« (T, § 6.43).

STEVE: Zufriedene Gefühle. Okay. Ich sollte das vielleicht nicht fragen, aber wo hast du zufriedene Gefühle? Kannst du mir das sagen?
ROBERT: Nun, statt der Schmerzen in meinem Magen wären da zufriedene Gefühle in meinem Magen.

Wittgenstein legt seinem Fragenden folgende Worte in den Mund: »Aber ›Freude‹ [eine Emotion – Hinzufüg. d. Autoren] bezeichnet doch etwas Inneres.« Wittgenstein erwidert: »Nein. ›Freude‹ [eine Emotion – Hinzufüg. d. Autoren] bezeichnet gar nichts. Weder Inneres noch Äußeres« (Z, § 487). »Die Freude äußert sich im Gesichtsausdruck, im Benehmen« (Z, § 486).

STEVE: Okay. Okay. Weil – manchmal glaube ich, dass zufriedene Gefühle sich nur im Gesicht und im Lächeln eines Menschen ausdrücken.

Okay, wie ist das bei dir? Du hast gesagt, du bist bei 6 plus, nicht wahr?

CHRISTINE: *[Lacht]*

STEVE: Und, woher würdest du also wissen, dass du bei 7 angelangt bist?

> *Immer mehr Einzelheiten der Lösung und Informationen über die Tatsache, dass Robert auch tatsächlich ein Leben hat, kommen in diesem Abschnitt zum Vorschein. Gibt es Ratschläge dazu, wie man hier Fragen stellt, die dem Klienten solcherlei Details entlocken?*
>
> In gewisser Weise erzeugen Details weitere Details. Hier sind wir wieder bei etwas, was er wissen kann, im Gegensatz zu den Höhen und Tiefen seiner Magenschmerzen.

CHRISTINE: Zuallererst, dass er nicht so viel Schmerzen hat, natürlich.

STEVE: Hm-hm.

CHRISTINE: Und dann, dass er jeden Tag zur Schule gehen würde, ja, und seine Arbeit ist schön, und es ist … es ist gut dort.

ROBERT: Es läuft gut.

CHRISTINE: Ja. Na ja, und dass Robert, wie gesagt, zufriedene Gefühle hat. Ich kann die zufriedenen Gefühle in seinen Augen und in seinem Mund sehen und daran, was er tut.

STEVE: Hm-hm. Zum Beispiel?

CHRISTINE: Zum Beispiel?

STEVE: Was?

CHRISTINE: Zum Beispiel was. Ja, zum Beispiel mit seinem großen Bruder scherzen, und, ja, mehr [Spaß] haben.

STEVE: Okay.

CHRISTINE: … und mit ihnen albern sein.

STEVE: Wie viel älter ist der große Bruder?

ROBERT: Zwei und vier Jahre älter.

STEVE: Ah. Zwei. Okay. Und mit welchem würde er Scherze machen?

ROBERT: Mit beiden.

STEVE: Mit beiden.

CHRISTINE: Mit beiden, ja. *[Lacht]*

STEVE: Okay. Welcher der beiden hat mehr Sinn für Humor?

CHRISTINE: Tony, der mittlere.

STEVE: Okay. Also, der würde es merken.

CHRISTINE: Ja, der würde es merken.

STEVE: Ah, okay. Ich wusste bisher noch nichts von ihm, deshalb konnte ich nicht danach fragen. Also, er wäre derjenige, der wissen würde, dass er eine Stufe nach oben geklettert wäre?

CHRISTINE: Ja.

STEVE: Weil du mehr mit ihm herumalbern und Scherze machen würdest. Dich mit ihm auch raufen? Oder raufst du mit dem älteren?
ROBERT: Ich raufe mit beiden.
STEVE: Du raufst mit beiden?
CHRISTINE: *[Lacht]*
STEVE: Mit beiden auf die gleiche Weise?
ROBERT: Ja, so ziemlich.
STEVE: Ja. Ja. Wer gewinnt?
ROBERT: Manchmal sie, manchmal ich.
STEVE: Ja. Okay. Also *[wendet sich Christine zu]* Sie müssen eine ... mit dreien in diesem Alter, Sie müssen alle Hände voll zu tun haben: Lärm, laute Musik und ...
CHRISTINE: Ja, aber es ist schön. Es ist ... es ist eine viel schönere Zeit jetzt.
STEVE: Hm-hm.
CHRISTINE: Weil sie einfacher geworden sind als vor drei, vier Jahren. Denn da waren so viele Gefühle mit ...
ROBERT: Es war die Hölle.
CHRISTINE: Ja. *[Lacht]*
STEVE: Und, deine Brüder würden das also auch so sehen?
CHRISTINE: Ja.
ROBERT: Ja.
STEVE: Okay. Also, die müssen sich darüber auch freuen?
CHRISTINE: Ja. *[Lacht]*
STEVE: Nun, könnten sie schon. Sie werden dir *[wendet sich an Robert]* das nicht sagen. Sie sagen es ihr vielleicht, aber dir werden sie es nicht sagen?
ROBERT: Nein.
STEVE: Okay. Okay. Also, wenn sie hier wären, einer von den beiden, egal welcher. Ähm, was würden sie dazu sagen? Was könnten sie uns darüber sagen, was er ihrer Meinung nach tun müsste, um im Hinblick auf die Schmerzen bei der 7,5 zu bleiben? Was muss er tun, um dieses Niveau an Zufriedenheit aufrechterhalten zu können?
[Pause]
STEVE: Ja, nun ...
CHRISTINE: *[Lacht]*
ROBERT: *[Lacht]*
CHRISTINE: *[Lacht]*
STEVE: Nun, ich frage mich gerade. Ich kenne die Antwort weder des einen noch des anderen. Aber es wäre schön, wenn wir die Antwort finden könnten. Weil du ja weißt, dass es bei dir diese Besserung gibt und ...
ROBERT: Es ist einfach so. Es ist einfach so.
STEVE: Ja ... Ja ... Ja. Aber ...
ROBERT: Da gibt es nichts zu tun.

Steve: Ja ... Ja ... Ja. Aber das Problem dabei ist, dass es, wenn du nicht weißt, wie du das Niveau halten kannst, dann könnten die Dinge wieder schlecht werden.

Dies scheint ein Zeitpunkt zu sein, an dem Sie sehr offen mit dem Klienten umgehen. Sie sagen ihm, weshalb Sie unbedingt herausfinden wollen, was er darüber weiß, wie er das Niveau aufrechterhalten kann. Gibt es Überlegungen dazu, wann und wie man so etwas bei Klienten anbringt?

Im Grunde genommen denke ich hier einfach nur laut nach. Erinnern wir uns, dass wir es hier mit einem Geheimnis zu tun haben und dass es immer noch fehlende und verborgene Hinweise gibt. Ich meine nicht, dass es bestimmte Zeitpunkte gibt, zu denen man solche Dinge »tun sollte« oder aber »unterlassen sollte«. Vielleicht sind sie hilfreicher, wenn man es mit einem Geheimnis zu tun hat.

Robert: Dann muss etwas geschehen, bevor sie wieder schlimm werden können.

Steve: Ah, ja.

Robert: Ja. Natürlich, da würde schon etwas geschehen. Im Moment halte ich das Niveau einfach.

Steve: Ja.

Robert: Es wird gehalten. Wenn etwas Schlimmes geschieht, wird es natürlich schlecht, schlechter. Aber wenn etwas Gutes geschieht, wird es steigen.

Steve: Ja.

Robert: Aber es zu halten ist einfach ... es geht einfach ums Aufrechterhalten. Es ist einfach so.

Steve: Ja, aber, also, verstehst du, es einfach zu halten, und dann werden die Dinge wieder schlecht. Die Frage ist ja, wenn sie schlecht werden, wie bringst du sie dann wieder auf 7 ½?

Robert: Harte Arbeit.

Steve: Ja. Und da ist die Frage warum; wenn wir wüssten, wie du die 7 ½ hältst, dann hätten wir eben die Antwort auf diese Frage. Ah, nun. Hast du oft Glück im Leben?

Robert: Manchmal.

Steve: Manchmal. Ist er ein Glückspilz?

Christine: Ja, wenn er nicht die Schmerzen hat. Ich glaube, das ist er.

Steve: Also, glauben Sie, dass er genug Glück hat, um dieses Niveau zu halten?

Christine: Ich hoffe es. Ja, ich hoffe. Ich muss, ich muss das hoffen, weil ...

STEVE: Nun, hoffen ... Ja. Würden Sie darauf wetten, wenn Sie gerne wetten würden?

CHRISTINE: Nein.

STEVE: Nein. Okay.

CHRISTINE: Bestimmt nicht. *[Lacht]*

STEVE: Genau darüber habe ich mir Gedanken gemacht. Ja. *[Spricht Robert an]* Würdest du darauf wetten, dass du das Niveau halten würdest?

ROBERT: Keinen Cent, aber ...

STEVE: Etwas?

ROBERT: Etwas.

STEVE: Nicht alles, was du besitzt.

ROBERT: Nein, nicht alles. Das ist immer ein Risiko.

STEVE: Hm-hm. Okay. Und wenn die Dinge schlimmer werden sollten, würdest du dann wissen, wie du sie wieder besser machen könntest?

ROBERT: Ich glaube nicht.

CHRISTINE: Nein.

STEVE: Das ist genau das, was ich befürchtet habe, ja.

ROBERT: Das ist das nächste Kapitel.

STEVE: Wie bitte?

ROBERT: Das ist ein späteres Kapitel. Das ist ein späteres Kapitel.

STEVE: Ja, ich weiß.

ROBERT: Jetzt im Moment ist es ganz gut. Ich kann zur Schule gehen. Ich kann lernen. Ich kann meine Hausaufgaben machen. Ich kann mit meinen Freunden weggehen. Es läuft ganz gut jetzt im Moment. Ich weiß nicht, was zu ...

STEVE: Ja. Also, glaubst du – vielleicht, vielleicht, dass wir hier gerade etwas übersehen. Glaubst du, dass einfach vielleicht, dass du deine Hausaufgaben machst, zur Schule gehst, heiter bist, mit deinen Brüdern herumalberst und Scherze machst ... Habe ich die Hausaufgaben vergessen ... Ich weiß nicht, ob ich die vergessen habe?

HARRY: Mit Freunden weggehen.

STEVE: Mit Freunden weggehen. Wenn du diese Dinge weitermachst, wird dein Magen dann weiterhin besser bleiben?

ROBERT: Ja, ich denke schon.

STEVE: Ja. Okay. Also, vielleicht stellen wir die Frage auf die falsche Weise. Okay. Also, wie viel Zeit verbringst du unter der Woche so durchschnittlich mit deinen Freunden, sagen wir mal – in den letzten drei Wochen? ...

Dies scheint sich tatsächlich als eine großartige Frage herauszustellen, aber sie bringt uns zum Nachdenken ... Woher wissen wir, dass wir die Frage auf die falsche Weise stellen? Wenn wir z. B. keine Antwort erhalten, die etwas zur Lösung beiträgt, heißt das dann, dass wir auf die falsche Weise gefragt haben? Oder könnte es heißen, dass wir die falsche Frage gestellt haben? Gibt es irgendwelche Hinweise darauf, woran wir erkennen können, dass wir die falsche Richtung eingeschlagen haben?

Das ist nicht so eindeutig zu bestimmen. Wichtig ist natürlich die Reaktion oder die Antwort des Klienten, nicht die Frage. Ich schätze mal, die einfachste Überlegung wäre zu sagen: »Wenn Sie mit der Antwort des Klienten nichts anfangen können, dann stellen Sie eine andere Frage.« Wenn sich die Dinge im Kreis drehen, könnte natürlich jede andere Frage hilfreich sein. Es besteht natürlich keine Notwendigkeit, sich so zu äußern, wie ich es hier tue. Das ist speziell darauf ausgelegt, wie diese Sitzung gelaufen ist.

ROBERT: Unter der Woche – nun, überhaupt keine, aber an den Wochenenden.

STEVE: Ah ja.

ROBERT: ... da ziemlich viel.

STEVE: Ah ja. Was unternimmst du mit deinen Freunden, wenn ihr zusammen weggeht?

Mithilfe dieser Fragen scheint sich ein zunehmend lebhafteres Bild von den Ausnahmezeiten abzuzeichnen. Sie scheinen dies auf eine sehr natürliche und angenehme Art fertig zu bringen. Gibt es Ratschläge, wie man so etwas erlernen kann?

Ich habe das durch jahrelange praktische Arbeit gelernt und dadurch, das ich über Jahre anderen Therapeuten live oder über Aufzeichnungen bei der Arbeit zugeschaut habe. Von daher wirkt meine Technik natürlich und angenehm, weil sie für mich zur zweiten Natur geworden ist. Therapien durchzuführen ist die einzige Möglichkeit zu lernen, wie man Therapien durchführt, was viel Ähnlichkeit mit dem Autofahren hat, das man nur dadurch lernen kann, dass man Auto fährt.

ROBERT: Computer spielen.

STEVE: Okay.

ROBERT: Videos anschauen.

CHRISTINE: Videos anschauen.

STEVE: Videos anschauen.

ROBERT: Videos anschauen und spielen ... Rollenspiele.

STEVE: Sag mal, was ist das eigentlich? Was macht man da, wenn man ein Rollenspiel macht?

CHRISTINE: *[Lacht]*
ROBERT: Oh, das ist schwierig. *[Lacht]*
STEVE: Okay. Ich habe Zeit. *[Lacht]* Warte mal. Warte mal. Ist das etwas, was du vor ihr *[zeigt auf Christine]* nicht sagen willst?
ROBERT: Nein, es ist schon in Ordnung.
STEVE: Ah, okay. Ich habe einen Augenblick lang ganz vergessen, dass sie auch hier ist.
ROBERT: Ja.
STEVE: Es gibt Dinge, die Mütter nicht wissen sollten.
ROBERT: Ah, das ist schon in Ordnung.
STEVE: Ah, es ist schon in Ordnung. Okay. Rollenspiel. Okay, aber jedenfalls, vergiss es. *[Nicht verständliche Äußerung]* Erzähle mir später davon. Was sonst noch?
ROBERT: Das ist eigentlich alles.
STEVE: Verbringst du mit deinen Freunden die Zeit auch damit, dass ...
ROBERT: *[Nicht verständliche Äußerung]*
STEVE: Ihr Hausaufgaben zusammen macht?
ROBERT: Nein.
STEVE: Nein, das macht ihr nicht?
ROBERT: Wir sind nicht in derselben ...
STEVE: Ihr seid nicht in derselben Schule. Okay. Und, wie viel Zeit verbringst du dann mit deinen Brüdern?
CHRISTINE: Die restliche.
STEVE: Die restliche. Okay. Und, was macht ihr Jungens dann so?
ROBERT: Ich und meine Brüder?
STEVE: Ja.
ROBERT: Fernsehen.
CHRISTINE: Computer spielen.
ROBERT: Computer spielen. *[Lacht]*
STEVE: Okay. Was ist die Lieblingsbeschäftigung?
ROBERT: Meine?
STEVE: Deine, ah ja.
ROBERT: Entspannen.
STEVE: Ja.
ROBERT: *[Lacht]*
CHRISTINE: *[Nicht verständliche Äußerung]*
STEVE: Und woran würde ich erkennen, dass du gerade entspannst? Was würdest du tun, das mir sagt, dass du dich gerade entspannst?
ROBERT: Ich würde da auf dem Sofa liegen und einfach fernsehen.
STEVE: Okay.
CHRISTINE: Ich habe versucht, ihm zu sagen, dass er irgendetwas machen muss. Also, er hat ... er muss sich bewegen und etwas Sport machen oder etwas, denn er hat ...
ROBERT: *[Lacht]* Das ist Erholung.

CHRISTINE: Ja. Ja, entspannen ist einfach manchmal nichts tun.
ROBERT: *[Nicht verständliche Äußerung]*
CHRISTINE: Ja.
STEVE: Okay. Aber, bis jetzt, hat er das nicht gemacht?
CHRISTINE: Nein.
STEVE: Und wenn er das tatsächlich täte, anfangen würde, etwas Sport zu treiben?
CHRISTINE: Ja, ich ...
STEVE: Würde Ihnen das dann etwas sagen?
CHRISTINE: Ja, würde es. Es würde mir sagen, dass er sich besser fühlt.
STEVE: Hm-hm.
ROBERT: Aber ich will keinen Sport machen.
CHRISTINE: Nein, ich weiß. Aber ...
ROBERT: *[Lacht]*
STEVE: Sport ist normalerweise keine Frage des Wollens. Man treibt ihn einfach.
CHRISTINE: Ja. Aber er hatte gerade kurze Ferien, eine Woche lang.
ROBERT: Vor einer Woche.
CHRISTINE: Vor einer Woche. Und ... und die Sonne hat fast die ganze Zeit geschienen. Und er war jeden Tag draußen mit seinen ...
ROBERT: Freunden.
CHRISTINE: Freunden und Tony.
ROBERT: Meinem Bruder.
STEVE: Ja.
ROBERT: Mittleren Bruder.
STEVE: Mittleren Bruder.
CHRISTINE: Mittleren Bruder, ja. Und sie waren draußen und haben Fußball gespielt. Und es war so schön, das zu sehen ...
ROBERT: Und du warst allein!
CHRISTINE: *[Nicht verständliche Äußerung]*
STEVE: Das ist auch für sie gut.
CHRISTINE: Ja, es ist in Ordnung. Aber das spielt wirklich keine Rolle, weil ...
STEVE: Ah, ja, das tut es. *[Lacht]*
CHRISTINE: Ich habe gesehen, dass er mit seinen Freunden draußen war.
STEVE: Ah, okay.
CHRISTINE: Und das war, es war schön.
ROBERT: Das war deshalb, weil die Sonne schien.
CHRISTINE: Ja. Und es war in den Ferien. Also ...
STEVE: Ah, okay. Also, Fußball spielen ist damit manchmal auch verbunden?
ROBERT: Ja, wenn es ...
STEVE: Ja ...
ROBERT: Wenn es draußen sonnig ist.

STEVE: Ja ... Ja ... Ja. Sicher. Man macht das halt nicht in einem Schneesturm.
ROBERT: Ja, kann man schon.
STEVE: Kann man schon.
ROBERT: Ich habe früher im Schnee gespielt.
CHRISTINE: *[Lacht]*
STEVE: Ja. Du musst dich damals richtig gut gefühlt haben.
ROBERT: Was?
STEVE: Du musst dich richtig, damals richtig gut gefühlt haben.
ROBERT: Ja, das war vor ein paar Jahren.
STEVE: Ah. Also, wenn es am Samstag schneien würde – an diesem kommenden Samstag – glaubst du, du würdest gehen – könntest rausgehen und Fußball spielen?
ROBERT: Wahrscheinlich.
STEVE: Okay.
ROBERT: Aber ich mag Schnee nicht.
STEVE: Ja. Ich erinnere mich gerade, in deinem Alter hätten wir gehen – rausgehen können und im Regen, im Schnee Basketball spielen.
ROBERT: Das ist schön.
STEVE: Ja. Die Eltern haben ... meine Mutter, sei's drum, hat sich dann Sorgen gemacht: »Ah, du wirst krank werden.« Wurden wir aber nie.
ROBERT: *[Lacht]*
STEVE: Ja. Okay, also, manchmal gehen sie raus, und sie machen diese Fußballspiele. Das ist gut zu hören. Dadurch haben Sie Zeit für sich selbst.
CHRISTINE: Ja.
STEVE: Ja. Was auch gut ist. Und ... und das macht Ihnen Hoffnung bei der Sache, dass die Dinge besser werden, wenn er diese Art von Aktivitäten macht?
CHRISTINE: Ja, das stimmt.
STEVE: Hm-hm. Hm-hm. Okay. Gut. Gut. Also ist dieses das erste – das erste Mal, dass du Fußball gespielt hast mit ...
ROBERT: Nein.
STEVE: Nein.
CHRISTINE: Es ist nicht so oft.
ROBERT: Im Sommer habe ich das immer gemacht.
CHRISTINE: Ja.
STEVE: Hm-hm.
CHRISTINE: Im Sommer, ja.
STEVE: Hm-hm. Okay. Okay. Gut. Also, du hast vorhin gesagt, wenn es für zwei Jahre oder so bei 6 ½ und 8 weiterginge, dass du dann überzeugt wärst, dass die Dinge so bleiben würden.
ROBERT: Richtig.
STEVE: Das ist eine lange Zeit, die du warten musst.
CHRISTINE: Ja.

STEVE: Hast du eine Ahnung, was dich davon überzeugen könnte, dass du keine zwei Jahre warten musst? Einer von Ihnen?

CHRISTINE: Wenn ich sehe, dass Robert jeden Tag zur Schule geht und jeden Tag ... okay, du kannst manchmal krank werden.

STEVE: Sicher.

CHRISTINE: Aber wenn du ... vorwärts kommst. Du bist zu Hause, und dann gehst du wieder zur Schule, und alles ist in Ordnung.

STEVE: Hm-hm.

CHRISTINE: Dann habe ich vielleicht ein bisschen mehr Hoffnung ...

STEVE: Hm-hm.

CHRISTINE: ... zu sagen, dass es vielleicht, dass es so bleiben wird.

STEVE: Okay. Okay. Wissen Sie, er könnte auch etwas anderes bekommen und krank werden.

CHRISTINE: Ja.

STEVE: Dann, also, was soll das. Sie wissen ja, so was kann einem halt passieren.

CHRISTINE: Ja.

STEVE: Ja.

CHRISTINE: Ja, vielleicht irgendsowas, das ist dann leichter zu akzeptieren.

STEVE: Hm-hm.

CHRISTINE: ... aber so ...

STEVE: Ja. Ja.

CHRISTINE: Ist es das nicht.

STEVE: Ja, absolut.

ROBERT: Jetzt im Moment geht es mir gut.

CHRISTINE: Ja, das ist schön. Das ist sehr schön.

STEVE: Ja. Und es ist sehr schwer zu sagen, weil sein Magen eine Art von – er ist in gewisser Weise verborgen, und man weiß nicht, wann er Schmerzen am Magen hat. Das ist schwer zu sagen. Ja. Hm-hm. Okay. Also, stimmt das so, je mehr Sie ihn Fußball spielen sehen, desto eher geht er zur Schule, desto eher macht er seine Hausaufgaben, ohne dass Sie ihm in den Ohren liegen müssen, und desto mehr macht er Scherze und *[nicht verständliche Äußerung]* und so weiter ... Wenn das geschieht, werden Sie zunehmend optimistischer, dass die Besserung anhalten wird?

Das klingt wie eine Zusammenfassung, was es aber de facto nicht ist, weil es eigentlich in Form einer Frage gesagt wird. Doch die Frage führt die Details vieler Ausnahmen auf, eine Reihe kleiner Einzelheiten, die Sie während der ganzen Sitzung gesammelt haben und jetzt zusammensetzen; und dadurch entsteht nun ein Bild von der Lösung und vom Leben des Klienten jenseits des Problems. Eine solche Auflistung von Ausnahmen hat, statt dass diese als Zusammenfassung verstanden wird, eigentlich mehr den Charakter einer Bestätigung, als ob der Therapeut fragte: »Habe ich das richtig verstanden?«

CHRISTINE: Ja.
STEVE: Okay. Okay. Das ist gut. Das ist also klar geworden.

Sind diese Details, die Sie oben erwähnen, externe Indikatoren der Lösung?
Genau. Diese Dinge und andere Dinge, die jenen mehr oder weniger ähnlich sind, stellen die äußeren und sichtbaren Zeichen der Lösung dar.

CHRISTINE: Und vielleicht kann ich auch daran glauben.
STEVE: Hm-hm.
CHRISTINE: Wenn es funktioniert, und wenn es in Ordnung ist.

Dies war eine erstaunliche Verlagerung, verglichen damit, wie die Sitzung angefangen hat. Die Erwartungen der Mutter haben sich wirklich verändert. Können Sie erklären, wie Sie zu diesem Punkt gelangt sind?
Ich glaube, es ist eine logische und vernünftige Schlussfolgerung, ein natürlicher und normaler Punkt, der als Ergebnis dieses Gesprächs erreicht worden ist.

STEVE: Hm-hm.
CHRISTINE: Weil, wenn nicht – er muss jeden Tag nehmen, wie er kommt.
STEVE: Nein – ja – ja – ja – absolut. Ja. Ähm. Also, gibt es da noch etwas, was ich vergessen habe zu fragen oder Sie vergessen haben, mir von dieser Besserung zu berichten, was Ihnen jetzt noch einfällt, was ich wissen müsste, weil es vielleicht hilfreich oder wichtig ist?
CHRISTINE: Ich glaube nicht. *[Wendet sich an Robert]* Glaubst du? Nein.
HARRY: Nun, es ist so ein großer Unterschied, verglichen mit der Verzweiflung, als wir zum letzten Mal im Januar miteinander gesprochen haben.
CHRISTINE: Ja. Ja.
STEVE: Sie haben wirklich ...
CHRISTINE: Ja.
HARRY: Und ich denke gerade darüber nach, was ich damals gesagt habe. Ich habe gesagt, dass ich nicht den Eindruck hätte, besonders hilfreich für Sie zu sein.
CHRISTINE: Ähm.

HARRY: Und ich habe Ihnen, Ihnen beiden, auch mehr oder weniger gesagt, dass Sie selbst auch etwas an der Situation tun müssten, und ich habe Ihnen die Möglichkeit angeboten, mit Steve zu sprechen. War das ... ich frage mich, ob das eine Art ... ob Sie darüber nachgedacht haben, oder ob Ihnen dazu etwas eingefallen ist. Und Sie waren ziemlich darauf angewiesen, mit mir zu sprechen. Zumindest Sie, Christine.

CHRISTINE: Ja.

HARRY: Bei dir bin ich mir da nicht sicher *[wendet sich an Robert]*, aber bei deiner Mutter.

CHRISTINE: Ich nehme ... ich habe alles unternommen, um zu versuchen ...

ROBERT: Jede Gelegenheit.

CHRISTINE: ... Hilfe. Ja, um Robert zu helfen. ... Manchmal ist es so, dass man auf andere Menschen hören muss, andere Menschen, die mit so etwas gearbeitet haben; das kann sehr hilfreich sein.

HARRY: Also, als ich Ihnen mitgeteilt hatte, dass ich Ihnen nicht helfen könne, was haben sie da gemacht?

CHRISTINE: Ich bin nach Hause gegangen, hab mich hingesetzt und geheult. *[Lacht]*

HARRY: Und was haben Sie danach gemacht?

CHRISTINE: Und danach hab ich gesagt, ja, wir müssen versuchen zu ... Du musst hoffen, dass diese Sitzung uns was bringen kann, woran wir wieder glauben können, oder so. Ja.

HARRY: Okay.

CHRISTINE: Verstehen Sie? Verstehen Sie, was ich meine?

HARRY: Ich bin nicht sicher, aber ...

CHRISTINE: Nein.

HARRY: ... Vielleicht versteht Steve es.

STEVE: Ja. Eine Frage fiel mir noch ein, die ich stellen möchte. Gibt es da ein Mädchen?

ROBERT: Was?

STEVE: Hast du eine Freundin?

ROBERT: Nein.

STEVE: Nein. Und wenn – wenn das geschieht, wenn du mal eine Freundin hast, was glaubst du, wie sich das auswirken wird?

Wie kommen Sie darauf, die Freundin zu erwähnen?

Mir schien, dass dieser Punkt das einzige noch fehlende Glied in der Kette seines Alltagslebens und seines Geheimnisses war. Die meisten jungen Männer in seinem Alter hätten Mädchen zumindest erwähnt. Deshalb war ich etwas erstaunt.

ROBERT: Nun, ich wäre mit Sicherheit viel fröhlicher.

STEVE: Hm-hm. Würde das ... glaubst du, das hätte Auswirkungen auf die Sache mit dem Sich-besser-Fühlen?

ROBERT: Wahrscheinlich.

STEVE: Ja. Ah. Okay. Das war die einzige Frage, die mir in den Sinn kam, während ich ... *[Spricht Harry an]* Haben Sie noch Fragen? In Ordnung. Ich denke, wir sollten eine Pause machen, und wir werden in 10 Minuten zurück sein. Okay. Entspannen Sie sich einfach.

CHRISTINE: Ja, tun wir.

STEVE: Okay. Sie brauchen mehr Übung darin, sich einfach zu entspannen. Einfach ...

[Pause]

STEVE: Nun, ich bin froh, dass Sie beide heute hierher gekommen sind, und soeben ist mir aufgefallen, dass hier noch ein neues Talent unter uns schlummert, von dem ich bis jetzt noch gar nichts gehört habe. *[Steve zeigt auf ein Bild, das Robert während der Pause an die Tafel in der Praxis gemalt hat.]*

Harry: Ich habe einiges mitgeschrieben, was die Teammitglieder über Sie gesagt haben.

CHRISTINE: Ja.

HARRY: Sie sind übrigens sehr beeindruckt davon, wie besorgt Sie sind und wie fürsorglich Sie sind, und von Ihrem Durchhaltevermögen. Und wie Sie – auf der einen Seite so klug sind, jeden Tag zu nehmen, wie er kommt. Auf der anderen Seite muss man auch bedenken, meine ich, dass Sie seit vier Jahren auf der Suche nach Hilfe sind.

CHRISTINE: Ja.

HARRY: Und Sie haben nie aufgegeben. Und es muss –

CHRISTINE: Ich konnte nicht.

HARRY: Ah, sicherlich, aber man muss auch eine gewisse Vorstellung davon haben, was möglich ist, damit man die Kraft hat, die Suche fortzusetzen, weil man weiß, dass man das kann.

CHRISTINE: Ja.

HARRY: Und dass man nicht glaubt, dass es unmöglich ist. Da steckt Kraft dahinter. Und gleichzeitig vorsichtig zu sein an diesem Punkt, das ist ein Zeichen von Klugheit. Okay. Und es ist darauf hingewiesen worden, dass Sie sehr, sehr gut mit ihm mitfühlen können, wenn es ihm besser geht, und ihm das auch zeigen können.

CHRISTINE: Ja, aber ich glaube, das ist ... das ist eins der ... [der Dinge], die Sie herausgestellt haben, und Sie haben versucht ... mir zu sagen, das ich das manchmal tun soll, wenn ich einfach das Gefühl habe »Was soll ich machen, was kann ich machen, wie kann ich es machen?«. Und ich denke daran, was Sie einfach sagen in diesen Sitzungen, die wir seit 1 ½ Jahren haben. Und Sie haben gesagt: »Versuchen Sie, die guten Dinge zu sehen, die gerade jetzt geschehen.« Und meine älteren Söhne – ich glaube, wir sind sehr eng verbunden, und wir reden, und sie sehen, wenn ich mich nicht so gut fühle wegen allem, und sie versuchen, mich dorthin zu schubsen [bringen].

ROBERT: Dich dorthin zu schubsen.
CHRISTINE: *[Lacht]*
HARRY: Das ist gut. Das ist sehr gut. Das ist sehr gut.
STEVE: Ja. Ja.
CHRISTINE: *[Lacht]*
STEVE: Das ist gut. Ich bin froh, das zu hören. Und sie [die Teammitglieder – Anm. d. Übers.] wollten noch sagen ... wollten, dass ich dir ausrichte, wie beeindruckt sie von deinem hervorragenden Englisch waren.
ROBERT: Danke.
STEVE: Also ... ich glaube, es ist, weißt du ... hervorragend ist ein gutes Wort dafür. Ähm. Ich war auch beeindruckt von deiner Fähigkeit, Dinge zu beobachten, und von deinem Sinn für Humor.
ROBERT: Er ist recht gewöhnlich, aber er funktioniert.
STEVE: Ja. Sicherlich. Er, weißt du ... ich glaube, es wäre eine gute Idee, sicherzustellen, dass dir gute Dinge widerfahren, damit du machen ... damit du die Situation weiterhin verbessern kannst. Ich weiß nicht so ganz, wie du das anstellst, weißt du, aber, weil, weißt du ... es leuchtet ein, von dem her, was du sagst, bin ich deiner Meinung. Dass, weißt du, wenn gute Dinge passieren, dann fühlst du dich besser. Ähm. Ich habe überlegt, dass, weißt du – dass, wenn du am Morgen aufwachst und du ein gutes Gefühl im Magen hast, solltest du versuchen, dich mit ihm anzufreunden.

Aber dieses »zufriedene Gefühl« ist neu, und die Magenschmerzen sind schon lange vorhanden. Mithilfe des Experiments könnte der Klient auf die Idee kommen, schon lange genug ein »zufriedenes Gefühl« erlebt zu haben, um daraus lernen zu können, dass er jeden Morgen automatisch mit einem »zufriedenen Gefühl« beginnt.

Dieses Experiment ist natürlich genauso vage wie alles andere in dieser Therapiesitzung. Für alles, was weniger verschwommen ist, besteht die Gefahr, dass es in den Augen des Klienten irgendwie »falsch« ist, und daher wird der Klient das Experiment nicht als hilfreich empfinden, sollte er sich tatsächlich zu dessen Durchführung entschließen.

ROBERT: Mich mit meinem guten Gefühl anfreunden.
STEVE: Hm-hm.
ROBERT: Okay. Das klingt sehr sonderbar.
STEVE: Ja. Ja. Ja. Aber es ist so etwas wie ein neuer Freund. Und von daher, weißt du, solltest du es so gut wie möglich kennen lernen. Widme ihm einfach jeden Morgen fünf Minuten oder so. Okay. Nun, es ist einfach

so eine Idee, die meiner Ansicht nach helfen könnte – hilfreich sein könnte. Ich weiß nicht. Also, noch einmal, ich möchte Ihnen beiden danken, dass Sie heute hierher gekommen sind. Ich hoffe, das Gespräch erweist sich als nützlich. Geben Sie mir irgendwann Bescheid. Das war's.

Wie kommen Sie dazu, sich für diese Botschaft zu entscheiden? Es sieht so aus, als ob Sie in einer Situation wie dieser genau die Worte des Klienten aufnähmen. Ist es wichtig, dass man in einer Situation wie dieser genau die Worte des Klienten gebraucht?
Dadurch, dass ich genau die Worte des Klienten gebrauche, kann ich ihm demonstrieren, dass ich ihm wirklich zugehört habe. Gerade durch die Umschreibung könnte darauf hingedeutet werden, dass der Klient sich auf irgendeine Weise geirrt hat, und das möchte ich nicht.

HARRY: Hm. Dich mit deinem Magen anfreunden.
STEVE: Okay. Also, passen Sie auf sich auf.

Spielt die Mutter eine Rolle für die Aufrechterhaltung der Lösung?
Die Mutter ist der Schlüssel dafür, dass die Lösung dauerhaft ist.
Wie würden Sie an die Sache herangehen, wenn die Mutter nicht anwesend wäre?
Da die Mutter sehr engagiert ist, hätte der Fokus, wenn sie abwesend gewesen wäre, vielleicht darauf gelegen, wie Robert ihre Fähigkeit wahrgenommen hätte, herauszufinden, ob er sich besser fühlte oder nicht. Ich kann mir ein Experiment vorstellen, in dem er versuchen sollte, sie, die Mutter, glauben zu machen, dass es ihm besser ginge.

CHRISTINE: Gleichfalls.
STEVE: Viel Spaß. Okay. Ich schätze mal, ich bin soweit ...
HARRY: Machen wir einen Termin für einen späteren Zeitpunkt aus?
CHRISTINE: Ja. Ich glaube, wir sollten, weil ...
STEVE: Vor allem, um herauszufinden, inwieweit die Situation jetzt so bleibt.
CHRISTINE: Ja.
HARRY: Und wie er sich [mit dem zufriedenen Gefühl – Hinzufüg. d. Übers.] anfreundet. Das ist eine interessante Idee. Daran habe ich noch nie gedacht.
CHRISTINE: Ja.
HARRY: Danke, Steve.

Aus systemischer Perspektive könnte man versucht sein, Roberts Krankheit als Reaktion auf das Bedürfnis seiner Mutter zu deuten, die den Jungen zu Hause haben will. Wie sehen Sie das?
Hypothesen wie diese beruhen auf der Interpretation und weniger auf der Beobachtung und können den Therapeuten davon abhalten, Informationen zu gewinnen, die für die Lösung notwendig sind. Außerdem hat die Mutter gesagt, dass sie hoffe, ihr Sohn werde sich besser fühlen. Die SFBT nimmt die Menschen in der Regel beim Wort.
Ist die lösungsfokussierte Kurztherapie eine Therapieform, bei der nur Fragen gestellt werden? Während des ganzen Gesprächs stellen Sie eine Frage nach der anderen ... Haben auch Direktiven, Feststellungen einen Platz in der SFBT?
Direktiven, Feststellungen führen das Gespräch tendenziell von dem weg, womit wir uns befassen, und tragen leicht dazu bei, dass man merkwürdige Vorstellungen von den Menschen entwickelt. Diese Tendenz ist bei Fragen nicht gegeben. Fragen halten den Therapeuten genau am Punkt ... durch die Verwendung von Fragen werde ich daran gehindert, Interpretationen vorzunehmen.

[Ende der Aufzeichnung]

6. Hinschauen statt deuten

Verständlicherweise bin ich (Steve de Shazer) oft gefragt worden, wieso ich in meinen Schriften und Trainingsseminaren zur lösungsfokussierten Therapie ein so starkes Interesse an Wittgensteins Werk zeige und so häufig daraus zitiere. Wittgenstein hat die philosophischen Probleme, die ihn bewegten, von den Fallstricken her gesehen, die der Sprache inhärent sind. Natürlich müssen wir die Sprache benutzen, um gegen die »Verhexung« durch solche Fallen und Stricke anzugehen. Da die SFBT wie die meisten anderen Therapiearten in Form eines Gesprächs durchgeführt wird – Therapie und Philosophie spielen sich innerhalb der Sprache ab –, sind Therapeuten wie Klienten dem Risiko ausgesetzt, in eben diese Fallen zu geraten und sich in eben diesen Stricken zu verwickeln. Die Sprache ist eindeutig das primäre Werkzeug, mit dem Klienten und Therapeuten arbeiten, und mithilfe der Sprache müssen sie Ordnung in das Durcheinander bringen und sich aus den Fallstricken befreien, die der Sprache innewohnen.

Die lösungsfokussierte Kurztherapie ist eine Vorgehensweise oder Aktivität, die nicht auf einer (universalen) Theorie beruht, und von daher kann der ständige Verweis auf das Werk eines Philosophen zumindest merkwürdig, wenn nicht gar widersprüchlich anmuten. Manchmal führt diese Bezugnahme bei der Leserschaft und in Seminaren fälschlicherweise zu der Vorstellung, dass Wittgensteins Werk eigentlich die Theorie liefern könnte, die hinter dem Konzept der SFBT vermisst wird. Doch wer Wittgensteins Werk liest und dabei nach einem philosophischen System oder einer Theorie sucht, wird rasch feststellen, dass seine Lektüre allermindestens befremdlich und verwirrend ist, weil es weder ein solches System noch eine Theorie anbietet. Wittgensteins Werk ist eher »unsystematisch, umherirrend, abschweifend, unstetig, thematisch ungeordnet und durch abrupte Übergänge von einem Sujet zum anderen gekennzeichnet« (Stroll 2002, p. 93). Folglich muss die Leserschaft sich sehr anstrengen, um das Geflecht der kreuz und quer laufenden Fäden der Argumentation durchschauen zu können. Mit diesem Ansatz arbeitet Wittgenstein bewusst sehr subversiv und strategisch, damit seine Leser und Leserinnen *noch einmal hinschauen* und dadurch auf neue und andere Weisen denken lernen.

Es ist sicher nicht übertrieben, Wittgenstein als den größten Philosophen des 20. Jahrhunderts zu bezeichnen. Sein Werk unterscheidet sich fraglos von dem aller anderen Philosophen. Innerhalb und außerhalb der Philosophie ist Wittgenstein für ein »Genie« gehalten worden, allen voran von Bertrand Russell. Stroll (2002), der Wittgenstein den »größten Philosophen der Moderne« nennt, ist der Auffassung, dass

> der späte Wittgenstein am Ende und außerhalb der [philosophischen] Tradition steht und von ihm gesagt werden kann, dass er diese auf den Kopf gestellt hat. Nach der traditionellen Sichtweise gilt der gewöhnliche Mensch als verunsichert und einer philosophischen Therapie bedürftig. Sokrates steht paradigmatisch für diese philosophische Perspektive. Auf seinen Spaziergängen durch Athen befragte er seine Mitbürger und enthüllte geschwind die Seichtheit und Widersprüche in den Einstellungen zu fundamentalen Fragen. Wittgenstein sieht den Schwerpunkt in der anderen Richtung. Genau solche Philosophen wie Sokrates und seine Nachfolger, die »gern mal Staub aufwirbeln und sich dann beklagen, dass sie nichts mehr sehen«, brauchen Hilfe (p. 5).

Die Philosophie fokussiert seit ihren Anfängen vor mehr als 2000 Jahren auf die Ratlosigkeit und Vielschichtigkeit des Individuums und versucht, Einblicke in den einzelnen Menschen zu gewinnen und ihn und seine inneren Vorgänge und Zustände zu verstehen. Philosophen haben nach dem Wesen des Dings – »Gedanken«, »Wissen«, »Sein«, »Objekt«, »Zeit«, »Ich«, »Name« usw. – gesucht. Die Psychologie, ein relativ junger Ableger der Philosophie, richtet ihr Hauptaugenmerk weiterhin auf die Seele und den Geist des Individuums, auf seine Emotionen und sein Verhalten. Die Psychologie und ihre »Kusine«, die Psychiatrie, versuchen zu verstehen, was im Innern des aufgewühlten Individuums schief gelaufen ist – indem sie eine Diagnose anbieten –, und überlegen, wie man das Leiden beseitigen kann.

Wittgenstein nimmt eine ganz andere Perspektive auf das tradierte Vorhaben der Philosophie ein:

> Wenn die Philosophen ein Wort gebrauchen – »Wissen«, »Sein«, »Gegenstand«, »Ich«, »Satz«, »Name« – und das *Wesen* des Dings zu erfassen trachten, muß man sich immer fragen: Wird denn dieses Wort in der Sprache, in der es seine Heimat hat, je tatsächlich so gebraucht? –
>
> *Wir* führen die Wörter von ihrer metaphysischen, wieder auf ihre alltägliche Verwendung zurück (PU, § 116; alle Herv. im Orig.).

Im Zusammenhang mit Klassifikationen (z. B. Diagnosen) merkt Wittgenstein an:

> Die Klassifikationen, die Philosophen und Psychologen machen, sind, wie wenn man Wolken nach ihrer Gestalt klassifizieren wollte (PB, § 154).

Den Urgrund seiner Unternehmung, d. h. seiner philosophischen Praxis, erkennt Wittgenstein in ihrem »Alltagsgebrauch«. Mit diesem Herangehen nähert er sich z. B. einer traditionellen, philosophischen Denkaufgabe:

> Vergleiche: *wissen* und *sagen*:
> wie viele m hoch der Mont-Blanc ist –
> wie das Wort »Spiel« gebraucht wird –
> wie eine Klarinette klingt.
>
> Wer sich wundert, daß man etwas wissen könne, und nicht sagen, denkt vielleicht an einen Fall wie den ersten. Gewiß nicht an einen wie den dritten (PU, § 78; alle Herv. im Orig.).

Es besteht kein Zweifel daran, dass die verschiedenartigen Verwendungen der Wörter »wissen« und »sagen« bemerkenswert und einleuchtend sind. Die Schwierigkeit beginnt dann, wenn wir davon ausgehen, dass Wörter ihre Bedeutung mit sich herumtragen, und nicht sehen, dass ihre Bedeutung sich aus ihrem Gebrauch ergibt. Zu wissen, wie eine Klarinette klingt, und zu wissen, wie hoch der Montblanc ist, sind z. B. zwei völlig verschiedene Verwendungen des Wortes »wissen«, und zu sagen, was man in jedem einzelnen Fall weiß, bezieht sich auf zwei völlig unterschiedliche Arten der Betätigung. Daran ist nichts Geheimnisvolles. Wir alle sind darin geübt, diese Wörter zu gebrauchen, und wir würden nicht erwarten, dass man selbst oder eine andere Person sagen kann, wie eine Klarinette klingt. Das Mysterium hat sich dadurch entwickelt, dass Philosophen nach althergebrachter Weise das Wesen von »wissen« und »sagen« finden wollten und dann verunsichert waren, wenn man die Wörter aus den Zusammenhängen gelöst hat, in denen sie normalerweise benutzt werden.

Im Laufe seiner philosophischen Tätigkeit scheint Wittgenstein verschiedene Ziele im Auge gehabt zu haben: »Fast alle großen Themen der traditionellen Philosophie – Veränderung, Universalien, abstrakte Vorstellungen, Skeptizismus, Sinn, Bedeutung oder Bewusstsein – haben ihren Ursprung im Denken von Plato und Descartes« (Stroll 2002, p. 105) sowie in Kants Schriften und Wittgensteins eigenem Frühwerk. Williams (2002) wendet dies so:

> Nach Descartes lassen sich sowohl Unmittelbarkeit als auch Intentionalität von dem speziellen, unfehlbaren Wissen her erklären, das der Denkende über den Inhalt seines eigenen Geistes hat. Mit diesem erkenntnistheoretischen Kennzeichen des Geistigen wird der Ausgangspunkt von Sprache, Überzeugung und Wissen eher dem Subjektiven als dem Öffentlichen und/oder Sozialen zugeschrieben (p. 2).

Diese individualistische Sichtweise, nach der der Einzelne über ein spezielles, unfehlbares Wissen über den Inhalt seines Geistes verfügt, liegt der herkömmlichen Psychologie und Psychiatrie zugrunde.

> Außerdem lehnt Wittgenstein von Grund auf die Vorstellung des Geistes [auch im Sinne von Bewusstsein] ab, nach der Erfahrung oder Wissen eine Art Gemisch aus gegebenen sensorischen Daten und aktiver geistiger Konstruktion und Operation ist. Wittgenstein verwirft die Metaphysik sowohl Cartesianischer als auch Kantianischer Spielart. Grammatik, Regeln, Begriffe sind nicht *a priori* die metaphysischen oder epistemologischen Bedingungen für die Möglichkeit des Erfahrens, Urteilens und Handelns. Grammatische Sätze, Regeln und Begriffe können zwar aus unseren Alltagspraktiken, aus unseren Sprachspielen, abgeleitet werden, aber sie begründen diese Spiele nicht (Williams 2002, p. 3 f.).

Seit Anfang des 20. Jahrhunderts bis heute sind die Begriffe der traditionellen Psychotherapie fest im traditionellen philosophischen Modell verankert. Emotionen z. B. gelten als etwas, das sich im Innern des Individuums abspielt. Manchmal hält man diese Emotionen für die Auslöser, vielleicht sogar für die Ursachen menschlichen Verhaltens. (Freilich führen wir alle immer mal wieder unsere Emotionen als Grund für unser Handeln ins Feld; das ist eine ganz normale Art, sich zu äußern). Von daher legt die Psychotherapie ihren Schwerpunkt auf die Vorstellung, dass das Individuum seine Emotionen kontrolliert oder beherrscht.

> Solche Berichte über mentale Prozessen beruhen auf irrigen Grundannahmen wie denen, dass Empfindungen privat wären, sich etwas vorzustellen ein willentlicher Vollzug wäre, Menschen aufgrund ihrer Ab-

sichten und Überzeugungen handelten usw. Diese Grundannahmen sind irrig nach Wittgenstein, da sie als empirische Behauptungen aufgefasst werden, die innere Zustände und Verhaltensursachen beschreiben. In Wirklichkeit zeigt ihr Status als grammatische Sätze, dass sie Normen unserer psychologischen Sprachspiele sind. Sie sind Sätze wie: »Der Läufer im Schach bewegt sich diagonal.« Dieser Satz drückt eine Spielregel aus, nicht eine empirische Behauptung darüber, wie sich läuferförmige Figuren in der Welt bewegen. Manchmal fallen sie einfach vom Tisch.

6.1 Wo bleibt die Theorie?

»Eine Theorie ist ein Begriffssystem, das einen Wissensbereich mit einer universellen Begründung versehen will.«

Wald Godzich (1986)

Mit dem Begriff »Theorie« verbinden sich viele Definitionen und Verwendungen. In den Seminaren, Workshops und Ausbildungsveranstaltungen, die ich in den zurückliegenden 20 Jahren abgehalten habe, schienen die Teilnehmer größtenteils zumindest implizit eine Definition im Hinterkopf zu haben, die der von Godzich formulierten (oben) ähnlich ist. Viele Therapeuten und Therapeutinnen wollen anscheinend genau das: eine universelle Begründung der lösungsfokussierten Kurztherapie. Oberflächlich betrachtet, ist dies eine ganz vernünftige Forderung. Schließlich haben die meisten, wenn nicht gar alle anderen Therapieansätze eine Theorie im Hintergrund. Das gilt natürlich prototypisch für die Psychoanalyse. Freuds Werk bietet eine universelle Theorie, mit der sich in der Tat nahezu alles begründen lässt. Ohne eine solche theoretische Untermauerung der SFBT haben nach diesem Ansatz arbeitende Therapeuten vielleicht Angst, dass sie sich in Diskussionen, Auseinandersetzungen und Vergleichen mit der eher traditionell orientierten Therapeutenschaft, die mit hoch geachteten Theorien bis an die Zähne bewaffnet ist, nicht behaupten können.

»Aber wie wird die SFBT denn theoretisch begründet?« Diese Frage steht in den Seminarräumen und ist mit den Jahren und einem wachsenden Interesse an der SFBT immer lauter geworden. Diese Frage geht von der Annahme aus, dass zuerst eine Theorie da gewesen sein muss, die lösungsfokussiert arbeitende Therapeuten mit der Sicherheit versieht, die Formeln eben so liefern. Wenn wir eine Theorie haben, können wir die Unsicherheit ausräumen. Laut Bouveresse (1995) ist

> eins der konsequentesten Merkmale von Freuds Unterfangen seine bemerkenswerte Überzeugung, dass es ausreiche, einen einzigen gut ausgewählten Fall oder eine sehr kleine Anzahl von Fällen zu untersuchen, um augenblicklich wissen zu können, was für alle übrigen Fälle zwangsläufig grundlegend und wesentlich ist (p. 45).

Demzufolge gibt es in Freuds Theorie der Dynamik nur einen Typus von Witz, einen Typus von Hysterie, einen Typus von Traum usw.

Nach Freuds Theorie sind alle Träume Wunscherfüllungen.

> In Freuds Fall [sagte Wittgenstein] wird nach einer Verallgemeinerung gegriffen [...] Träume sind nicht einfach Wunscherfüllungen, sie sind grundlegend oder ihrem Wesen nach [...] Wunscherfüllung (Bouveresse 1995, p. 59f.).

Mit anderen Worten: Wenn der Therapeut den Traum eines Patienten analysiert, entdeckt er am Schluss der Interpretation vielleicht, dass der Traum eine Wunscherfüllung ist. Dann erzählt der nächste Patient einen Traum, und der Therapeut analysiert auch diesen, aber diese Analyse entwickelt sich zu einer Interpretation, die nicht auf Wunscherfüllung hindeutet. Heißt das nun, dass die Theorie falsch ist und nicht alle Träume Wunscherfüllungen sind? Nein, das heißt nur, dass die zweite Analyse auf die eine oder andere Weise falsch sein muss; denn der Therapeut ist der Überzeugung, dass alle Träume Wunscherfüllungen sind – und deshalb muss in der Analyse ein Fehler unterlaufen sein. Wittgenstein formuliert das so:

> Freud war durch die im 19. Jahrhundert herrschende Vorstellung der Dynamik beeinflußt, eine Vorstellung, die die ganze Behandlung der Psychologie beeinflußt hat. Er wollte eine einzige Erklärung finden, die zeigen sollte, was Träumen bedeutet. Er wollte das *Wesen* des Traumes ergründen, und er hätte jede Vermutung, dass er teilweise, aber nicht ganz und gar recht haben könne, von sich gewiesen. Wenn er sich teilweise irrte, dann hätte das für ihn bedeutet, völlig falsch zu liegen – daß er das Wesen des Traumes nicht wirklich ergründet hätte (VG, S. 71 f.; Herv. im Orig.).

Hier stimmt etwas nicht. Sherlock Holmes würde sagen, dass die Tatsachen die Theorie verändern können (sie tatsächlich verändern, sie verändern sollten), aber die Theorie die Tatsachen nicht verändert – nicht verändern sollte, nicht verändern darf.

Freud gilt in Therapeutenkreisen und der Allgemeinheit generell als großer Theoretiker. Häufig zählt man ihn zu den großen Geistern des 20. Jahrhunderts. Doch seine Theorie scheint er so gut wie aus dem Nichts zu entwickeln. Bezeugen wir z. B., was Freud über seinen Kollegen Breuer schreibt:

> Die nächste Frage aber war, ob man verallgemeinern dürfe, was er an einem einzigen Krankheitsfalle gefunden. Die von ihm aufgedeckten Verhältnisse erschienen mir so fundamentaler Natur, daß ich nicht glauben konnte, sie würden bei irgendeinem Falle von Hysterie vermißt werden können, wenn sie einmal bei einem einzigen nachgewiesen waren (Freud 1971, S. 52; *siehe auch:* Sulloway 1982, S. 134).

Im Grunde genommen will Freud auf der Basis eines einzigen Krankheitsfalls generalisieren und seine Erkenntnis auf alle Fälle von Hysterie übertragen – und er spricht über sein »wissenschaftliches« Vorgehen!

> Freud präsentiert das Modell, wonach der Traum eine verhüllte Wunscherfüllung ist, nicht als das, was es ist, nämlich ein Prinzip, das die Form der Diskussion über alle damit zusammenhängenden Phänomene bestimmt, sondern als etwas, das der Entdeckung des eigentlichen Wesens des Träumens gleichkommt: und es wird auf alle Träume angewendet – nicht weil es durch eine wissenschaftliche Untersuchung unterschiedlicher Arten von Träumen belegt worden wäre, sondern weil ihm eine privilegierte Stellung im Gespräch zugewiesen worden war (Bouveresse 1995, p. 47).

Demzufolge ist Freuds Theorie gar nicht so wissenschaftlich, wie er behauptet hat, sondern sie hat eher etwas von einer Mythologie an sich. Natürlich könnte man dagegen einwenden, dass es andere Theoretiker gibt, die nicht so logisch begründend vorgegangen sind wie Freud. Doch der Blick auf Godzichs neuere Definition von »Theorie« zeigt, wie leicht es ist, in Freuds Fußstapfen zu treten. Eine »universelle Begründung« wird problemlos zur Essenz eines Sachgebiets. Aber allein schon der Ausdruck »universelle Begründung« legt die Wahrscheinlichkeit nahe, dass auf der Basis einer kleinen Fallzahl verallgemeinert und auf alle Fälle geschlossen wird.

Über die Theorie im Rahmen seiner philosophischen Praxis sagt Wittgenstein:

> Und wir dürfen keinerlei Theorie aufstellen. Es darf nichts Hypothetisches in unsern Betrachtungen sein. Alle *Erklärung* muß fort, und nur Beschreibung an ihre Stelle treten. Und diese Beschreibung empfängt ihr Licht, d. i. ihren Zweck, von den (...) Problemen. Diese sind freilich keine empirischen, sondern sie werden durch eine Einsicht in das Arbeiten unserer Sprache gelöst, und zwar so, daß dieses erkannt wird: *entgegen* einem Trieb, es mißzuverstehen. Diese Probleme werden gelöst, nicht durch Beibringen neuer Erfahrung, sondern durch Zusammenstellung des längst Bekannten. Die Philosophie [und Therapie – Hinzufüg. d. Autoren] ist ein Kampf gegen die Verhexung unsres Verstandes durch die Mittel unserer Sprache (PU, § 109; alle Herv. im Orig.).

Und weiter sagt Wittgenstein: »Die Schwierigkeit des Verzichtens auf jede Theorie: Man muß das und das, was so offenbar unvollständig erscheint, als etwas Vollständiges auffassen« (BPP1, § 723).

Wenn alles Hypothetische und jegliche Begründungen weggelassen werden, heißt das natürlich, dass der Therapeut sich sehr anstrengen muss, um nun einmal an der Oberfläche des Gesprächs mit dem Klienten zu bleiben. Alles, was übrig ist, das ist das Gespräch an sich – das Zuhören und Sprechen – und die Beschreibung des Gesprächs, die in die Funktionsweise unserer Sprache Einblick nimmt.

Und noch einmal Wittgenstein:

> Denke dir, die Menschen pflegten auf Gegenstände immer *in der* Weise zu zeigen, daß sie mit dem Finger in der Luft gleichsam einen Kreis um den Gegenstand beschrieben, dann könnte man sich einen Philosophen denken, der sagte: »Alle Dinge sind kreisrund; denn der Tisch sieht *so* aus, der Ofen *so*, die Lampe *so*« etc., indem er jedes Mal einen Kreis um das Ding schlägt (Z, § 443).
>
> Wir haben nun eine *Theorie*; eine »dynamische« Theorie des Satzes, der Sprache, aber sie erscheint uns nicht als Theorie. Es ist ja das Charakteristische einer solchen Theorie, daß sie einen besonderen, klar anschaulichen Fall ansieht und sagt: »*Das* zeigt, wie es sich überhaupt verhält; dieser Fall ist das Urbild *aller* Fälle.« – »Natürlich! So muß es sein«, sagen wir und sind zufrieden. Wir sind auf eine Form der Darstellung gekommen, die uns *einleuchtet*. Aber es ist, als haben wir nun etwas gesehen, was *unter* der Oberfläche liegt.
>
> Die Tendenz, den klaren Fall zu verallgemeinern, scheint in der Logik ihre strenge Berechtigung zu haben: man scheint hier mit *voller* Berechtigung zu schließen: »Wenn *ein* Satz ein Bild ist, so muß jeder Satz ein Bild sein, denn sie müssen alle wesensgleich sein.« Denn wir sind ja in der Täuschung, das Sublime, Wesentliche unserer Untersuchung

> bestehe darin, daß sie *ein* allumfassendes Wesen erfasse (Z, § 444; alle Herv. im Orig.).

Eine solche Theorie sagt uns eher – und das tun viele andere oder sogar die meisten Theorien auch –, wie die Dinge sein müssen oder sein sollten, als dass sie etwas darüber aussagt oder beschreibt, wie die Dinge tatsächlich sind. Wenn wir die Praxis der lösungsfokussierten Kurztherapie beschreiben oder vermitteln wollen, müssen wir darauf fokussieren, wie die Dinge tatsächlich sind, damit die auszubildenden Personen lernen können, wie man nach dem Konzept der SFBT arbeitet. Mir scheint, dass Therapeuten mit der SFBT nur dadurch vertraut werden können, dass sie lernen, das Konzept praktisch anzuwenden.

Die Neigung, die Erkenntnisse aus einem einzigen Fall zu generalisieren und auf viele oder sogar alle Fälle zu übertragen, kann freilich nur allzu stark sein; denn dies scheint auch so normal und natürlich zu sein. Die entsprechende Theorie ignoriert aber die Tatsache, dass die Dinge leicht auch anders sein könnten, und stellt, so Wittgenstein, lediglich eine Ausdrucksform dar, die uns als selbstverständlich vorkommt. Interessanterweise ist der Philosoph, den Wittgenstein (oben) kritisiert und der sagt: »Wenn *ein* Satz ein Bild ist, so muß jeder Satz ein Bild sein, denn sie müssen alle wesensgleich sein«, Wittgenstein selbst in seinem frühen Werk.

Vor dem nächsten Schritt könnte es klug sein, einen Blick auf Wittgensteins Techniken zu werfen.

> »Ein neugeborenes Kind hat keine Zähne.« – »Eine Gans hat keine Zähne.« – »Eine Rose hat keine Zähne« (PU, S. 565).

Ziemlich absurd, nicht wahr? (Zur Erinnerung: Wittgenstein hat eine Weile als Volksschullehrer gearbeitet.) Aus einem ersten Impuls heraus möchte ich sagen, dass die dritte Feststellung offenbar wahr ist. Aber: Wittgenstein ist sich sicherer, dass die zweite Feststellung wahr ist!

> Das letztere – möchte man sagen – ist doch offenbar wahr! Sicherer sogar, als daß eine Gans keine hat. – Und doch ist es nicht so klar. Denn wo sollte eine Rose Zähne haben? Die Gans hat keine in ihren Kiefern. Und sie hat natürlich auch keine in den Flügeln, aber das meint niemand, der sagt, sie habe keine Zähne (PU, S. 565).

Weisen wir also die dritte Behauptung nicht vorschnell als Unsinn zurück. Mit Übungen dieser Art betrachten wir laut Wittgenstein auch das Gegenteil der Behauptung: Eine Rose hat Zähne. In welchem Zusammenhang würde diese Aussage einen Sinn ergeben?

> Ja, wie wenn man sagte: Die Kuh kaut ihr Futter und düngt dann damit die Rose, also hat die Rose Zähne im Maul eines Tiers. Das wäre darum nicht absurd, weil man von vornherein gar nicht weiß, wo bei der Rose nach Zähnen zu suchen wäre (PU, S. 565).

Dieses Beispiel, vielleicht als Scherz gedacht, deutet auf die Notwendigkeit hin, dass wir auf den Kontext achten müssen, um einen Satz verstehen zu können. Ohne Kontext können wir in der Kombination von Wörtern, die sich auf Zähne und eine Rose beziehen, keinen Sinn erkennen. Dieser Vergleich weist ferner auf etwas hin, dem wir in Fällen sprachlicher Irritationen gleich welcher Art immer wieder begegnen. Alle drei genannten Sätze haben die gleiche Form, die gleiche Grammatik: X hat keine Zähne. Dies erweckt in uns automatisch den Wunsch, alle drei Subjekte auf die gleiche Weise zu behandeln: Säuglinge, Gänse und Rosen werden unisono – zumindest für den Moment – als Wesen behandelt, die entweder Zähne haben können oder nicht. Wir gehen bei dem Versuch, jeden der drei Sätze zu verifizieren, nach der gleichen Logik vor. Mit einer gewissen Regelmäßigkeit führt uns diese Art normaler, alltäglicher Operation unerwartet in Fallen und Irritationen.

Wittgenstein bietet zahlreiche Beispiele dafür, wie man sich aus solchen Fallen befreit:

> Die Sprache hat für Alle die gleichen Fallen bereit; das ungeheure Netz gut gangbarer Irrwege. Und so sehen wir also Einen nach dem Andern die gleichen Wege gehen, und wissen schon, wo er jetzt abbiegen wird, wo er geradeaus fortgehen wird, ohne die Abzweigung zu bemerken, etc. etc. Ich sollte also an allen Stellen, wo falsche Wege abzweigen, Tafeln aufstellen, die über die gefährlichen Punkte hinweghelfen (VB, S. 474 f.).

Das, was Fogelin (1996) als die »drei fundamentalsten Gedanken« Wittgensteins bezeichnet, nämlich »den Primat des Handelns vor dem Denken, die Grenzen der Begründung und das Erkennen von Bedeutung in der Anwendung« (p. 57), hat dieser auf die unterschiedlichsten Gebiete angewendet, die vom Schmerz über die Arithmetik bis zur Musik und Logik reichen. Die Wiener Gesellschaft seiner Zeit war musikalisch sicherlich gebildeter, als es die meisten von uns heute sind. (Aus Berlin – wo Wittgenstein Maschinenbau studierte – berichtete er seiner Schwester, dass er 30 Mal »Die Meistersinger« gesehen habe!) So lesen wir z. B. bei Wittgenstein:

> Das Verstehen eines Satzes der Sprache ist dem Verstehen eines Themas in der Musik viel verwandter, als man etwa glaubt. Ich meine es aber so: daß das Verstehen des sprachlichen Satzes näher, als man denkt, dem liegt, was man gewöhnlich Verstehen des musikalischen Themas nennt (PU, § 527).

Wer erwartet von seiner Leserschaft heute noch, dass sie mit einem musikalischen Thema etwas verbindet? Würde die heutige Leserschaft Wittgensteins Analogie nicht eher als verwirrend denn hilfreich empfinden? Anders ausgedrückt: Eine Note, ein Akkord, ein Satz oder auch ein Thema z. B. aus Mahlers 6. Sinfonie ist – unabhängig davon, was sie einem persönlich bedeutet – nur im Kontext der gesamten Sinfonie bedeutsam. Das Ganze ist nicht nur anders und größer als seine Teile; es definiert die Teile. Außerhalb seiner Umgebung verliert es seine Bedeutung. Ähnliches geschieht, wenn Wörter und Sätze aus ihrer Umgebung – einem Sprachspiel oder dem alltäglichen Sprachgebrauch – herausgelöst werden: Sie verlieren leicht ihre Bedeutung.

»Tatsachen«

Gleich zu Beginn des »Tractatus logico-philosophicus« bereitet Wittgenstein mit dem Begriff »Tatsachen« den Weg für einen Großteil seines Werkes, indem er feststellt: »Die Welt ist die Gesamtheit der Tatsachen, nicht der Dinge« (T, § 1.1). Und die Welt zerfalle in unabhängige Tatsachen, die die Welt aufteilten (vgl. T, § 1.2 ff.). Eine »Tatsache« ist eine Sache in ihrer Umgebung oder ihrem Kontext. Die Bilder von Tatsachen, so Wittgenstein in seinem frühen Werk, spiegelten sich in der Sprache, damit sie für uns eine Bedeutung bekämen; und dann können wir wahrheitsgemäß sagen, dass kein Flusspferd im Therapieraum ist. Natürlich kann eine Tatsache immer anders geartet sein. Wir können uns ein Flusspferd im Therapieraum durchaus vorstellen.

»Familienähnlichkeiten«

Philosophen, Psychologen und Therapeuten nehmen ständig die naturwissenschaftliche Methode als Modell und werden dadurch verführt (das Wort »verführt« ist für diesen Sachverhalt eigentlich zu schwach), mit Fragen und Antworten so umzugehen, wie es die Naturwissenschaft tut. Vielleicht fühlen wir uns dadurch, dass wir das naturwissenschaftliche Modell im Hinterkopf haben, schon fast gezwungen, die Sprache im Sinne eines abstrakten Systems zu untersuchen, statt sie als Form des Handelns zu betrachten. Doch das, so Wittgenstein, »führt den Philosophen [und, ich füge hinzu, den Therapeuten] in vollständiges Dunkel« (BBB, S. 39). Dieses hingebungsvolle Beschäftigtsein mit der Methode der Naturwissenschaft erweckt im Philosophen und Therapeuten den Wunsch, ja sogar die Forderung, dass »die Erklärung von Naturerscheinungen auf die kleinstmögliche Anzahl primitiver Naturgesetze zurückzuführen« (BBB, S. 39) sein müsse, und zwar mittels vereinheitlichter Begriffe und einfacher Kausalzusammenhänge. Wittgenstein wendet das so:

> Das Verführerische der kausalen Betrachtungsweise ist, daß sie einen dazu führt, zu sagen: »Natürlich, – so mußte es geschehen.« Während man denken sollte: *so* und auf viel andere Weise, kann es geschehen sein (VB, S. 501; Herv. im Orig.).

Doch die meisten Begriffe, die Therapeuten und Klienten im Rahmen ihrer tagtäglichen Arbeit gebrauchen, sind nicht naturwissenschaftlicher, künstlicher, vereinheitlichter Art, sondern sind dem Alltagsleben entnommen. Die Begriffe, mit denen wir arbeiten, implizieren »ein kompliziertes Netz von Ähnlichkeiten, die einander übergreifen und kreuzen. Ähnlichkeiten im Großen und Kleinen« (Wittgenstein, PU, § 66). Diese Begriffe bezeichnet Wittgenstein mit dem Wort »Familienähnlichkeiten« (PU, § 67).

Der Begriff »Spiel« kann als Prototyp gebraucht werden. Verschiedenen Aktivitäten, die wir als »Spiele« bezeichnen, z. B. Basketball, Tennis, Golf und Solitaire, »ist [...] gar nicht Eines gemeinsam, weswegen wir für alle das gleiche Wort verwenden, – sondern sie sind miteinander in vielen verschiedenen Weisen *verwandt*« (PU, § 65; Herv. im Orig.).

Als weiteres Beispiel nehmen wir das Wort »gut«. Was haben ein guter Witz, ein guter Tennisspieler, ein guter Mensch, sich gut fühlen, der gute Wille, gute Erziehung, gut aussehen und ein Tunichtgut miteinander gemeinsam? Das Wort »gut« scheint sich nicht auf ein spezifisches Gebilde oder gar auf eine gemeinsame Eigenschaft zu beziehen. Doch wegen seiner gleichförmigen Erscheinung gehen wir automatisch davon aus, dass es sich auf ein spezifisches Gebilde oder eine gemeinsame Eigenschaft bezieht, die wir verallgemeinern können. Nun nehmen wir das Wort aus seinem Zusammenhang heraus, entfernen es von seinem natürlichen Platz im gesprochenen Wort und betrachten es so, als »wäre die Bedeutung eine Aura, die das Wort mitbringt und in jederlei Verwendung herübernimmt« (Wittgenstein, VB, S. 511): Gutsel [eigtl. = Gutes, landsch. *Bonbon* – Anm. d. Übers.], zu viel des Guten, gutes Wetter, guter Geschmack, schmeckt gut, guten Tag, ein guter Einkauf, gute Reise usw. Wenn wir Beispiel für Beispiel durchgehen, erkennen wir schließlich, dass es bei den verschiedenen Verwendungen des Wortes so etwas wie eine vage Familienähnlichkeit gibt. Es gibt bestimmte gemeinsame Merkmale, aber keine strikten Grenzen; ein Mitglied, das nicht zur Familie gehört, kann »die gleiche Nase« haben. Mit anderen Worten: »Die Begriffsbildung hat z. B. Grenzenlosigkeit, wo in der Erfahrung keine scharfen Grenzen zu finden sind. (Grenzenlose Approximation.)« (Wittgenstein, BPP2, § 636).

»Sprachspiele«

Was Wittgenstein als »Sprachspiel« bezeichnet, kommt schlicht und einfach einer Tranche oder Scheibe des Alltagslebens, der Heimat von Wörtern und Begriffen gleich. Er definiert Sprachspiele auf drei Arten: als methodologisches Werkzeug zur Untersuchung philosophischer Theorien; als ein ähnliches Vorgehen, nach dem Kinder lernen [therapeutische Ausbildung – Hinzufüg. d. Autoren]; und als erklärendes Instrument, das den Sprachgebrauch in Bezug zu anderen Formen des Handelns beschreibt (vgl. Williams 2002, p. 220).

Diese alltäglichen Praktiken und Handlungen, in denen Wörter gebraucht werden, geben den Wörtern ihre Bedeutungen. Wittgenstein demonstriert seine Definition von Sprachspiel anhand mehrerer Beispiele:

> Das Wort »Sprachspiel« soll hier hervorheben, daß das Sprechen der Sprache ein Teil ist einer Tätigkeit, oder einer Lebensform.
>
> Führe dir die Mannigfaltigkeit der Sprachspiele an diesen Beispielen, und anderen, vor Augen:

> Befehlen, und nach Befehlen handeln –
> Beschreiben eines Gegenstands nach dem Ansehen, oder nach Messungen –
> Herstellen eines Gegenstands nach einer Beschreibung (Zeichnung) –
> Berichten eines Hergangs –
> Über den Hergang Vermutungen anstellen –
> Eine Hypothese aufstellen und prüfen –
> Darstellen der Ergebnisse eines Experiments durch Tabellen und Diagramme –
> Eine Geschichte erfinden; und lesen –
> Theater spielen –
> Reigen singen –
> Rätsel raten –
> Einen Witz machen; erzählen –
> Ein angewandtes Rechenexempel lösen –
> Aus einer Sprache in die andere übersetzen –
> Bitten, Danken, Fluchen, Grüßen, Beten (PU, § 23).

Wie Wittgenstein immer und immer wieder herausstellt, ist der Alltagsgebrauch von Wörtern eine soziale, interaktionale Handlung.[13]

13 »Befehlen, fragen, erzählen, plauschen gehören zu unserer Naturgeschichte so wie gehen, essen, trinken, spielen« (Wittgenstein, PU, § 25).

7. »Mein wahres Ich«

An einem Wintermorgen wollte ich (Insoo Kim Berg) im Hörsaal der Garza Independence High School gerade mit meiner Vorlesung vor Lehrern und geladenen Gästen aus dem Schulbezirk beginnen, als ein gut aussehender afroamerikanischer Schüler auf mich zukam und mir seine Unterstützung anbot. Er fragte mich, ob er mir auf irgendeine Weise behilflich sein könne. Verwundert und erfreut über dieses Angebot, wechselte ich ein paar Worte mit dem jungen Mann, der plötzlich anfing, japanisch zu sprechen, was mich völlig überraschte. Wir sprachen noch kurz über seinen Traum, eines Tages Japan zu besuchen.

Dann platzte der junge Mann namens Carl aus heiterem Himmel damit heraus, dass er in der vergangenen Nacht versucht habe, sich umzubringen. Seine Worte passten irgendwie nicht in den Kontext, und ich begriff erst nach einer Weile, was er gesagt hatte. Dann reckte er seinen Hals und zeigte mir eine oberflächliche Narbe, um mich von der Richtigkeit seiner Erzählung zu überzeugen, und erklärte mir, dass er sich an dieser Stelle versucht habe zu verletzen. Da sich inzwischen der Hörsaal gefüllt hatte, schlug ich Carl vor, nach der Vorlesung mit ihm zu sprechen. Er war sofort damit einverstanden und suchte sich einen Platz, um sich die morgendliche Vorlesung anzuhören.

Glücklicherweise drehte ein Kameramann gerade einen Dokumentarfilm über die Garza High School, und er war bereit, seinen Tagesplan etwas zu modifizieren und mein Gespräch mit Carl aufzuzeichnen. Ein weiterer glücklicherer Umstand war der, dass Carl nur ein paar Blocks von der Schule entfernt wohnte und wir bei seiner Mutter die Zustimmung zur Aufzeichnung des Gesprächs einholen konnten. Da ich ja nur als Gast für einen einzigen Tag an dieser Schule war und dadurch kein Sprechzimmer zur Verfügung hatte, fand das Gespräch mit Carl in einer Ecke der Schulbücherei statt.

INSOO: Also, Carl, in welchem Schulfach bist du am besten?
CARL: Mein bestes Fach dürfte bis jetzt wohl Mathe sein, oder Algebra II.[14]
INSOO: Mathe und Algebra?

---

14 Zur besseren Verständlichkeit wurde der staccatoartige Sprechstil des Klienten stellenweise etwas geglättet – Anm. d. Übers.

CARL: Oder einfach Algebra II, Punkt.
INSOO: Algebra II?
CARL: Ja.
INSOO: Ah, was ist Algebra II? Es ist schon lange her, dass ich Algebra hatte.
CARL: Tja, es ist wie, wie eine Art Prozess. In der Junior High[15] hat man eine Einführung in die Algebra. Da macht man so eine Art Textaufgaben, so, wie wenn man eine Kalkulation macht, Rechenaufgaben löst, Zahlen bündelt. Es ist im Grunde wie ein Eliminationsprozess und so was.
INSOO: Ah.
CARL: Und dann rückt man auf. Wenn man dann in die High School[16] geht.
INSOO: Ja.
CARL: Dann bekommt man Algebra I, die eigentliche Algebra. Dann hat man Geometrie, die ich nicht mag. *[Lacht]* Und dann hat man Algebra II.
INSOO: Ah, also das hast du jetzt?
CARL: Ja, und es gefällt mir.
INSOO: Und in dem Fach bist du am besten?
CARL: Ja. Darin habe ich nur Einsen.
INSOO: Darin hast du nur Einsen?
CARL: Ja.
INSOO: Demnach musst du ein ziemlich schlauer junger Mann sein.
CARL: *[Lacht]* Na ja, nein. Nein, es geht so.
INSOO: Es geht so?
CARL: Durchschnitt.
INSOO: Ah, ich verstehe. Okay. Gut. Also Mathe und Algebra II. Demnach bist du in Mathe auch gut.
CARL: Irgendwie schon, aber ich glaube, wenn ich etwas als Hauptfach studieren sollte, wäre es wahrscheinlich Algebra oder Algebra II oder so.
INSOO: Okay. Ich wollte gerne auf das zu sprechen kommen, worüber wir vorhin ein bisschen angefangen haben zu reden. Wir hatten nicht viel Zeit zum Reden.
CARL: Genau.
INSOO: Wir hatten heute Morgen nur fünf Minuten zum Reden. Deshalb möchte ich da noch mal anknüpfen. Du hast gesagt, dass du ... dass du dich gestern umbringen wolltest?
CARL: Ja.
INSOO: Ja.
CARL: Ähm, das ist eigentlich eine ziemlich merkwürdige Geschichte, denn, ähm, gestern war für mich ein ganz gewöhnlicher Tag. Ich meine, ge-

---

15 weiterführende Schule, die meistens die Klassenstufen 7 und 8 umfasst und dem Niveau einer deutschen Gesamtschule entspricht – Anm. d. Übers.
16 schließt sich der Junior High School (s. o.) an und umfasst im Allgemeinen die Klassenstufen 9 bis 12 – Anm. d. Übers.

nau um viertel vor elf; ich hatte gerade *American Idol*[17] zu Ende geguckt, und dann hab ich mir die Rede des Präsidenten angesehen und all das. Und dann hab ich versucht zu schlafen, aber mein Bruder, der hat mich nicht in Ruhe gelassen. – Mein Bruder, der ist gerade aus dem Gefängnis gekommen. Er ist neunzehn.

INSOO: Er ist neunzehn, und er ist gerade aus dem Gefängnis entlassen. Okay.

CARL: ... und jedenfalls hat er mich die ganze Zeit genervt, ich soll ihm seine Lieblings-CD oder so auflegen. Ich dachte: Oh, nee, ich muss schlafen gehen; ich muss am nächsten Morgen zur Schule.

INSOO: Ja.

CARL: Also. Na ja, es lief dann eben irgendwie anders. Ich bin also aufgestanden; hab bei meiner Mutter an die Tür geklopft und sie gebeten: »Kannst du bitte den CD-Player nach oben in sein Zimmer bringen, damit er mich in Ruhe lässt?« Dann fing er an, mich ganz blöd anzumachen oder so. Und dann hab ich's ihm eben genauso zurückgegeben. Und dann hab ich versucht, mich wieder zu beruhigen, indem ich raus bin und ein bisschen spazieren gehen wollte. Und als ich da so lief, sah ich einen Bus kommen, also bin ich gerannt, um ihn noch zu erwischen. Ich bin in den Bus rein und hab zu dem Busfahrer gesagt: »Ich hab kein Geld für den Bus. Wenn Sie mich einfach so mitnehmen könnten – ich bin gerade total in Schwierigkeiten.« Er sagt: »Sicher, können wir machen.« Also hat er mir die Busfahrt geschenkt. Und ich bin mit dem Bus zum Haus meiner Tante gefahren, Tante Jasper. Und während ich auf das Haus zugehe, bemerke ich diese dunkle Wolke über meinem Kopf, es war fürchterlich. Alles – Liebe, Hass, Wut, Enttäuschung – dröhnte einfach auf mich ein. Und als ich im Haus war, ging ich in die Küche. Ich hab ein Messer abgespült, ein großes Messer. Und zum Glück war es nicht besonders scharf. Denn ich hab dann meinen Kopf nach hinten gelegt – und meine Tante stand direkt daneben. Na ja, aber sie war völlig betrunken und hat mich gar nicht beachtet. Und ich habe also meinen Kopf nach hinten gebeugt.

Manche Therapeuten würden sofort auf die dunkle Wolke zu sprechen kommen, aber Sie tun das nicht. Warum?

Ich möchte zuerst an die Kompetenz anknüpfen und ein paar Beispiele für Carls Kompetenz und seine bisherigen Fähigkeiten geben, damit er für sich gute Entscheidungen treffen kann, bevor ich auf das Problem eingehe. Ich kann immer noch zu der »dunklen Wolke« zurückkehren, indem ich später danach frage, wenn

17 US-amerikanische Fernsehsendung, in der Nachwuchstalente für die Pop-Szene gesucht werden – Anm. d. Übers.

nötig, aber im Allgemeinen bekomme ich die Informationen, die ich brauche, spontan im Verlauf eines lösungsfokussierten Therapiegesprächs.

»Das Gespräch, die Anwendung und Ausdeutung der Worte fließt dahin, und nur im Fluß hat das Wort seine Bedeutung« (Wittgenstein, Z, § 135).

INSOO: Also hat sie gar nicht gesehen, was du gemacht hast? Oder sie hat dich gesehen, und es ist ihr nicht bewusst geworden?
CARL: Es ist ihr nicht bewusst geworden.
INSOO: Es ist ihr nicht bewusst geworden.
CARL: Erst als ich meinen Kopf nach hinten gelegt habe und so eine Art Stoßgebet gesagt hab. Und dann fing ich einfach an zu schneiden – Sie können das genau hier sehen.

In der Aufzeichnung kann man sehen, dass Carl weint. Kam Ihnen der Gedanke, dass Sie ihn sofort oder später darauf ansprechen könnten?
Seine Tränen schienen mir unter diesen Umständen völlig verständlich zu sein. Deshalb muss man sein Weinen nicht thematisieren.

INSOO: Ja. Ja. Ja, ich kann das sehen, ja.
CARL: ... und ich habe einfach Glück gehabt, dass ich heute noch am Leben bin. Wissen Sie, das muss ich noch mal erwähnen, denn ich hab ja nicht gewusst, dass direkt daneben noch ein schärferes Messer lag, aber ich hab eben nach diesem Messer gegriffen, weil es das größte war.

Die Äußerung »Ich habe einfach Glück gehabt, dass ich heute noch am Leben bin« lässt nicht gerade auf suizidale Gedanken schließen. Können Sie erklären, woher Sie wussten, dass Sie in diese Richtung gehen mussten und weshalb Sie nicht dem üblichen Protokoll für Suizidgespräche gefolgt sind, um die tödliche Gefahr abzuschätzen, oder weshalb Sie nicht auf das Thema Suizidvertrag zu sprechen kommen?
Die Informationen, die zur Beurteilung einer suizidalen Gefährdung notwendig sind, ergeben sich im Gespräch auf natürliche Weise und Schritt für Schritt. Wie es sich herausstellt, hatte Carl in der vergangenen Nacht einen existierenden Suizidvertrag, der offensichtlich nichts geholfen hat, gebrochen.

INSOO: Ja.
CARL: Also, ich dachte, ich hätte mir eine größere Verletzung oder so zugefügt.
INSOO: Verstehe.
CARL: Also, ich weiß, ich weiß einfach nicht; aber wissen Sie, ich danke Gott jeden Tag.
INSOO: Also, was hat geholfen? Was hat geholfen, dass es nicht tiefer ging?
CARL: Es ist, ich meine, ich weiß nicht. Ich meine, als ich – das Messer war einfach nicht – es war nicht so scharf, es war wie ein Buttermesser oder so.
INSOO: Ja.
CARL: Aber so war es eben, und dann hab ich es eben so angesetzt, dass es tiefer hätte schneiden können, ich hab es also mit Kraft versucht.
INSOO: Ja.
CARL: Also.
INSOO: Und du sagst, dass dies nicht das erste Mal ist. Es ist auch vorher schon passiert.

Das ist ein Beispiel dafür, wie man Informationen darüber gewinnt, wie stark Carl gefährdet ist, ohne eine formale Beurteilung der Suizidalität vorzunehmen.

CARL: Es ist auch schon vorher passiert, aber dieses Mal ist es am schlimmsten gewesen.
INSOO: Dieses Mal ist es am schlimmsten gewesen.
CARL: Ja. Die anderen Male ist es so gewesen, dass ich mich mit dem Bügeleisen verbrannt habe oder so etwas, wie hier etwa.
INSOO: Ja – oh!
CARL: ... oder so etwas wie hier.
INSOO: Ja.
CARL: Ich meine, mir sind schon alle möglichen Gedanken im Kopf herumgegangen ...
INSOO: Ja.
CARL: ... dass ich, na ja, ich bete einfach zu Gott, dass ich nicht mehr an sie denken muss. Sie kommen, wissen Sie, sie kommen einfach, wann auch immer, einfach so, ich fühle mich deprimiert oder so, na ja, suizidal sozusagen.
INSOO: Okay. Also, wie hast du es geschafft, heute zur Schule zu gehen?
CARL: Tja, das ist auch eine lange Geschichte.
INSOO: Was für eine Nacht ... ich meine, du hast eine entsetzliche Nacht hinter dir.
CARL: Eine entsetzliche Nacht.
INSOO: Wie bist du dann pünktlich zur Schule gekommen?

CARL: Tja, das ist eigentlich klasse, denn als sich dieses ganze Drama abgespielt hat, war ich im Haus meiner Tante ...

INSOO: Ja.

CARL: ... und sie wollten, dass ich die Nacht über dort bleibe. Sie sagten, du brauchst Ruhe oder so ähnlich.

INSOO: Ja.

CARL: Aber ich hab nein gesagt, ich will zurück nach Hause, damit ich am nächsten Morgen aufstehen und zur Schule gehen kann.

INSOO: Meine Güte.

CARL: Denn bis jetzt habe ich noch keinen einzigen Tag in der Schule gefehlt. Zumindest – na ja, zwei Tage, aber die wurden nicht als Fehltage gezählt.

INSOO: Ach so.

CARL: Wie wenn ich z. B. zum Arzt musste oder so.

INSOO: Ja.

CARL: Aber meine Anwesenheitsbilanz ist tadellos, ich bin schon zweimal dafür belobigt worden.

INSOO: Aber nach einer so entsetzlichen Nacht wie der letzten bist du trotzdem zur Schule gegangen.

CARL: Ja.

INSOO: Und du hast mir deine Hilfe angeboten; du hast versucht, mir zu helfen ... heute Morgen. Und du hast dich sogar an der Gruppe beteiligt – bei einer großen Gruppe von Menschen.

CARL: Einer großen.

INSOO: Eine sehr große Gruppe von Menschen. Du bist sehr kontaktfreudig, sehr aufgeweckt, sehr sprachgewandt. Ich war total erstaunt, als ich sah ... was ich heute Morgen gehört habe und jetzt, weil ich keine Möglichkeit hatte, mit dir zu reden, weil wir so beschäftigt waren. Und du konntest das einfach so beiseite schieben.

CARL: Richtig.

INSOO: Und du hast weitergemacht und an der Veranstaltung teilgenommen.

Wittgenstein beschreibt, wie das Aufsetzen eine »guten Miene« hilfreich sein kann, wenn sein Fragender wissen will: » (...) ›Wie lange freut es dich?‹ Eine seltsame Frage. Aber sie könnte Sinn haben. Die Antwort könnte sein: ›Immer, wenn ich dran denke‹« (LSPP, § 2).

CARL: Ja, aber, ich habe meine gute Miene aufgesetzt. Ja, so nenne ich das.

INSOO: So nennst du das?

Manche Therapeuten wären automatisch davon ausgegangen, dass die gute Miene nicht echt sei, oder hätten auf der Basis dieser

Annahme oder Interpretation entsprechende Fragen gestellt, dass etwas anderes »dahinter« stecke. Sie haben seine Miene jedoch nicht angezweifelt, sondern ihn weitersprechen lassen.

Carl: Ja. Ich meine, das ist jetzt keine Vortäuschung oder so, aber es gibt Menschen auf dieser Welt, die man nicht durchschauen kann.
Insoo: Ja.
Carl: Aber manchmal kann man erkennen, was sie gerade durchmachen, also, ich persönlich versuche, ich sage den anderen, was geschehen ist, aber ich versuche dennoch, dabei keine Miene zu verziehen.
Insoo: Okay.
Carl: Also, na ja, wann immer, wissen Sie, diese Sache, die wir heute hatten, ich hab Ihnen zugehört, ich hab einfach zugehört, was Sie zu sagen hatten.
Insoo: Genau den Eindruck hatte ich auch. Ja, das hast du gemacht.
Carl: Ich war doch kooperativ.
Insoo: Ja, das warst du.
Carl: Also die ganze Sache mit dem Messer letzte Nacht, das war doch, das hat mich einfach umgehauen, als ich Ihnen bei dem ganzen Gespräch da zuhörte, wissen Sie, darüber, wie das mit dem Curriculum der Schule ist und so. Wie gut der AISD [Austin Independent School District] doch ist, Texas generell ist doch, einfach – ich weiß nicht, ob ich das sagen sollte – aber die spinnen doch irgendwie. Ich meine, ich weiß nicht. Nun, ja.
Insoo: Also, trotz alledem bist du, als ich dich heute Morgen zum ersten Mal sah, auf mich zugekommen.
Carl: Genau.
Insoo: Und du warst so zugewandt, so freundlich. Denn ich wusste ja überhaupt nichts von der Sache, darüber, was dir letzte Nacht passiert war. Du bist sehr kontaktfreudig, so sympathisch und so freundlich, und du hast mich gefragt, ob du mir behilflich sein kannst – kann ich denn nun etwas für dich tun?

In diesem Fall leiten Sie eine Frage mit einem Kompliment ein, sodass es wie eine Frage aussieht, aber in Wirklichkeit ist es auch eine sehr unaufdringliche Form des Lobes, weil der Klient das Kompliment auf natürliche Weise annimmt, indem er auf die Frage antwortet; er muss es aber nicht direkt annehmen oder sich dafür bedanken.

Carl: Ja.
Insoo: Ich meine, du kamst mit einem solchen Angebot auf mich zu und hast versucht, behilflich zu sein. Als du mir das erzählt hast, habe ich

im ersten Moment gedacht: »Nein, der macht einen Scherz. Der will mich auf den Arm nehmen.« Genau das dachte ich. Aber ich wollte sicherstellen, dass ich eine Möglichkeit hätte, noch heute mit dir zu sprechen, deswegen. Also anscheinend ist das Leben nicht so, dass ... ich meine das Leben in der Familie ...

CARL: Ist überhaupt nicht leicht.

INSOO: Ist nicht leicht für dich.

Ohne die Aufmerksamkeit direkt auf die Tatsache zu lenken, dass Carl während dieses Gesprächs zeitweilig Tränen in den Augen hatte, anerkennen Sie seinen Schmerz. Sie entscheiden sich, ihre Empathie dadurch auszudrücken, dass Sie sagen: »Das Leben ist nicht leicht für dich«, statt dass Sie ihn fragen, weshalb er weint.

CARL: Nein. Ich bin überrascht, dass ich es heute hierher zur Schule geschafft habe – nun, eigentlich nicht überrascht, aber dann doch wieder, ich bin wirklich froh, jetzt hier zu sein statt zu Hause, was doch nur ein paar Blocks von hier entfernt ist.

INSOO: Genau.

CARL: Diese Schule ist mein Zuhause, weil ich zum Lernen hierher komme, ich komme doch, um Erfolg zu haben. Um doch einen Abschluss zu machen, das will ich sozusagen hinter mich bringen. Nun, ja, das zu schaffen – denn einige in meiner Familie, die, na ja, die meisten von ihnen haben doch keinen High-School-Abschluss. Und eine ging aufs College, aber auf dem College wurde sie schwanger, und deshalb hat sie abgebrochen. Also, ich möchte wirklich sozusagen der Erste sein, der wenigstens diesen ganzen Weg schafft.

INSOO: Diesen ganzen Weg zum College?

CARL: Diesen ganzen Weg.

INSOO: Bis zum Abschluss?

CARL: Ja.

INSOO: Ich verstehe. Unterstützt deine Familie dich denn bei diesem Vorhaben?

CARL: Meine Mutter, sie steht 100 Prozent hinter mir.

Wie kommt es, dass Sie auf Carl fokussieren, statt sofort seine Mutter ins Spiel zu bringen?

Weil dies eine potenzielle Krisensituation war, hatte ich nicht die Zeit, um auf den nächsten Termin mit seiner Mutter zu warten. Außerdem machen wir im Laufe des Gesprächs sein Verhältnis zur Mutter mithilfe von Beziehungsfragen nutzbar.

INSOO: Sie steht …

CARL: Ja. Und sie hat mir alles erzählt, z. B. das mit dem feierlichen Schulabschluss, der im Februar bevorsteht. Und sie so: »Nun, was wirst du davon haben?« »Ich weiß nicht, den Schulabschluss eben und ein paar Vorstellungsgespräche.« Sie weiter: »Nein, ich werde einen Kontakt für dich herstellen. Ich werde dies und das für dich tun.« Ich weiter: »Tja, Mama, wir haben kein Geld. Ich meine, glaubst du, dass du das hinkriegst?« So also, aber sie so: »Nein, du bist mein Sohn. Ich werde das für dich tun.«

Plagt Sie der Gedanke, Sie könnten Carl dazu ermutigen, sich auf eine Mutter zu verlassen, auf die man sich nicht verlassen kann, indem Sie nicht über die Inkompetenz der Mutter sprechen?

Carl ist 17 und weiß offensichtlich, dass er sich in schwierigen Situationen selbst helfen muss und sich nicht auf seine Mutter verlassen darf. Er hat sich z. B. in der vergangenen Nacht nicht auf sie verlassen, denn er hat nicht zu Hause Hilfe gesucht.

INSOO: Du meine Güte.

CARL: Ich so, okay. Mama, ich meine, ja.

INSOO: Sie steht also hinter dir. Sie unterstützt dich sehr.

CARL: Ja.

INSOO: Okay.

CARL: Und selbst, wenn sie heute herausfinden würde, was geschehen ist, würde sie immer noch hinter mir stehen. Sie wusste doch, dass ich am Rande meiner Kräfte war.

INSOO: Also. Das erstaunt mich. Es hätte einen schweren Streit mit deinem Bruder geben können.

CARL: Oh ja.

INSOO: Letzte Nacht.

CARL: Oh ja.

INSOO: Also, was hat dich dazu bewogen, dich aus dem Staub zu machen, einfach von dort wegzugehen? Und einfach zur Tür hinauszugehen, statt dort zu bleiben, in einen Streit zu geraten? Und du weißt, dass du wahrscheinlich in große Schwierigkeiten gekommen wärst, oder?

CARL: Ah, alles. Ich reagiere einfach auf das, was in meinem Körper vorgeht. Ich sage mir einfach, wenn ich mit jemandem Streit bekomme, muss ich irgendwohin gehen, um mich wieder zu beruhigen, eine Zeit lang. Also … also, statt mich eine oder zwei Minuten lang zu beruhigen und dann zurückzugehen und das Problem zu lösen, versuche ich meistens, doch eine oder zwei Stunden wegzubleiben.

INSOO: Ja.

CARL: Einfach, um doch alles aus mir herauszubekommen, wissen Sie: meine Enttäuschung, meine Tränen, alle diese Gefühle.

INSOO: Ist das also etwas, das du gelernt hast? Oder hat dir das jemand beigebracht? Denn viele Kinder, viele junge Menschen wissen nicht, wann man sich aus dem Staub machen muss; sie bewegen sich nicht von der Stelle, und sie geraten in Schwierigkeiten, in große Schwierigkeiten, und werden gewalttätig und, du weißt schon, solche Dinge. Woher hast du also gewusst, dass es an der Zeit war, sich aus dem Staub zu machen?

CARL: Ich wusste es einfach. Ich meine, schon als ich noch klein war, wusste ich, wann ich mich aus dem Staub machen musste.

INSOO: Ist das wahr? Du wusstest das schon, als du noch klein warst?

CARL: Ja, denn ich und mein Bruder, wir hatten doch, wir hatten uns eine Zeit lang in der Wolle, eine ganze Zeit lang. Ich meine, weil er ständig im Gefängnis war und dann wieder herauskam, oder in einem Therapiezentrum. Er kam immer als derselbe zurück, und das hab ich immer gehasst, weil ich doch erwartet hatte, dass er sich verändert hat.

INSOO: Genau.

CARL: Denn ich bleibe derselbe, außer jetzt, wo ich ja noch stabiler geworden bin, und jetzt stehe ich meinen Mann.

INSOO: Ja.

CARL: Denn früher habe ich mich von anderen bequatschen lassen. Hab mir halt von denen sagen lassen, tja, du musst dies oder das tun, so eben.

INSOO: Ja.

CARL: Also, jetzt habe ich es sozusagen unter Kontrolle, aber irgendwie muss es ja doch jeder an einem Punkt in seinem Leben im Griff haben.

INSOO: Absolut, jeder, natürlich, natürlich. Man muss es im Griff haben. Also, du warst gestern Abend sehr resolut zu deinem Bruder?

CARL: Genau. Sehr resolut.

INSOO: Sehr resolut.

CARL: Ich meine, wenn Leute, wenn sie, wenn z. B. meine Freunde von Garza oder die Lehrer da gewesen wären, hätten die gesagt: »Ist das wirklich der Carl oder ...?« *[Lacht]*

INSOO: Ist das wahr?

CARL: »Ist das jemand anderes?« Ja, weil ich normalerweise nicht so bin, wann immer – na ja. Wenn ich mich mit jemandem in der Wolle habe, dann lasse ich 'ne ganze Menge raus, meine ganze Wut, alles kommt dann raus. Aber ich bin ein ziemlich stabiler Mensch. Ich meine, ich diskutiere mit den Leuten, aber bei einer Person wie meinem Bruder, der doch das gleiche Blut in den Adern hat wie ich, ist es irgendwie schwer, wissen Sie ...

INSOO: Ja.

CARL: ... mit ihm zu argumentieren.

INSOO: Ja, das ist schwer.

Carl: Ja, weil er doch etwas durchgeknallt ist; er war eine Frühgeburt.

Insoo: Ja.

Carl: Und meine Schwester, die hat auch ein psychisches Problem, aber das will sie nicht zugeben. Aber ich hab zu ihnen gesagt, ich hab gesagt, sie sollen's vergessen, denn sie sagen zu mir so Sachen wie: »Ah, weshalb bist du denn im Shoal Creek Hospital[18] gewesen?« oder etwas in der Art. Ich sagte: »Tja, das bin halt ich, ich kümmere mich selbst um Hilfe. Ich schere mich nicht um euch. Na ja, ihr seid mir schon sehr wichtig, aber ihr müsst das eben irgendwie respektieren, dass ich versuche, Hilfe zu bekommen.«

Insoo: Hm-hm. Hm-hm. Wow, also darüber denkst du wohl schon lange Zeit nach?

Carl: Oh ja.

Insoo: Seit langer Zeit. Und gestern Abend – das klingt, wie wenn deine Resolutheit dir geholfen hätte.

Carl: Genau.

Insoo: Genau. Aber irgendwie warst du nicht ... du wusstest nicht so ganz, was du danach tun solltest ... nachdem du so resolut warst.

Carl: Genau.

Insoo: Also bist du zu deiner Tante gegangen. Und das war nicht sehr hilfreich.

Carl: Nein, das war nicht sehr hilfreich. Ich meine, als ich in diesem Bus saß, habe ich mir überlegt, dass das Erste, was ich tun werde, ist, in ihr Haus zu gehen und etwas Verrücktes anzustellen, z. B. mich umzubringen. Aber dann wiederum dachte ich an all die Menschen, denen ich doch weh tun würde, wenn ich das tue. Ich wäre nicht am Leben; ich würde meinen Schulabschluss nicht erleben. Ich würde doch nicht sehen, wie meine Familie sich entwickelt. Also, alle diese Dinge gingen mir einfach im Kopf herum und einfach ...

Insoo: Genau. Also hast du beschlossen, dass du leben willst. Du hältst es für besser, wenn du am Leben bist, als zu sterben?

Carl: Ja. Ich hab das alles durchgemacht, aber ich bin unverletzt wieder rausgekommen.

Insoo: Ja, das bist du. Ja, das bist du. Ich bin sehr froh darüber. Genau. Also, bei dir hat es eine Veränderung gegeben, bei dem, was du gestern Nacht getan hast? Verglichen damit, was du in der Vergangenheit getan hast, wenn du vor einer so schwierigen Entscheidung gestanden hast?

Carl: Es ist ein Ja und ein Nein.

Insoo: Okay.

Carl: Durch das, was in der letzten Nacht geschah, habe ich erkannt, dass ich mir selbst gegenüber wachsamer sein muss, weil ich mich manch-

18 medizinisches Zentrum, das für psychisch kranke und substanzabhängige Patienten aus dem Einzugsgebiet Austin, Texas, zuständig ist – Anm. d. Übers.

mal zu sehr mitreißen lasse, oder dass ich versuche, ruhiger zu werden. Das funktioniert in den meisten Fällen, aber etwas ganz Tiefes und Dunkles, das schwebt über mir, dann habe ich doch keine andere Wahl als – es hat mich einfach getrieben, was natürlich falsch ist. Ich weiß, dass es falsch ist.

INSOO: Ja.

CARL: Und ich will unbedingt, dass das nie wieder geschieht.

Das ist ein wirklich gutes Beispiel dafür, wie sehr sich Carls gegenwärtige Verfassung von dem unterscheidet, wie er sich in der vergangenen Nacht gefühlt hat. Es ist eindeutig, dass er nicht verletzt werden will.

INSOO: Okay.

CARL: Aber manchmal gehen einem solche Gedanken halt durch den Kopf, die dann sagen: »Du bist nicht gut.«

INSOO: Also, ist das denn in der letzten Nacht passiert? Irgendetwas hat dir gesagt, dass du nicht gut bist?

CARL: Irgendetwas hat mir das gesagt, ja.

INSOO: War das, als du versucht hast, dich zu verletzen?

Das ist ein weiteres Beispiel dafür, wie Sie an die Informationen kommen, die jemand gewinnen würde, der nach dem üblichen Protokoll der Suizidbeurteilung vorgegangen wäre. Aber Sie gehen insofern in einer völlig anderen Reihenfolge vor, als Sie bereits für vieles, was Carl schon richtig gemacht hat, Belege gesammelt haben, und Sie organisieren die Sitzung darauf hin, was als Nächstes geschehen muss. Und dennoch scheinen Sie die Informationen zu bekommen, die zur Einschätzung seiner Suizidgefährdung notwendig sind.

CARL: Etwas hat mir gesagt, dass entweder er gehen muss oder ich gehen muss. Wenn er gegangen wäre, wäre er wieder im Zuchthaus oder im Gefängnis gelandet, wo er hingehört.

INSOO: Ja.

CARL: Ich meine, er ist mein Bruder, ich habe ihn gern, aber er ist eine Gefahr für die Gesellschaft. Und irgendwie kann er, er kann nicht, na ja, mit den Menschen, da draußen umgehen, wissen Sie, und versuchen, sich gut zu benehmen. Aber, was soll man machen, so ist es eben.

INSOO: Also, du wirst ihn offensichtlich auch weiterhin um dich haben. Er ist dein Bruder.

CARL: Oh ja, er bleibt da.

Insoo: Also, ist es dann so … dass das wahrscheinlich wieder passieren wird?

Sie scheuen definitiv nicht davor zurück, das Problem anzusprechen, und auf dieses hinzuweisen ist vielleicht wichtig, weil manche Leser fälschlicherweise vielleicht glauben, dass lösungsfokussiert arbeitende Therapeuten niemals über das Problem oder über negative Aspekte der Situation reden.

Carl: Genau, wahrscheinlich heute, was ich einfach – mir graut einfach davor, nach Hause zu gehen.
Insoo: Das kann ich verstehen.
Carl: Ich hasse es, nach Hause zu gehen.
Insoo: Natürlich. Das verstehe ich. Also, was musst du anders machen, damit so etwas wie in der letzten Nacht nicht wieder passiert?

Das scheint fast die Funktion einer Anweisung zu haben, aber es ist viel milder, weil es als Frage formuliert wird.

Carl: Ich versuche, ihm mehr aus dem Weg zu gehen. Ich meine, das tue ich meistens, aber entweder versucht er dann, mit mir zu reden, oder irgendwas Ähnliches. Aber das, was er zu mir sagt, das ist ja schließlich nicht so wie das Gespräch, das wir jetzt im Moment führen. Es wird immer irgendwie negativ sein. Genau wie eben mein Bruder, er war früher mit einer Gang unterwegs, und es heißt, er ist immer noch in einer Gang. Er ist ein Blood[19], und ich trage die ganze Zeit Blau, aber eigentlich sollte ich Rot tragen. Ich mag eigentlich alle Farben; ich mache doch da keinen Unterschied zwischen den Farben. Es sind schließlich nur Farben. Ich meine, weshalb sollte jemand wegen einer Farbe, die er nicht mag, mit einem anderen einen Streit anzetteln? Aber bei ihm, er hasst mich – er hasst mich ein Stück weit, weil ich Blau mag, und er mag kein Blau. Also, in unseren Gesprächen wird er mir sagen, dass – vor der Kamera sage ich das nicht – aber er wird so ungefähr sagen, na ja, eben irgendeinen ordinären Ausdruck benutzen, wegen der Farbe Blau und so weiter. Und dass Rot – »Rot macht aggressiv«, ungefähr so, Rot steht im Rampenlicht und so was. Aber ich meine, ich mag Rot, ich mag Blau, ich mag alle Farben …

Insoo: Ja.
Carl: … aber warum hasst man eine Farbe?

---

19 in den USA und darüber hinaus operierende Jugendbande – Anm. d. Übers.

INSOO: Ja. Also, was wirst du … was musst du das nächste Mal tun?
CARL: Ich werde …
INSOO: Er wird sich nicht ändern.
CARL: Nein, niemals.
INSOO: Ja. Klingt danach, dass er sich wahrscheinlich nicht ändert …
CARL: Genau.
INSOO: … zumindest in absehbarer Zeit.
CARL: Genau.
INSOO: Also, was musst du das nächste Mal tun, damit so etwas wie in der letzten Nacht nicht wieder passiert?
CARL: Ich muss wirklich rausgehen, glaube ich.
INSOO: Rausgehen?
CARL: Ich muss versuchen, ihm aus dem Weg zu gehen. Wenn wir dann im Haus sind und ich versuche, ihm aus dem Weg zu gehen, oder er etwas zu mir sagt oder so, das ist dann genau mein Signal, dass ich abhauen muss. Ich muss mich aus dem Staub machen, denn jedes Mal, wenn ich in diesem Haus geblieben bin und einfach abgewartet habe, bin ich verprügelt worden. Ich bin immer mit etwas verprügelt worden. Wir haben uns z. B. mit Gegenständen bewaffnet und aufeinander eingeschlagen.
INSOO: Oh je.
CARL: Ich meine, es waren z. B. Stühle und Leitern und Lampen, alles, was einem so einfällt, wir haben Tische, einfach alles kurz und klein geschlagen. Meine Mutter, sie hat vermutlich, ich weiß nicht, etwa vier verschiedene Tische mit uns gehabt, weil es mit uns einfach so schlimm war.
INSOO: Okay. Also, als Allererstes darfst du dich nicht mit deinem Bruder anlegen.
CARL: Genau.
INSOO: Du gehst einfach raus.
CARL: Genau.
INSOO: Weißt du, an welchem Punkt du dich aus dem Staub machen musst?
CARL: Nicht so richtig.
INSOO: Nicht so richtig?
CARL: Ich steck dann irgendwie fest. Ich bin einfach, wie ich Ihnen vorhin schon gesagt habe, ich kann nur reagieren.
INSOO: Richtig.
CARL: Ich meine, wenn jemand – meine Mutter hat mir doch gesagt: »Wenn jemand dich mit Respekt behandelt, behandle auch ihn mit Respekt; wenn dich aber jemand respektlos behandelt, dann versuche, ihn mit Argumenten zu überzeugen.« Aber dann wiederum, wenn der Punkt erreicht ist, wo sie einem doch Angst machen oder man sich bedroht fühlt –
INSOO: Oder gewalttätig wird?

CARL: Ja, dann, und wenn dann einfach die Fantasie mit einem durchgeht, wie es da der Fall war.

INSOO: Ja.

Akzeptiert man es, wenn zwischen den nonverbalen Mitteilungen des Klienten und seinen Äußerungen eine deutliche Diskrepanz ist, oder geht man diesem Umstand nach?

Wir reagieren darauf so, dass wir weitere Fragen stellen; doch wir interpretieren nicht, sondern akzeptieren das, was der Klient sagt.

CARL: Wie in der letzten Nacht, das war einfach eine Spontanreaktion. Alles, was ich gesagt habe, kam sozusagen direkt aus der Gebrauchsanweisung für ordinäre Ausdrücke *[Lacht]*, einfach so.

INSOO: Richtig.

CARL: Aber ich will nicht, dass es noch einmal passiert.

INSOO: Also, was kann dir in einer Situation wie dieser, wie in der letzten Nacht, am ehesten helfen?

CARL: Ich meine, meine Familie redet mit mir darüber. Ich meine, ich bekomme doch eine Menge Unterstützung von meiner Familie, das heißt, von einigen von ihnen. Aber, na ja, einige haben doch eine negative Art.

INSOO: Wer in deiner Familie?

Es ist sehr wichtig, Details über das Was, Wo, Wer, Wann, Wie und so weiter zu bekommen. Stärke und Resilienz des Klienten zeigen sich in den kleinen Dingen, die er tut, nicht in den großartigen, heroischen Taten, die er vollbringt.

CARL: Fast alle meine Vettern und Kusinen, wirklich, weil sie doch das Gleiche durchgemacht haben.

INSOO: Mit ihm?

CARL: Nein. Mit Selbstmordgedanken oder mit ihren – tja, so etwas wie ihm, auch mit ihrem Bruder.

Ich ging davon aus, dass seine Vettern und Kusinen schon ähnliche Begegnungen mit Carls Bruder hatten. Aber es stellt sich heraus, dass seine Vettern und Kusinen ebenfalls suizidale Episoden hinter sich hatten. Es scheint, als ob er in seiner Familie eine Selbsthilfegruppe für Suizidgefährdete hätte.

INSOO: Ja, okay.

CARL: Entschuldigung. Denn er war irgendwie ähnlich wie mein Bruder.

INSOO: Ja. Richtig. Also hilft es, mit denen darüber zu reden? Mit deinen Vettern und Kusinen zu reden hilft?

CARL: Ja, es hilft 'ne ganze Menge. Und das ist auch, wo –

INSOO: Wirklich?

CARL: Ja.

INSOO: Nun, gut.

CARL: Und das ist der Punkt, an dem ich letzte Nacht stand. Und ich habe nur eine Stunde geschlafen, weil ich bis gegen fünf aufgeblieben bin, und dann hab ich gesagt: »Okay, weckt mich in einer Stunde.« Den Rest kennen Sie, die haben mich dann zur Schule gefahren, und hier bin ich.

INSOO: Wow.

CARL: Es war mir egal, ob ich zu spät komme; ich bin nur etwa eine halbe Stunde zu spät gekommen, aber ich hab angerufen, bevor ich gekommen bin, also. Ich werde nie wieder einen Tag in der Schule fehlen, nie wieder ...

INSOO: Wirklich.

CARL: ... oder, na ja, wegen irgendetwas zu spät kommen oder so.

INSOO: Genau. Also, die Schule ist für dich sehr hilfreich. In der Schule sein ist sehr hilfreich.

CARL: Die Schule ist so wichtig für mich. Es ist ein Zuhause, es ist ein zweites Zuhause.

INSOO: Wow.

CARL: Ja.

INSOO: Okay. Genau. Also, erklär mir noch einmal, was du als Erstes tun wirst, wenn du mit deinem Bruder in eine Situation wie diese gerätst, oder ist es eher mit anderen aus der Familie?

Wittgenstein erinnert: »Die für uns wichtigsten Aspekte der Dinge sind durch ihre Einfachheit und Alltäglichkeit [oft – Hinzufüg. d. Autoren] verborgen. (Man kann es nicht bemerken, – weil man es immer vor Augen hat.) Die eigentlichen Grundlagen seiner Forschung fallen dem Menschen gar nicht auf. Es sei denn, daß ihm *dies* einmal aufgefallen ist. – Und das heißt: das, was, einmal geschehen, das Auffallendste und Stärkste ist, fällt uns nicht auf« (PU, § 129; Herv. im Orig.).

CARL: Normalerweise mit meinem Bruder.

INSOO: Normalerweise mit deinem Bruder?

CARL: Mit ihm besonders.

INSOO: Mit ihm besonders?

CARL: Mit den anderen in der Familie kann ich argumentieren, oder ich kann –

INSOO: Damit kannst du umgehen.
CARL: Ja, damit kann ich umgehen. Aber mit ihm, da reagiere ich nur.
INSOO: Du überlegst nicht.
CARL: Ja.
INSOO: Du überlegst nicht. Du sagst, dass du immer nur reagierst.
CARL: Richtig.
INSOO: Okay. Also, wenn du reagieren musst, vermute ich mal, wirst du dich aus dem Staub machen müssen?

> In dieser Frage [»... vermute ich mal, wirst du dich aus dem Staub machen müssen?«] scheint sich die Haltung zu spiegeln, Carl zu helfen, dass er die einzelnen Phasen seiner Reaktionen identifizieren kann, indem diese auf eine Weise in viele Schritte zerlegt werden, dass er mehr Kontrolle erlangt und eine praktikable Liste von Dingen zur Hand hat, die er in Zukunft zu seiner Sicherheit tun kann; und das alles entwickeln Sie ausschließlich mithilfe von Fragen.

CARL: So etwas in der Art.
INSOO: So etwas in der Art? Bevor du an einen Punkt gelangst, wo du reagieren musst.
CARL: Ja, aber manchmal, wenn ein Mensch in einer Situation ist, ist er doch standhaft, ist er doch irgendwie im Gleichgewicht. Im Allgemeinen höre ich ihm zu, wenn er mir etwas erzählt, und dann geht mir etwas durch den Kopf, und was auch immer dann herauskommt, kommt einfach heraus. Und genau davor habe ich Angst, weil man manchmal die falschen Worte zu jemandem sagen kann.
INSOO: Das ist richtig.
CARL: Das wird doch ...
INSOO: Etwas auslösen.
CARL: Aber, doch, ja, in einer solchen Situation ist das nicht aufzuhalten.
INSOO: Genau.
CARL: Besonders mit ihm, er ist einfach ...
INSOO: Ja.
CARL: Ich meine, es gab Zeiten, da hatte ich Angst vor ihm. Ich habe jetzt noch ein bisschen Angst vor ihm, was er so alles mit mir anstellen würde, aber am meisten habe ich Angst davor, was ich mit ihm anstellen werde.
INSOO: Oh.
CARL: Also, ich versuche, dem so gut es geht aus dem Weg zu gehen.
INSOO: Wow, erstaunlich, erstaunlich. Also, was wäre das erste kleine Anzeichen, das dir sagen würde: »Oha, ich mache mich jetzt besser aus dem Staub.«?

CARL: Das erste Anzeichen …
INSOO: Das erste kleine Anzeichen, das dir sagt: »Die Situation ist gefährlich.«
CARL: Ein kleines Anzeichen wäre mein hämmerndes Herz.
INSOO: Okay.
CARL: Das ist immer so. Wenn ich mit jemandem argumentiere, hämmert mein Herz wie verrückt. Das ist gefährlich.
INSOO: Also, wenn du das Gefühl hast, dass …
CARL: Ja.
INSOO: … du sagst: »Jetzt wird es Zeit, sich aus dem Staub zu machen.«
CARL: Ja, das ist ein Warnzeichen.
INSOO: Das ist ein Warnzeichen.
CARL: Aber dann, wenn irgendein Mist aus meinem Mund kommt, fängt mein Kopf an weh zu tun. Das ist das andere Anzeichen.
INSOO: Ja.
CARL: Das ist dann ein schlimmes Zeichen, es ist sozusagen der Punkt, an dem der Konflikt ausbricht.
INSOO: Okay, also, zu dem Zeitpunkt, an dem dein Kopf anfängt weh zu tun, ist es dann zu spät?
CARL: Nein.
INSOO: Oder hast du dann noch Zeit?
CARL: Ich habe dann noch Zeit.
INSOO: Du hast dann noch Zeit, dich aus dem Staub zu machen.
CARL: Letzte Nacht zum Beispiel, da schlug ich mir an den Kopf und hab mich zusammengerissen und zu mir gesagt: »Ich gehe jetzt, um mich wieder zu beruhigen.« Also, im Prinzip hatte ich da zum ersten Mal so etwas wie Kontrolle.
INSOO: Ja, das hattest du.
CARL: Das ist zum ersten Mal …
INSOO: Ja, das hattest du.
CARL: … dass ich wirklich Kontrolle hatte.
INSOO: Ja, das hattest du. Genau. Also, das hämmernde Herz ist das erste Anzeichen.
CARL: Der Kopf, der weh tut …
INSOO: Der Kopf tut weh, ist das zweite Anzeichen. Wörter, die aus deinem Mund kommen, sind das dritte Anzeichen.
CARL: Und dann versuchen, sich aus dem Staub zu machen, ich versuche, mir entweder an den Kopf zu schlagen, oder ich versuche, mich zusammenzureißen.
INSOO: Sich zusammenzureißen.
CARL: Oder zu versuchen rauszugehen oder so.
INSOO: Was meinst du mit: sich an den Kopf schlagen?
CARL: Wie in, na ja …, jemand versucht, jemanden aus dem, na ja, eben Koma oder so durch Schnalzen oder Klatschen herauszuholen.

INSOO: Also, das machst du dann so? *[Macht eine Geste, als ob sie sich seitlich an den Kopf schlagen wollte.]*
CARL: Ja, das mache ich dann richtig, richtig heftig, und ich werde einfach –
INSOO: Richtig heftig?
CARL: Richtig heftig, und ich sage zu mir: »Ich werde jetzt gehen, um wieder ruhig zu werden.«
INSOO: Okay, und das ist auch ein Anzeichen?
CARL: Genau.
INSOO: Also das ist der dritte Schritt, klingt jedenfalls so.
CARL: Ja.
INSOO: Ja.
CARL: Dazwischen.
INSOO: Dazwischen, genau. Also, du hast ein bisschen Zeit, um zur Tür hinauszugehen?
CARL: Genau so. Aber manchmal funktioniert das nicht; dieses Mal hat es funktioniert, aber zu anderen Zeiten ist es nur der erste und zweite Schritt.
INSOO: Okay, in Ordnung. Also, welches ist der sicherste? Welchen Schritt musst du tun, wenn es der sicherste ist? Schritt eins, hämmerndes Herz, hämmerndes Herz, Kopfweh oder Wörter, die aus deinem Mund kommen?
CARL: Ah, es ist mein Herz, die ganze Zeit.
INSOO: Das Herz?
CARL: Das Herz ist eigentlich der Schlüssel zum Leben. Ich meine, wenn es stärker schlägt, stimmt etwas nicht, selbst wenn es etwas Gutes ist wie das Adrenalin, wenn man zum Beispiel auf einer Achterbahn fährt oder so etwas.
INSOO: Da hast du recht.
CARL: Wenn das Herz hämmert, hat man doch Spaß oder etwas. Aber wenn das Herz hämmert und man ist in einer solchen Situation, sollte man doch einfach abhauen, und das werde ich tun.
INSOO: Okay. Das ist ein Anzeichen für dich?
CARL: Ja.
INSOO: »Oha, Gefahr ist im Verzug.«
CARL: Genau. Ich werde dann einfach rausgehen.
INSOO: Rausgehen.
CARL: Statt zu versuchen zuzuhören, was er zu sagen hat.
INSOO: Genau, genau.
CARL: Ja.
INSOO: Okay. Wie optimistisch bist du, dass du das tun kannst? Wenn dein Herz hämmert. »Oh, oh, nichts wie weg.«?

Das ist ein Beispiel für die Beurteilung der Sicherheit des Klienten und außerdem dafür, wie man herausfindet, ob hier noch weiter dran gearbeitet werden muss.

CARL: Ich bin besonders optimistisch, wenn Wörter aus meinem Mund kommen.
INSOO: Ah, das ist das sichere Anzeichen?

Welches Ziel verfolgen Sie, wenn Sie diese Serie von Fragen stellen?
Die meisten Menschen beschreiben ihre Reaktionen auf Gewalt als etwas sehr Impulsives, aber in Wirklichkeit bestehen Reaktionen aus vielen Schritten. Ich möchte, dass Carl versteht, wie das unter dem Aspekt funktioniert, wie viel Zeit er an jedem einzelnen Punkt hat. Das ergibt eine praktikable Liste, die er später verwenden kann, wenn er sie im echten Leben braucht. Dieses Ziel kann man auf zwei Hauptwegen erreichen, und in beiden Fällen wendet man Fragen an: Skalierungs- und Beziehungsfragen.

CARL: Ja.
INSOO: Okay, also, dann hast du noch etwas Zeit?
CARL: Ich habe dann noch etwas Zeit.
INSOO: Ja, etwas Zeit.
CARL: Um auszubrechen.
INSOO: Um auszubrechen.
CARL: Aber wenn ich mir nicht rechtzeitig an den Kopf schlage, kann etwas schief gehen.
INSOO: Ja.
CARL: Und ich will nicht, dass das passiert.
INSOO: Okay. In Ordnung. Also, du hast in all den Jahren, obwohl du ja mit deinem Bruder zusammenwohnst, du hast ihm also nicht weh getan oder sonst jemandem weh getan?
CARL: Nein.
INSOO: Nein. Hast du nicht.
CARL: Ich war derjenige, dem weh getan wurde. Ich meine, ich habe versucht, mich so gut ich konnte zu verteidigen, aber …
INSOO: Genau, aber ich meinte, du bist nicht derjenige, der angefangen hat …
CARL: Ah nein.
INSOO: … jemanden anzugreifen?
CARL: Nein.
INSOO: Meistens ist er derjenige.
CARL: Er ist die ganze Zeit derjenige.

Dieser Austausch ist ein weiterer Beleg dafür, dass Carl Streitigkeiten nicht anzettelt, sondern tatsächlich der »Reagierende« ist.

INSOO: Okay. Okay. In Ordnung. Okay, prima.
CARL: Ja, ich weiß, was Sie jetzt denken. Sie fragen sich etwa, tja, was sucht dieser Junge hier eigentlich? Er scheint ja ein ganz netter Typ zu sein, aber er hat all diese Probleme. Ich denke normalerweise auch so, manchmal.
INSOO: Ja? Was antwortest du dann darauf? Was gibst du dir für eine Antwort, wenn du dich das fragst, wenn du das zu dir selbst sagst? Ich hätte daran nicht gedacht, aber jetzt, wo du es sagst.

Es wäre sehr verführerisch, Carl an diesem Punkt zu beruhigen, aber es ist wiederum viel überzeugender, wenn aus seiner Selbsteinschätzung, die glaubhafter ist, ein Eigenlob hervorgeht.

CARL: Jetzt, wo ich es sage?
INSOO: Ja.
CARL: Ich weiß nicht, ich denke doch als Person, ich bin sehr aufrichtig. Ich kann doch kooperativ sein.
INSOO: Das glaube ich dir. Das glaube ich dir hundertprozentig.
CARL: Ich bin immer bereit, etwas auszuprobieren, wenn es doch zu einer Antwort oder so führt.
INSOO: Ja.
CARL: Aber, ah ... ja. Die andere Sache ... ah, tut mir leid, ich habe etwas durcheinander gebracht. Tja, wie die Gedanken halt so durcheinandergehen, aber, oh ...
INSOO: Ja. Also, wenn du dir diese Art von Frage stellst: »Was sucht denn dieser Junge hier eigentlich?«
CARL: Ah ja.
INSOO: Was antwortest du darauf, was würdest du zu dir selbst sagen?
CARL: Manchmal sage ich: »Was suchst du da eigentlich?« Das ist die schlechte Seite. Die gute Seite heißt: »Du bekommst Hilfe« oder »Du sprichst dich aus«.
INSOO: Okay. Okay. Und du sagst, das ist das, was hilft, hier in der Schule?
CARL: Richtig.
INSOO: Ist es das, was du an dieser Schule schätzt?
CARL: Wenn ich hier bin, fühle ich mich so wohl; ich bin entspannt.
INSOO: Bist du ruhig?
CARL: Ich bin ruhig.

Mit Wittgenstein zu sprechen: »Das bloße Beschreiben ist so schwer, weil man glaubt, zum Verständnis der Tatsachen diese ergänzen zu müssen. Es ist, als sähe man eine Leinwand mit verstreuten Farbflecken, und sagte: so wie sie da sind, sind sie unverständlich; sinnvoll werden sie erst, wenn man sie sich zu einer Gestalt ergänzt. – Während ich sagen will. Hier *ist* das Ganze. (Wenn du es ergänzt, verfälschst du es.)« (BPP1, § 257; Herv. im Orig.).

Insoo: Du bist ruhig, und so ist dein wahres Ich?

> *Und auch hier gibt es Hinweise darauf, dass sich Carl im Zuge Ihrer Fragen, mit denen Belege für seine Kompetenz herausgekitzelt werden sollen, inzwischen mit sich als einer kompetenten Person solide identifiziert.*
> Ich wusste, dass das Gespräch seine Wirkung getan hat, d. h., dass der Klient nun einen konkreten Plan davon hat, was er das nächste Mal tun würde.

Carl: Ja, genau das ist mein wahres Ich.
Insoo: Sich zeigen.
Carl: Genau hier.
Insoo: In dieser Schule?
Carl: Genau.
Insoo: Okay.
Carl: Und dann, heute früh, als Sie und ich in der Diskussion ...
Insoo: Ja, das bist du.
Carl: Das bin ich.
Insoo: Das ist der wirkliche Carl?
Carl: Richtig.

Am Ende des Gesprächs kommt noch einmal Wittgenstein zu Wort: »Da alles offen daliegt, ist auch nichts zu erklären« (PU, § 126).

Insoo: Ich verstehe. Und du fändest es gut, wenn sich noch mehr von diesen wirklichen Carls zeigen würden?
Carl: Manchmal.
Insoo: Tja, diese eine Seite ist sehr charmant, sehr liebenswürdig und sympathisch.
Carl: *[Lacht]* Oh, Mann.
Insoo: Ja, bist du das? Das bist du. Und dann musst du doch auch noch nach Japan gehen?
Carl: Oh ja, muss ich.
Insoo: Eines Tages.
Carl: Werde ich gehen.

Insoo: Ja. Du hattest gesagt, du lernst Japanisch.

Carl: Ja. Ich versuche gerade, den Anschluss zu finden. Ich hatte Japanisch, als ich mit der siebten Klasse angefangen habe und in der achten Klasse.

Insoo: Ja?

Carl: Und dann fing es an, schwierig zu werden.

Insoo: Ja, es wird wirklich kompliziert.

Carl: Ja, und mein Lehrer so: »Tja, Carl, schaffst du das?« Und ich so: »Ich habe keinen Schimmer.« Ich kam auf die High School, und ich erfuhr, dass sie dort kein Japanisch haben, und ich war einfach – ich war so verärgert, also hab ich einfach die High School bis zur 11. Klasse durchgemacht. Meine Lehrerin, Frau Fuji, kam und ich so: »Ah ja, ich mache Japanisch, volle Kanne, ich mache Japanisch.« Und ich hab mich richtig gut geschlagen in dem Kurs. Jedes – nun, im ersten Halbjahr hatte ich einen Schnitt von 100 Punkten[20], und im zweiten hatte ich einen Schnitt von 99 Punkten, weil ich einen Punkt in der Prüfung versiebt hatte. Und das war es. Also, ja, ich war in dieser Klasse ziemlich gut.

In diesem ganzen Abschnitt sind Sie eine solch wunderbare Zuhörerin, der Carl von seinen Kompetenzen berichtet. Dies ist ein Element des Konzepts der SFBT. Dass Klienten von ihren eigenen Kompetenzen erzählen, ist offenbar das Ziel unserer Arbeit, und es ist eine solche Freude, wie dieser junge Mann sich indirekt selbst lobt. Was für ein Privileg, das mitansehen zu dürfen!

Insoo: Japanisch ist eine sehr schwere Sprache.

Carl: Ja. Doch ich mag sie. Mir fällt sie in gewisser Weise leicht.

Insoo: Wirklich?

Carl: Ja.

Insoo: Sprichst du ... ich meine, hast du außer Japanisch auch noch andere Sprachen gelernt?

Carl: Ich versuche, mich im Spanischen ein bisschen zu verbessern.

Insoo: Spanisch?

Carl: Aber, ich meine, ich kann Spanisch lesen und spreche es, aber ich kann es halt nicht so gut schreiben; wie man zum Beispiel dieses oder jenes schreibt oder eben die Adjektive und all das Zeug, das komplizierte Zeug. Na ja, und ich habe mal ein bisschen ins Suaheli reingeschnuppert.

---

20 die höchste zu erreichende Punktzahl – Anm. d. Übers.

INSOO: Du meine Güte.

CARL: Und dann ist da noch Arabisch. Ja, auf meinem Stipendienplan, tja, als ich den SAT [Scholastic Aptitude Test][21] gemacht habe, sagten sie mir, ich solle die Colleges angeben, die ich gerne besuchen würde. Als erstes gab ich das ACC [Austin Community College] an, weil – genau das fände ich einen guten Start. Und wenn ich dann so weit bin, gebe ich die UT [University of Texas] an. Ich gebe die HT [Huston-Tillotson University in Austin, Texas] an, und dann gebe ich die Universität Kairo in Ägypten an.

INSOO: Kairo? Die Universität Kairo? Ah.

CARL: Ja.

INSOO: Nun, da hast du aber noch einen langen Weg vor dir, genug zu lernen, um [Arabisch – Hinzufüg. d. Übers.] zu sprechen ...

CARL: Ja. Arabisch.

INSOO: Ja. Arabisch. Nun, ein ehrgeiziger junger Mann.

CARL: Ja, und die ganze Sache mit den Sprachen ist doch deshalb, weil ich will doch, ich will reisen. Ich bin noch nie aus Texas rausgekommen, noch nie.

INSOO: Ah.

CARL: Ich meine, ich bin in der einen oder anderen Stadt gewesen; ich bin zum Beispiel in Waco gewesen, so etwas, oder einige Male in Houston, aber ich habe Texas noch nie verlassen.

INSOO: Ah, also,du willst wirklich neue Erfahrungen sammeln?

CARL: Ich will einfach reisen.

INSOO: Reisen.

CARL: Und hoffe, dass ich das doch schaffe, mit meinen Fähigkeiten, dass ich aufs ACC gehen werde.

INSOO: Ja, ja.

CARL: Ich habe Darstellende Kunst und Liedkomposition als Hauptfächer. Also, hoffentlich gelingt mir das.

INSOO: Wunderbar. Wunderbar. Toll. Also, worauf musst du achten, damit du diese Seite im Auge behältst? Behalte diese Seite im Auge.

CARL: Immer positiv denken.

INSOO: Okay.

CARL: Jeden Tag etwas Schönes machen. Ich meine, manche Menschen halten es ja einen oder zwei Tage oder sogar eine Woche aus, ohne dass sie lachen oder sich, sich doch an irgendwas erfreuen. Ich möchte mich jeden Tag an etwas erfreuen, wenn es was zu freuen gibt. Wenn doch irgendwas im Fernsehen läuft, zum Beispiel eine Show, die mich zum Lachen bringt, zum Beispiel *American Idol [lacht]* oder so was, ich guck

21 Einstufungstest, dessen Bestehen zum Studium an einer Universität oder einem College berechtigt – Anm. d. Übers.

mir das eben an und es muntert mich auf. Man braucht etwas – ich meine, ich muss mich auf irgendwas konzentrieren können, ich muss doch ein Gleichgewicht finden. Ich muss doch mal lachen können; ich brauche doch ein bisschen Ruhe, nur ein kleines bisschen, und dann muss ich eben meine Träume haben, mich auf meine Träume konzentrieren.

Hier ermahnt Carl sich selbst, sich an etwas zu erfreuen, um vielleicht seine »gute Miene« aufsetzen zu können, von der er oben gesprochen hat. Das ist eine ziemlich vernünftige Art, seinen Alltag zu gestalten.

INSOO: Okay, du weißt also genau, was du brauchst.
CARL: Jawollo, und es ist alles da, wirklich.
INSOO: Es ist alles da, in der Schule, in dieser Schule.
CARL: Genau.
INSOO: Wunderbar. Okay, in Ordnung. Also wirst du weiterhin mit deinem Berater darüber reden, ja?
CARL: Genau. Ah ja, genau gesagt, wenn wir hier rausgehen, muss ich mit ihm reden.
INSOO: Okay.
CARL: Über das, worüber ich doch vorhin schon geredet habe, ich meine, als ich mich selbst verletzt habe. Ich habe da eigentlich meinen Vertrag gebrochen – denn, wenn es nach der, dieser Einrichtung für psychisch Kranke oder so geht, ... die, na ja, ich hab meine Mutter gebeten, dafür zu sorgen, dass sie mich dort irgendwie aufnehmen sollen oder so, damit ich wegen meiner Selbstmordgedanken und Depressionen und all dem eine Beratung kriege. Ich habe einen Vertrag unterschrieben, dass ich weder mich selbst noch einen anderen verletzen werde, und den habe ich gebrochen. Und ich weiß nicht, was nun geschehen wird, aber hoffentlich wird's mir 'ne Warnung sein, denn, wenn ich ihn breche, kann es passieren, dass sie mich dann eine Zeit lang dort behalten, und das will ich ... überhaupt nicht. Also werde ich ihnen sagen, dass ich jeden Tag, wo Schule ist, zur Schule gehe, oder versuche, bei jemandem zu bleiben, versuche, meine eigene Bleibe zu finden, von mir aus alles, nur nicht an einen solchen Ort.
INSOO: Genau, also, es ist ganz klar, was du nicht willst.
CARL: Genau.
INSOO: Ja. Okay. In Ordnung. Also, ich schlage vor, dass du weiterhin mit den Beratern hier redest.
CARL: Ja, Herr Licce.
INSOO: Ja, Herr Licce.
CARL: Ähm, Herr Licce, er ist hier seit ... ich weiß nicht, er ist schon lange hier. Spitzenmäßig. Eine Eins.

INSOO: Ja. In Ordnung. Du bist ein bemerkenswerter junger Mann.
CARL: Danke. Und Sie sind eine bemerkenswerte ... junge Frau.
INSOO: *[Lacht]* Alte Dame! Alte Dame!
CARL: Junge Frau, junge Frau! *[Lacht]*
INSOO: Ganz ehrlich. Ich schätze es sehr, dass ich die Gelegenheit hatte, mit dir zu reden. Und du warst den Vormittag über so hilfsbereit.
CARL: Ja.
INSOO: Ja. Du bist ein Engel. Du bist der Engel der ganzen Gruppe.
CARL: Nein.
INSOO: *[Lacht]* Du bist so witzig.
CARL: *[Lacht]* Nee.
INSOO: Und ich gebe dir für das Gespräch mit mir die Note Eins. Du wirst am Ende deine Eins bekommen. Keine Sechs, sondern endlich deine Eins bekommen. Willst du, dass ich dir das schriftlich gebe?
CARL: Nein, ich hab's registriert, ich hab's registriert.
INSOO: Du hast es registriert? Du merkst es dir?
CARL: Ja.
INSOO: Genau. Okay. In Ordnung, Carl.
CARL: Und ich hoffe, Sie im Juli in Japan zu treffen, ich hoffe es.
INSOO: Wunderbar. Es hat mir sehr viel Freude gemacht, mit dir zu reden.
CARL: *[Etwas auf Japanisch]*
INSOO: *[Auf Japanisch]* Okay, gut.

8. »Private Erlebnisse«[22] und das Verb »sein«

Therapeuten, die nach dem Konzept der lösungsfokussierten Kurztherapie arbeiten, gehen selbst dann meistens nach äußeren Kriterien (Skalierungen und beobachtbaren Verhaltensweisen, die der Klient beschreibt) vor, wenn sie es mit Problemen zu tun haben, an denen solch scheinbar innere, private Erfahrungen wie z. B. emotionale Zustände beteiligt sind. Die Anlehnung an Wittgensteins Praxis, zur Kenntlichmachung von Veränderung auf äußere, statt auf innere Kriterien zu fokussieren, ist eine radikale Abkehr sowohl von Freuds Theorie als auch von den Traditionen der westlichen Philosophie.

Die traditionelle Sichtweise, wie etwa die Cartesianische, beruht auf einer radikalen Trennung zwischen Innen und Außen (zwischen Geist und Körper). Aus dieser Perspektive werden psychische und emotionale Zustände und Prozesse für radikal privat gehalten, und nur das Individuum hat Zugang zu ihnen; sie sind anderen Menschen verborgen. Demzufolge ist der einzelne Mensch in seinen eigenen Gedanken und Gefühlen abgekapselt. Gemäß diesem herkömmlichen Modell

> hat der Mensch direkten Zugang zu seinen Gedanken, Gefühlen und Empfindungen, aber keinen unmittelbaren Zugang zu allem Äußerlichen, d. h. zur materiellen Welt oder zu Seele und Geist des Anderen. Ein solcher Zugang, wenn er denn überhaupt möglich ist, beruht bestenfalls auf der Schlussfolgerung und ist höchstenfalls wahrscheinlich. Für das einzelne Individuum ist Gewissheit über die eigenen Gedanken und Gefühle möglich, weil keine Schlussfolgerung erforderlich ist (Stroll 2002, p. 117).

Wittgenstein spricht sich auf vielfältige Weise gegen diese Perspektive aus:

> Das Wesentliche am privaten Erlebnis ist eigentlich nicht, daß Jeder sein eigenes Exemplar besitzt, sondern daß keiner weiß, ob der Andere auch *dies* hat, oder etwas anderes. Es wäre also die Annahme möglich – obwohl nicht verifizierbar – ein Teil der Menschheit habe *eine* Rotempfindung, ein anderer Teil eine andere (PU, § 272; alle Herv. im Orig.).

22 Wittgenstein (PU, § 272).

Was als Wittgensteins »Argument gegen eine private Sprache« bezeichnet wird, impliziert eines seiner »Gedankenexperimente«, die ich (Steve de Shazer) hoffentlich so vereinfacht darstellen kann, dass sein primäres Argument nicht verloren geht. Angenommen, mein Freund Max hat eine private, innere Empfindung (E), eine, die er noch nie zuvor gehabt hat und die er nicht benennen kann. Also schreibt Max den Buchstaben »E« auf ein Stück Papier, damit er sich an diese einzigartige Empfindung erinnern kann. Wenn er die Empfindung noch einmal hat, schreibt er ein weiteres »E« auf das Stück Papier. Max hat die Empfindung noch viele Male, und er schreibt jedes Mal ein »E« aufs Papier, bis dieser Buchstabe ein kleines Notizbuch füllt. Dieses Notizbuch ist eine Art Hauptbuch[23], in dem die Existenz von Maxens privaten, inneren »E«-Erlebnissen dokumentiert ist. Angenommen, Max beschließt, Ihnen sein Hauptbuch zu zeigen, und verkündet, dass er Sie an seiner »E«-Erfahrung teilhaben lassen möchte. Sie gehen das Notizbuch sorgfältig durch und sehen, dass Seite für Seite und Zeile für Zeile mit dem Buchstaben »E« gefüllt sind. Sie wollen dem Ganzen natürlich einen Sinn verleihen, um sich vorstellen zu können, wie »E« sich anfühlen muss, und um an Maxens Erfahrung teilhaben zu können.

Doch bei dem Buchstaben »E« handelt es sich um eine radikal private und voll und ganz innere Empfindung, um eine, die nur Max gehabt hat und die durch keine anderen äußeren Zeichen als den Buchstaben »E« markiert ist. Wie können Sie dem Ganzen einen Sinn verleihen? Sie wissen nur, dass Max seine Empfindung »E« nennt. Wie können Sie sich eine Vorstellung davon bilden, wie »E« sich anfühlt, wenn die Empfindung doch interner Natur ist? Woher würden Sie wissen, dass Max in Ihrer Anwesenheit eine Empfindung namens »E« spürt, wenn diese Erfahrung sich nach außen nicht manifestiert? Woher würden Sie wissen, dass Sie selbst eine Empfindung namens »E« haben? Haben Sie möglicherweise schon eine solche Empfindung gehabt? Könnten Sie ein privates, inneres Erlebnis haben, von dem Sie glauben, dass es identisch ist mit Maxens Empfindung namens »E«, was aber gar nicht der Fall ist?

Derlei Fragen könnte man durchaus an Maxens Erlebnisse namens »E« und an sein Hauptbuch stellen. Wenn Sie aber derlei Fra-

23 Begriff aus der Kaufmannssprache; Buch, in dem alle Geschäftsvorgänge verzeichnet sind und alle Konten systematisch geführt werden – Anm. d. Übers.

gen an Max richten, müssten Sie sich mit seinen Reaktionen befassen und versuchen, diesen einen Sinn zu verleihen. Aufgrund Ihrer Fragen und der Schwierigkeit, die Max damit hat, Ihre Fragen zu beantworten, wird ihm klar, dass er überhaupt keine feste Grundlage dafür hat, alle diese Empfindungen, die er auf den Namen »E« getauft hat, als ein und dieselben zu erklären. Hätte er vielleicht einige Empfindungen auf den Namen »D« und andere auf den Namen »F« taufen können? Genauso wenig wie Sie hat Max externe oder unabhängige Quellen, um seine Eindrücke und seine Erinnerung an die Empfindungen zu verifizieren oder um die pauschale Bezeichnung »E« für alle diese Empfindungen zu ändern. Angesichts dieser Schwierigkeiten wäre es für Sie und Max ratsam, sich darauf zu einigen, dass Sie trotz heftigster Bemühungen nicht an Maxens Empfindung namens »E« teilhaben können und dass er noch nicht einmal sicher sein kann, ob alle seine Empfindungen auch wirklich mit einem »E« zu bezeichnen sind.

Ohne äußere Kriterien ist es gleichgültig, ob alle Empfindungen namens »E« die gleichen sind oder ob eine Empfindung sich von den übrigen komplett unterscheidet. Gewissheit ist hier nicht möglich. Es ist auch gleichgültig, ob Max diese Erfahrungen überhaupt jemals gemacht hat. Das heißt: Für Sie ändert sich nichts, wenn Max diese Empfindungen überhaupt nicht gehabt hat oder nur vorgibt, sie gehabt zu haben. Ohne äußere Kriterien kommt man hier nicht weiter.

Laut Wittgenstein hat das Individuum kein spezielles, privates Wissen über seine inneren Zustände und Prozesse. Damit wir aber über solche inneren Prozesse sprechen, ihnen einen Sinn zuschreiben und sie vielleicht sogar definieren können, brauchen wir äußere Kriterien, auf die wir verweisen und an denen andere teilhaben können.

> Wittgenstein stellt auch die Voraussetzung in Frage, die Dualismus, Materialismus und Behaviorismus eint, nämlich, dass psychologische Äußerungen in 1. Person Präsens Beschreibungen oder Berichte seien – wenn nicht von einer Seele, dann vom Gehirn oder vom Verhalten. Er behauptet, dass sie tatsächlich typischerweise *Ausdrucksäußerungen* sind, Ausdrücke des Inneren, die in einigen Hinsichten natürlichen Reaktionen, Gesten, Grimassen etc. analog sind (Glock, 2000, S. 174; Herv. im Orig.).

Die einheitliche Erscheinung von Wörtern wie z. B. »Depression«, »zufrieden«, »wütend« und »Hoffnung« ermutigt uns zu der Annahme, dass die Wörter sich auf ein Gebilde beziehen, das wir verallgemeinern können. Einheitlich erscheinende Wörter behandeln wir oft so, als ob sie unabhängig von ihrem Kontext eine Bedeutungsaura um sich hätten. Wir gehen oft von der Annahme aus, dass Wörter, die mutmaßlich auf innere, private Erlebnisse verweisen, genauso arbeiten wie Wörter, die auf öffentlich beobachtbare Objekte verweisen.

Vergleiche → Ich bin zufrieden./Er ist zufrieden.

Die Kriterien, nach denen wir sagen können: »Er ist zufrieden«, sind eigentlich Gemeinplätze und implizieren ein Lächeln, ein Lachen, leuchtende Augen usw. Suche ich nach Kriterien, um sagen zu können: »Ich bin zufrieden«? Wo äußert sich das Gefühl der Zufriedenheit? Im Gesicht? Natürlich nicht. Ich habe einfach eine gewisse Empfindung, die ich als »Zufriedenheit« bezeichne. Das ist keine Frage des Wissens; es ist einfach der Ausdruck einer Gemütsregung.

Wenn ich sage: »Er ist zufrieden«, gibt es immer eine gewisse Chance, dass er dies in Abrede stellen kann. Wenn ich aber sage: »Ich bin zufrieden«, besteht nicht die Möglichkeit, dass ich im Irrtum sein kann. (Ich könnte natürlich lügen.) Interessant ist, dass ich ohne die Möglichkeit, im Irrtum zu sein, auch nicht recht haben kann.

Vergleiche → Ich bin wütend./Er ist wütend.
Mir ist bange./Ihm ist bange.

Er blickt finster, und deshalb sagen wir: »Er ist wütend«, und er geht hektisch auf und ab, und deshalb sagen wir: »Ihm ist bange«. Wenn wir ihn danach fragen, wird er unsere Einschätzung entweder bestätigen oder zurückweisen. Wiederum ist es nicht so, als ob wir uns selbst beobachteten und sähen, wie wir finster blicken oder hektisch auf und ab gehen, und mithin zu einer Schlussfolgerung kämen, wie wir uns fühlen. Sowohl der Satz »Ich bin wütend« als auch der Satz »Mir ist bange« sind vielmehr Ausdrücke einer Gemütsregung, bei denen ich weder recht haben noch im Irrtum sein kann. Das heißt: Beide Sätze haben mehr Ähnlichkeit mit dem Ausdruck »Autsch«, als dass sie Aussagen über ein Wissen oder Schilderungen unserer inneren Zustände sind.

Vergleiche → Ich halte mich für einen guten Koch./Er hält sich für einen guten Koch.

Es gibt nur bestimmte, spezielle Kontexte, in denen ich sagen kann: »Ich halte mich für einen guten Koch«, und diese sind primär darauf beschränkt, dass ich beobachte, wie die von mir gekochten Speisen gegessen werden. Wenn die Essenden einen Nachschlag wollen, ohne dass dieser ihnen angeboten worden ist, oder wenn das Gericht, das für sechs bis acht Personen gedacht war, kaum für fünf Personen reicht, oder wenn die Gäste um das Rezept bitten, dann kann ich sagen: »Ich halte mich für einen guten Koch.« Das kann ich vielleicht noch bei anderen Gelegenheiten sagen, wenn ich z. B. ein Gericht koche, mit dessen Zubereitung ich sehr vertraut bin – aber das kommt nicht so häufig vor. Meistens halte ich mich nicht für einen guten Koch; ich habe andere Arten von Gemütsregungen. Ich bin mir ziemlich sicher: Wenn »ich mich« in den oben beschriebenen Situationen »für einen guten Koch halte«, erkennen andere Menschen dies an bestimmten Anzeichen, die sie zu der Aussage bewegen könnten: »Er hält sich für einen guten Koch«, aber das würden sie normalerweise nicht sagen; sie würden mit größerer Wahrscheinlichkeit sagen: »Er freut sich über seinen Erfolg.« Wenn überhaupt über die Zubereitung des Essens gesprochen wird, sagen die anderen meistens so etwas wie: »Er ist ein guter Koch«, was etwas gänzlich anderes ist.

Vergleiche → Er ist ein guter Koch./Ich halte mich für einen guten Koch./Ich bin ein guter Koch.

Die Aussage »Ich halte mich für einen guten Koch« ist situationsbedingt und ziemlich flüchtig. Andererseits ist die Aussage »Ich bin ein guter Koch« aufgrund des Verbs »sein« eine Aussage über mich und kein Bekenntnis darüber, wie es mir geht. Mit anderen Worten: »Ich bin ein guter Koch« unabhängig davon, wie es mir geht; selbst wenn ich ein Buch schreibe oder im Park spazieren gehe, kann ich sagen: »Ich bin ein guter Koch.« Wenn das Verb »sich halten für« durch das Verb »sein« ausgetauscht wird, verlagert sich der Schwerpunkt von Beobachtungen, die mit Leichtigkeit auf den Kontext ausgeweitet werden können, auf die Aussage über etwas, das eine dauerhafte, fortwährende Eigenschaft des Individuums ist. Sobald die Verlagerung stattgefunden hat, ist der Satz nicht mehr auf den Kontext beschränkt, in dem ich die Menschen beobachte, die das von mir zubereitete Gericht essen. Der Satz handelt jetzt nicht mehr vom Kochen und dem Gefühl, die Tätigkeit des Kochens gut gemeistert zu haben, sondern von mir. Wenn das Verb »sein« das Verb »sich halten für« ablöst, wird der Kontext beseitigt, und die Erfahrung des Vergnügens (oder der Wut oder Ängstlichkeit oder Zufriedenheit) verschwindet.

Natürlich besteht ein eklatanter Unterschied zwischen dem Satz »Er ist ein guter Koch« und dem Satz »Ich bin ein guter Koch«. Wenn ich die Wörter »ich bin« gebrauche, sehen Sie sich dazu veranlasst, nach einer Bestätigung meiner Aussage zu suchen, und dafür stehen Ihnen Hinweise, Kriterien zur Verfügung. Derlei Daten würden Sie als Beobachter in die Lage versetzen zu sagen: »Er ist ein guter Koch.« Kein Problem. Viele Personen, für die ich gekocht habe, können sagen (und die meisten tun dies auch): »Er ist ein guter Koch.« Doch wenn ich sage: »Ich bin ein guter Koch«, beruht diese Aussage nicht unbedingt auf bestimmten Kriterien.

> Was würden wir denn einem entgegnen, der uns mitteilte, bei *ihm* sei das Verstehen ein innerer Vorgang? – Was würden wir ihm entgegnen, wenn er sagte, bei ihm sei das Schachspielenkönnen ein innerer Vorgang? – Daß nichts, was in ihm vorgeht, uns interessiert, wenn wir wissen wollen, ob er Schach spielen kann. – Und wenn er nun darauf antwortet, es interessiere uns eben doch; – nämlich, ob er Schach spielen könne, – da müßten wir ihn auf die Kriterien aufmerksam machen, die uns seine Fähigkeit beweisen würden, und andererseits auf die Kriterien der »inneren Zustände« (Wittgenstein, PU, S. 500; Herv. im Orig.).

8.1 Das Verb »sein«

Schauen wir uns das Verb »sein« näher an.

> In der Umgangssprache kommt es ungemein häufig vor, daß dasselbe Wort auf verschiedene Art und Weise bezeichnet – also verschiedenen Symbolen angehört (...).
>
> So erscheint das Wort »ist« als Kopula, als Gleichheitszeichen und als Ausdruck der Existenz (...) (Wittgenstein, T, 3.323).
>
> So entstehen leicht die fundamentalsten Verwechslungen (deren die ganze Philosophie voll ist) (Wittgenstein,T, 3.324).

Vergleiche → Ich bin ein Mann./Er ist ein Mann.
Ich bin Amerikaner./Er ist Amerikaner.
Ich bin ein guter Koch./Er ist ein guter Koch.

Ich kann sagen: »Ich bin ein Mann «, »Ich bin Amerikaner«, »Ich bin ein guter Koch«, weil ich sicher bin, dass ich ein Mann, Amerikaner und ein guter Koch bin. Aber diese Feststellungen sind keine Aussagen des Wissens und müssen nicht auf empirischen Kriterien beruhen. Ein Mann, Amerikaner, ein guter Koch zu sein sind in Bezug auf mich durchweg fortwährende oder dauerhafte Attribute, Tatsachen des Lebens. Auch wenn, aus meiner Sicht, meine Kochkunst hin und wieder zu einem Desaster führt, unterliegen diese Überzeugungen nicht der Veränderung. Wittgenstein formuliert das so:

> Er muß nämlich wissen, daß er weiß: das Wissen ist ja sein eigener Seelenzustand; er kann darüber – außer durch eine besondere Verblendung – nicht im Zweifel oder Unrecht sein (Z, § 408).

Die Situation verändert sich, wenn wir von der ersten Person Präsens in die dritte Person Präsens wechseln. Auch hier gilt: Wenn ich die Wörter »ich bin« gebrauche, sehen Sie sich dazu veranlasst, nach einer Bestätigung meiner Aussage zu suchen, und dafür stehen Ihnen Hinweise, Kriterien zur Verfügung. Derlei Daten versetzen Sie als Beobachter in die Lage zu sagen: »Er ist Amerikaner.« Kein Problem. Insoo Kim Berg und andere Personen, für die ich gekocht habe, können sagen (und die meisten tun dies auch): »Er ist ein guter Koch.« Hier weist Wittgenstein auf eine wichtige Unterscheidung hin:

> Psychologische Verben [sind] charakterisiert dadurch, dass die dritte Person des Präsens durch Beobachtung zu verifizieren ist, die erste Person nicht.
>
> Satz in der dritten Person des Präsens: *Mitteilung*. In der ersten Person Präsens: *Äußerung* (Z, § 472; Herv. durch d. Autoren).

Vergleiche → Ich bin ein Mann./Er ist ein Mann.
Ich bin Amerikaner./Er ist Amerikaner.
Ich bin ein guter Koch./Er ist ein guter Koch.
Ich bin schizophren./Er ist schizophren.

Was geschieht im vierten Satzpaar? Denken wir an das DSM (Diagnostisches und Statistisches Manual Psychischer Störungen) und die lange Tradition der Diagnostik in der Psychiatrie. Die Form des Verbs »sein« ist in allen vier Sätzen in der ersten Person Präsens gleich (ich bin X), und sie ist auch in allen vier Sätzen in der dritten Person Präsens gleich (er ist X). Das »ist« in allen vier Sätzen, die in der dritten Person Singular stehen, impliziert dieselbe grammatische Form der Identität (2 x 2 *ist* 4). Das ist sehr verführerisch und führt dazu, dass wir die Sätze automatisch auf dieselbe Art und Weise verarbeiten, und es führt uns unweigerlich zu dem Schluss, dass »Schizophrenie« so etwas Ähnliches ist wie »ein Mann sein«, »Amerikaner sein« und »ein guter Koch sein«: Alle vier Ausdrücke werden so wahrgenommen oder implizit verstanden, als ob sie dauerhafte und fortwährende Eigenschaften des Individuum seien.

Vergleiche → 2 × 2 ist 4./Er = schizophren.
Die Rose ist rot./Rose ≠ rot.

Die Grammatik des Wortes »ist« im zweiten Satzpaar unterscheidet sich von der des Wortes »ist« im ersten Satz.[24] Hier verbindet das »ist« zwei verschiedenartige Dinge, d. h. Rose und rot, und es ist kein Hinweis auf Existenz oder Identität. Mit anderen Worten: Rot ist ebenso wenig identisch mit Rose, wie Rose mit Rot identisch ist. Manche Rosen sind weiß, manche gelb usw.

Unsere Grammatik führt uns auf natürliche Weise zu der Schlussfolgerung, dass Schizophrenie unheilbar ist: einmal schizophren, immer schizophren. Dafür brauchen wir keine Psychiatrie und auch keine Theorie, einfach nur die Grammatik.

Vergleiche → Ich bin Alkoholiker./Er ist Alkoholiker.

Was geschieht hier? Offensichtlich wird die Organisation der Anonymen Alkoholiker (AA) (ebenso wie die Psychiatrie – zumindest im Falle der Schizophrenie) durch das Verb »sein« dazu verführt zu glau-

24 De Shazer verwendet hier das Gleichheitszeichen als Analyse der Wirkung des Wortes »ist« auf den Hörer. »Er ist schizophren« kann irrtümlich wie eine Identität und damit als so unaufhebbar empfunden werden wie »2 × 2 = 4«. Obwohl es also logisch korrekter wäre, »Er ist schizophren« als »Er ist ein Schizophrener« zu deuten, betont de Shazer hier den problematischen Eindruck einer umfassenden, keine Ausnahme zulassenden Charakterisierung des Betreffenden durch das Zeichen »=«. Es geht hier um eine aus hypnotherapeutischer Sicht negativ wirksame Verwendung, nicht um eine logisch beschreibende Verwendung des Wortes »ist« [Hinweis von M. Varga von Kibéd].

ben, dass das Alkoholiker-Sein ein stabiler Zustand, also etwas Dauerhaftes sei. So entsteht die Vorstellung, dass ein Alkoholiker, auch wenn er 30 Jahre lang keinen Alkohol angerührt hat, immer noch Alkoholiker ist! Das Wort »ist« hat im Rahmen dieser Mythologie eine solche Kraft, dass vermutlich kein empirischer Beleg das Sprachspiel der Anonymen Alkoholiker oder der Diagnostik beeinflussen kann.

Vergleiche → Ich bin magersüchtig./Sie ist magersüchtig.

Und hier? Die Anti-Anorexia League (US-amerikanischer Verein gegen die Magersucht) scheint von der Grammatik des Verbs »sein« verführt worden zu sein. Aus ihrer Sicht impliziert die »Heilung« magersüchtiger Menschen den lebenslangen Kampf gegen die Anorexie, und diese Sicht »beweist«, dass das Wort »ist« tatsächlich für das Gleichheitszeichen steht: Sie = magersüchtig. So hungert sie (die an Anorexie Leidende) sich zu Tode, während doch die Magersucht das Problem ist. Nach der »Heilung« bleibt die Magersucht das Problem in Form einer »Anti-Anorexie«. (In der Logik muss laut Wittgenstein das »p« in den Aussagen »p« und »nicht-p« für ein und dasselbe Ding stehen.)

Vergleiche → Ich fühle mich besser./Ich bin in besserer Verfassung.
Du fühlst dich besser./Du bist in besserer Verfassung.
Er fühlt sich besser./Er ist in besserer Verfassung.

Im Verlauf einer Therapie antworten Klienten auf die Frage nach ihrem Befinden meistens damit, dass sie sich »besser fühlen«. Weil das Verb »fühlen« naturgemäß auf einen Übergang hinweist, achten Therapeuten und Therapeutinnen darauf, in welchem Kontext ein solcher Ausdruck der Gemütsregung steht, und wenn die Beschreibung oder Schilderung der Klienten ergiebiger und umfänglicher wird, können sie allmählich das Verb »sein« ins Spiel bringen, um sich seine Grammatik zunutze zu machen. Anders ausgedrückt: An irgendeinem Punkt verdichten sich mithilfe von Skalierungsfragen und anhand von Beschreibungen des Klienten, wie es ihm auf den verschiedenen Stufen der Skala geht, die »Belege« bis zu einem Punkt, dass man als Therapeut z. B. sagen kann: »Prima! Es ist offenkundig, dass Sie in besserer Verfassung sind.« Diese Feststellung führt dann logischerweise zu Fragen darüber, wie der Klient diese bessere Verfassung erhalten kann.

Wie funktioniert dieses Vorgehen im Hinblick auf andere Kategorien in der psychiatrischen Diagnostik? Wir zitieren wieder einmal Wittgenstein: »Was der Leser auch kann, das überlaß dem Leser« (VB, S. 560).

Werfen wir noch einen kurzen Blick auf das Verb »denken«.

> Der verworrene Gebrauch der psychologischen Begriffswörter (»denken« z. B.). Wenn das Wort »Violine« nicht bloß das Instrument, sondern manchmal auch den Geiger, die Geigenstimme, den Geigenklang, das Geigenspiel bezeichnete (Wittgenstein, BPP2, § 730).

Wenn ich (Steve de Shazer) in Seminaren und Workshops den Teilnehmern und Teilnehmerinnen gezeigt oder per Videoaufzeichnung vorgeführt habe, wie man im Stil der SFBT einen Klienten interviewt, bin ich an bestimmten Stellen des Gesprächs oft gefragt worden: »Was haben Sie gedacht, als ... (plus Beschreibung dieser fraglichen Stellen des Interviews)?« Meistens antworte ich darauf: »Nichts, außer dem, was Sie gesehen und gehört haben.« Diese Antwort hat zwar mir genügt, den Fragenden aber offenkundig nicht. In Wittgensteins Worten kann ich sagen:

> Ich kann wissen, was der Andere denkt, nicht was ich denke.
>
> Es ist richtig zu sagen »Ich weiß, was du denkst«, und falsch. »Ich weiß, was ich denke.«
>
> (Eine ganze Wolke von Philosophie kondensiert zu einem Tröpfchen Sprachlehre.) (PU, S. 565)

Der Fragende sieht und hört, was vonseiten des Klienten wie von meiner Seite unmittelbar vor der fraglichen Stelle des Gesprächs geschehen ist – z. B., dass ich die Wunderfrage gestellt habe. Eine Folge meiner langjährigen Praxis ist die, dass ich dem Klienten die Wunderfrage inzwischen automatisch stelle, ohne solche *Überlegungen* anzustellen, wie die Fragenden in Veranstaltungen sie hinter meinen Äußerungen vermuten. An solchen Stellen sage ich mir nicht: »Aha, nun ist es an der Zeit [dieses oder jenes zu sagen – Anm. d. Übers.]«, und meine Reaktionen gehen auch nicht auf Intuition zurück. Sie sind vielmehr das Ergebnis von Training. Ein Beobachter könnte natürlich sorgfältig sehr viele Sitzungen studieren, in denen der Therapeut die Wunderfrage stellt, und gewisse tragfähig erscheinende Regeln daraus ableiten. Derlei Regeln könnten z. B. sein: In der Mehrzahl der Fälle hat der Klient, bevor ihm die Wunderfrage gestellt wird, über Ergebnisse gesprochen, die er von der Therapie erwartet, und folglich hat der Klient dem Therapeuten zumindest indirekt mitgeteilt, dass er eine Veränderung für möglich hält. Oder: Häufig erzählt der Klient dem Therapeuten von irgendwelchen Ausnahmen des Problems, die es dem Therapeuten erlauben, seinem Klienten irgendwann ein Kompliment zu machen. Außerdem: Meistens hat der Klient zumindest in groben Zügen über sein Alltagsleben gesprochen, sodass seine Reaktion auf die Wunderfrage einen gewissen Sinn ergibt, weil sie in den Rahmen eines bereits skizzierten Kontextes passt.

In gewisser Hinsicht möchte ich sagen, dass ich nicht weiß, wann die Wunderfrage zu stellen ist. Ich stelle sie einfach. Das hat eine gewisse Ähnlichkeit mit folgendem Vorgang: Wenn ich Auto fahre, schalte ich je nach dem vom zweiten in den dritten oder vom dritten in den zweiten Gang, ohne dass ich überhaupt darüber nachdenke. Es ist einfach eine Frage des Trainings und der Erfahrung. Wittgenstein formuliert das schön: »Er ›denkt‹, wenn er in bestimmter Art und Weise seine Methode vervollkommnet« (Z, § 104). Ohne viel Praxis und Beobachtung ist es natürlich schwierig zu entscheiden, wann die Wunderfrage gestellt werden muss. Von daher ist diese in Veranstaltungen gestellte Frage völlig nachvollziehbar. Allerdings wird in der Frage der Fragenden das Nachdenken oder Überlegen so behandelt, als ob es so etwas wie eine separate Tätigkeit sei, die parallel zum Therapiegespräch vollzogen würde.

> Wenn ein sonst normaler Mensch unter den und den normalen Umständen ein normales Gespräch führt, und ich gefragt würde, wie sich in so einem Falle der Denkende vom Nichtdenkenden unterschiede, – ich wüßte nicht zu antworten. Und ich könnte *gewiß nicht* sagen, daß der Unterschied in etwas liegt, was während des Sprechens vor sich ginge, oder nicht vor sich ginge (Wittgenstein, BPP2, § 248; Herv. im Orig.).

Der Fragende im Seminarraum behandelt das Nachdenken oder Überlegen tatsächlich wie eine separate Tätigkeit, die parallel zum Gespräch abläuft. Doch Denken ist kein Verhalten. Mit jeder Beobachtung von Therapiesitzungen wird interessanterweise deutlicher, dass das Denken am ehesten als das Gespräch an sich beschrieben werden kann. Die Verunsicherung kommt daher:

> das Bestehen der Wörter »Denken« und »Gedanke« neben den Wörtern, die (körperliche) Tätigkeiten bezeichnen, wie Schreiben, Sprechen etc., läßt uns nach einer Tätigkeit suchen, die von diesen verschieden und doch analog zu ihnen ist und die dem Wort »Denken« entspricht. Wenn Wörter in unserer Umgangssprache *prima facie* analoge Grammatiken haben, sind wir geneigt zu versuchen, sie analog zu deuten; d. h. wir versuchen, die Analogie durchweg bestehen zu lassen (Wittgenstein, BBB, S. 23; Herv. im Orig.).

Wittgenstein weist häufig auf die Schwierigkeiten hin, die mit dem Begriff »denken« verbunden sind, und behauptet, dass viele dieser Probleme durch Philosophen entstanden seien, die das Denken als eine Art Tätigkeit betrachten, die sich im Kopf einer Person abspielt, und dadurch werde das Denken zu etwas Verborgenem und Geheimnisvollem gemacht. Tatsächlich ist es so, dass »der Begriff ›denken‹ nach Art einer imaginären Hilfstätigkeit gebildet ist« (Z, § 106).

> Wir wissen, was mit »untersuchen« oder »herausfinden« gemeint ist – wenn z. B. die Funktionsweise einer Maschine oder die Anatomie des Körpers untersucht wird. Also schlagen wir vor, das Denken, den Geist, zu »untersuchen« oder etwas darüber »herauszufinden«. Und jetzt wird die Sache tatsächlich verwirrend; wir stellen fest, dass wir hinsichtlich des »Mechanismus« hier zutiefst verunsichert sind und einen sehr sonderbaren, »verborgenen« Mechanismus annehmen müssen. Wir gebrauchen die gleichen Wörter, die gleiche Form des Ausdrucks, um zwei verschiedene Projekte zu beschreiben, und werden so getäuscht, dass wir mehr Ähnlichkeit zwischen ihnen sehen, als in Wirklichkeit vorhanden ist (Staten 1984, p. 77).

Glaubt der Fragende in meiner Veranstaltung wirklich, dass ich ein in meinem Kopf befindliches Regelwerk konsultiere? Ja, das tut er offensichtlich. Genau das scheint der Fragende anzunehmen. Doch ich weiß inzwischen, wie man Therapie macht, weil ich gelernt habe, wie man Therapie macht. Zumindest in dieser Hinsicht ist Therapieren dem Autofahren ähnlich; beide Tätigkeiten sind das Ergebnis von Training und Praxis. Deshalb achte ich, wenn ich Auto fahre, automatisch auf die Pfeile für »Einbahnstraße«. In beiden Fällen kann meine Tätigkeit als Befolgung der Regeln beschrieben werden. Doch die Regeln befolge ich nicht bewusst.

> Darum ist »der Regel folgen« eine Praxis. Und der Regel zu folgen *glauben* ist nicht: der Regel folgen. Und darum kann man nicht der Regel »privatim« folgen, weil sonst der Regel zu folgen glauben dasselbe wäre, wie der Regel folgen (Wittgenstein, PU, § 202; Herv. im Orig.).

Natürlich gibt es in Therapiesitzungen ein gewisses Maß an Vorhersagbarkeit, und der Beobachter kann mein Verhalten so darlegen, als ob ich den Regeln folgte. Aber, so Wittgenstein: »Wenn ich der Regel folge, wähle ich nicht. Ich folge der Regel *blind*« (PU, § 219; Herv. im Orig.). Anders ausgedrückt: Wenn ich eine Regel anwende, die ich beherrsche, handle ich auf selbstverständliche Weise.

Wir können das Denken nicht von der Tätigkeit trennen. Was ich während eines Therapiegesprächs »denke«, beruht eindeutig und offenkundig auf der genauen Beobachtung der Unterhaltung an sich. Das »Denken« ist genau dort an der Oberfläche des Gesprächs – es gibt nichts Verborgenes, nichts Existierendes, das nicht gehört und gesehen werden kann. (Das ist so, wie wenn man einen Schachspieler beim Schachspiel nach seinen spielbezogenen Gedanken fragte. Hier kommt es darauf an, was auf dem Schachbrett vor sich geht. Die Gedanken des Spielers zeigen sich an seinen Spielzügen, die er für jeden sichtbar auf dem Brett vollzieht, und sind nichts Geheimnisvolles, dessen sich nur der Schachspieler bewusst ist.)

Wittgenstein sagt: »Wir könnten natürlich sein ›Denken‹ von der Tätigkeit nicht trennen. Das Denken ist eben keine Begleitung der Arbeit; so wenig wie der denkenden Rede« (Z, § 101). Wenn ich »denken«, d. h. mir vorsagen müsste, was ich als Nächstes zu tun habe, könnte ich nicht hören, was der Klient sagt. Ich wäre viel zu sehr damit beschäftigt, mir selbst zuzuhören, und folglich unfähig, auf eine nützliche Weise zu reagieren. Wenn das »Denken« diese Art von Hilfstätigkeit wäre, dann wäre eine sinnvolle Unterhaltung unmöglich; wir wären zu beschäftigt, uns am Gespräch zu beteiligen.

> Sieh's nicht als selbstverständlich an, sondern als etwas sehr Bemerkenswertes, daß die Verben »glauben«, »hoffen«, »wünschen«, »beabsichtigen« usw., alle grammatischen Formen aufweisen, die »essen«, »reden«, »schneiden« auch haben (Wittgenstein, BPP1, § 494).

9. Die SFBT und Emotionen

> Die Ereignisse der Zukunft *können* wir nicht aus den gegenwärtigen erschließen.
>
> Der Glaube an den Kausalnexus ist der *Aberglaube*.
>
> Wittgenstein (T, 5.1361; alle Herv. im Orig.)

Im Laufe der Jahre ist das Konzept der lösungsfokussierten Kurztherapie häufig dafür kritisiert worden, wie man »mit Emotionen umgehe«, und manchmal sogar dafür, dass es »die Emotionen ignoriere«. Irgendwie gibt es in der therapeutischen Szene die Vorstellung, dass bei der SFBT »Emotionen ignoriert« oder »Gefühle ausgeschlossen« würden, weil wir sichtbar auf das Verhalten unserer Klienten fokussieren. Diese Kritik beruht natürlich auf den überkommenen Perspektiven, nach denen man in der Philosophie und Psychologie – und mithin auch in der Psychotherapie – »Emotionen und Gefühle« behandelt. In der traditionellen Philosophie und Psychologie werden Emotionen und Gefühle als innere Zustände oder Kräfte beschrieben, die auf intime und oftmals kausale Weise mit den Problemen verbunden sind, die Gegenstand der Therapie sind. Aus dieser individualistischen Sichtweise gilt eher das Subjektive als Ausgangspunkt für unser Verständnis von Emotionen und Gefühlen als das Öffentliche und/oder Soziale. Von daher nimmt man an, dass das Individuum ein spezielles, unfehlbares Wissen von seinen inneren Zuständen und Kräften habe, und genau diese Perspektive bildet das Fundament der traditionellen Psychologie und Psychiatrie.

Wittgenstein hingegen betrachtet Emotionen in einem ganz anderen Licht. Er weist z. B. auf den Kontext hin, in dem ein Individuum die Emotion erlebt. In unserem umgangssprachlichen Gebrauch von Wörtern wie z. B. »Wut«, »Furcht«, »Angst«, »besser«, »entmutigt« usw. seien, so Wittgenstein, andere Menschen involviert, und was auch immer vor und nach dem emotionalen Ereignis geschehe, habe etwas mit der verspürten Emotion zu tun. Mit anderen Worten: Das Gefühl – »Wut«, »besser«, »entmutigt« usw. – kann nicht verstanden werden, wenn es von seinem Kontext abgekoppelt wird, der sein Zuhause ist; wenn man dies tue, werde das Gefühl zu etwas Geheimnisvollem und vom Alltagsleben abgetrennt.

Natürlich, würde Wittgenstein sagen, wüssten wir das schon, aber die traditionelle Weltsicht (die in weiten Teilen unweigerlich auf der herkömmlichen Philosophie und Psychologie beruht) verunsichere uns und erwecke in uns das Bedürfnis, tiefer zu graben und zu sehen, was dahinter und darunter liege, damit wir das Wesen von »Sich-besser-Fühlen« oder von »Wut« verstehen könnten. Wir vergäßen automatisch den Kontext unseres Alltagslebens und seien über Emotionen verwundert. Von daher hat Wittgenstein seine Aufgabe – zumindest partiell – darin gesehen, uns an unser bereits vorhandenes Wissen zu erinnern.

Laut Wittgenstein sind durchweg alle inneren Prozesse und Zustände, z. B. wütend sein, sich besser fühlen, denken usw., miteinander verbunden und – zumindest partiell – durch einen äußeren Kontext definiert. Wenn ein Individuum sagt »Ich fühle mich entmutigt«, ist das ein Ausdruck seines emotionalen oder gefühlsmäßigen Zustands und kommt einem Ausruf wie z. B. »Autsch« gleich. Die Äußerung ist keine empirische Feststellung und ist nicht so zu verstehen, als ob das Individuum eine persönliche Selbstbeobachtung schilderte. Sie ist keine Aussage über sein Wissen. Denn eine Aussage in der ersten Person Präsens ist kein Bericht über das, was das Individuum von sich weiß, sondern einfach eine Ausdrucksform, bei der sich das Individuum nicht irren kann. Da es hier nicht irren kann, kann es natürlich auch nicht recht haben. Die Aussage ist einfach ein Ausdruck einer Gemütsregung. Wenn wir aber z. B. sagen: »Er ist entmutigt«, berichten wir über unsere Beobachtungen – was wiederum auf den Kontext verweist: Wir sehen, dass er sich so verhält, wie wir es ähnlich bei anderen Menschen gesehen haben, die sagten, sie seien entmutigt. Natürlich können wir uns irren, und nur der Betroffene kann unsere Beobachtung bestätigen oder verwerfen.

Durch die Art, wie Wittgenstein Dinge beschreibt, werden wir daran erinnert, dass wir Vorgänge beobachten und das Alltagsleben – die Sprache in ihrem konkreten Gebrauch eingeschlossen – als Heimat unserer Begriffe und Beschreibungen betrachten sollten. Genau diese Beschreibungen des Alltagslebens treten an die Stelle der Begründungen und Theorien der traditionellen Philosophie und Psychologie.

Nach meinem Verständnis formuliert Wittgenstein dies treffend und deutlich, wenn er sagt: »Ein ›innerer Vorgang‹ [z. B. Wutgefühle – Hinzufüg. d. Autoren] bedarf äußerer Kriterien« (PU, § 580). Und außerdem seien Emotionen nur wichtig wegen des Zusammenhangs, in dem sie entstehen (vgl. PU, S. 511).

Hier entsteht allerdings ein interessantes Problem, das Wittgenstein so formuliert:

> Der erste Schritt ist der ganz unauffällige. Wir reden von [inneren – Hinzufüg. d. Autoren] Vorgängen und Zuständen, und lassen ihre Natur unentschieden! Wir werden vielleicht einmal mehr über sie wissen – meinen wir. Aber eben dadurch haben wir uns auf eine bestimmte Betrachtungsweise festgelegt. Denn wir haben einen bestimmten Begriff davon, was es heißt: einen Vorgang näher kennen zu lernen. (Der entscheidende Schritt im Taschenspielerkunststück ist getan, und gerade er schien uns unschuldig.) – Und nun zerfällt der Vergleich, der uns unsere Gedanken hätte begreiflich machen sollen. Wir müssen also den noch unverstandenen Prozeß im noch unerforschten Medium leugnen. Und so scheinen wir also die geistigen Vorgänge geleugnet zu haben. Und wollen sie doch natürlich nicht leugnen! (PU, § 308).

Weil innere Prozesse dem Blick verborgen bleiben, nimmt man häufig fälschlicherweise an, dass bei der SFBT Emotionen ignoriert und/oder geleugnet würden, nur weil wir auf die äußeren, sichtbaren Kriterien (Verhalten) fokussieren. Deshalb wird der Ansatz der SFBT ferner als eine Art Behaviorismus missverstanden. »Der Eindruck, als wollten wir etwas leugnen, rührt daher, daß wir uns gegen das Bild vom ›innern Vorgang‹ wenden« (Wittgenstein, PU, § 305), den wir nicht sehen können. »Was wir leugnen, ist, daß das Bild vom innern Vorgang uns die richtige Idee von der Verwendung des Wortes« (Wittgenstein, PU, § 305) oder des Begriffs Emotionen gibt.

Ein Beispiel: Nachdem Therapeut und Klientin exploriert haben, wie der von ihr geschilderte Tag nach dem Wunder aussieht, stellt der Therapeut üblicherweise eine Skalierungsfrage.

THERAPEUT: Nun, auf einer Skala von 0 bis 10, wobei 10 für die Situation am Tag nach dem Wunder steht ...

KLIENTIN: Okay.

THERAPEUT: ... und 0 – ein willkürlich gewählter Ausgangspunkt – dafür steht, wie die Situation war, als Sie den heutigen Termin gemacht haben.

KLIENTIN: Okay.

THERAPEUT: Wo stufen Sie die Situation jetzt zwischen 0 und 10 ein?

KLIENTIN: Ich müsste sagen, bei 3.

Worüber sprechen die beiden in diesem Dialog? Beide scheinen zu wissen, worüber sie sprechen.

THERAPEUT: Also, welche Unterschiede bestehen zwischen der 0 und der 3?
KLIENTIN: Nun, bei 0 habe ich Hoffnungslosigkeit verspürt, habe mich wirklich am Boden zerstört gefühlt und musste mich zwingen, aus dem Bett zu kommen ...
THERAPEUT: Und bei der 3?
KLIENTIN: Sehe ich eine gewisse Hoffnung ... Es fällt mir leichter, etwas zu tun, zu dem ich mich bei der 0 hätte zwingen müssen.
THERAPEUT: Welche Unterschiede würden Ihrer besten Freundin sonst noch auffallen?
KLIENTIN: Dass ich manchmal lächeln kann.

An diesem Punkt wird etwas deutlicher, dass 10, 3 und 0 Kürzel oder Kodewörter sind und für innere Zustände der Klientin stehen, d. h. für Gefühle und Emotionen, die sie jetzt ausführlicher, manchmal als beobachtbares Verhalten, beschreiben kann. Mithilfe von Skalen werden die äußeren Elemente einer Veränderung im Gefühlsleben der Klientin entwickelt und beschrieben.

THERAPEUT: Also, was würden Sie und Ihre beste Freundin tun, wenn Sie manchmal lächeln würden?
KLIENTIN: Wir würden wahrscheinlich in einem Café sitzen und Kaffee trinken – was wir in letzter Zeit nicht mehr gemacht haben, weil ich mich einfach viel zu sehr am Boden zerstört gefühlt habe, um mich um ein Treffen zu bemühen.
THERAPEUT: Also, es wäre einfach das Zusammenkommen, das bei der 3 anders wäre?
KLIENTIN: Ja, vor allem dann, wenn ich es anleiern würde ... Das könnte dann sogar eine 4 sein!
THERAPEUT: Das wäre für Ihre Freundin dann ein Zeichen, dass Sie sich verändert haben, sich besser fühlen?
KLIENTIN: Ja, sie würde das sofort merken – wenn ich sie anriefe –, dass ich mich besser fühle.
THERAPEUT: Und wie würde sie darauf reagieren?
KLIENTIN: Sie würde sich freuen.
THERAPEUT: Und Sie würden sich freuen, dass sie sich freut ...
KLIENTIN: Ja, sicherlich ...
THERAPEUT: Also, als Ergebnis, was würden Sie beide unternehmen?
KLIENTIN: Wahrscheinlich würden wir beide ein Stück Kuchen essen, was eigentlich keine von uns tun sollte. *[Lacht]*

Therapeut und Klientin sprechen eindeutig über die äußeren Anzeichen und Kontexte, wenn sich bei der Klientin etwas verändert, d. h., wenn sie sich besser fühlt. De facto macht die Klientin den nächsten Schritt von der 3 zur 4, was eine weitere Besserung ihres Zustandes bedeutet.

Wenn darüber gesprochen wird, dass die Klientin mit ihrer Freundin im Café sitzt und vielleicht ein Stück Kuchen isst – und beide Frauen sich freuen und lachen –, wird das »Sich-besser-Fühlen« in seinen eigentlichen Kontext gestellt: ins Alltagsleben. Wenn die Klientin das nächste Mal ihre Freundin trifft, erinnert sie sich wahrscheinlich an diesen Teil des therapeutischen Gesprächs und lächelt vielleicht, sodass möglicherweise ein Lächeln zurückkommt. Dies könnte der Klientin bewusst machen, dass sie sich wirklich besser fühlt. (Beide essen dann vielleicht das verbotene Stück Kuchen und lassen es sich schmecken.)

Natürlich sprechen Klienten häufig wie ganz selbstverständlich darüber, dass sie wünschen, andere Menschen würden sich ändern. Da wir Situationen und Kontexte wie auch Interaktionen thematisieren, können Skalen auch hier recht hilfreich sein.

THERAPEUT: Also, 10 steht dafür, dass Sie so optimistisch sind, wie man nur sein kann, dass Sie trocken bleiben, und 0 steht für das Gegenteil; wo stufen Sie sich momentan ein?

KLIENT: 10.

THERAPEUT: Und wo würde Ihre Frau Sie Ihrer Meinung nach einstufen – wenn sie hier wäre?

KLIENT: 3 – Natürlich ist das nur eine Vermutung.

THERAPEUT: Sicher, aber Sie kennen sie ziemlich gut ... Woran würde Ihre Frau merken, dass sie Sie nicht mehr bei der 3, sondern bei der 4 einstufen muss?

KLIENT: Es ist eine Frage des Vertrauens, verstehen Sie. Es braucht einfach Zeit.

THERAPEUT: Natürlich; wie lange vielleicht?

KLIENT: Mindestens einen Monat oder zwei.

THERAPEUT: Wie wird sie Ihnen zeigen, dass sie mehr Vertrauen in Sie hat, von der 3 zur 4?

KLIENT: Das wird sie wahrscheinlich nicht. Sie ist stinksauer auf mich, verstehen Sie, und sie hält Distanz.

THERAPEUT: Also, wo wird sie Sie auf der Skala einstufen, wenn sie Ihnen zeigt, dass sie nicht mehr so stinksauer ist und Ihnen mehr vertraut?

KLIENT: Mindestens bei 6 oder vielleicht auch bei 7?
THERAPEUT: Was wird sie tun?
KLIENT: Vielleicht steht sie auf und macht mir ein ordentliches Frühstück – gebackene Eier, Speck, so etwas.
THERAPEUT: Wird das eine große oder eine kleine Überraschung?
KLIENT: Eine gigantische! *[Lacht]* Könnte sogar ein Wunder sein.
THERAPEUT: Also, was werden Sie tun?
KLIENT: Ich würde sie ganz fest drücken.
THERAPEUT: Vor oder nach dem Frühstück?
KLIENT: Vorher ...

Die Unterhaltung bewegt sich zwischen Kontext, Verhalten und Gefühlszuständen hin und her, sodass der Klient sich eine Vorstellung von der Situation machen kann, in der er und seine Frau sich deutlich wohler miteinander fühlen. Deshalb ist das »Sich-besser-Fühlen« nicht nur ein vages inneres Erlebnis oder ein vager innerer Vorgang, sondern etwas, was im Gespräch in seinen normalen, natürlichen – eigentlichen – Kontext eingebettet wird. Genau da ist das Sich-wohl-Fühlen erwünscht und für den Klienten (und seine Frau) von Bedeutung.

9.1 Emotionen in ihrem Kontext

Betrachten wir nun einen sehr gängigen Satztypus, wie er häufig verwendet wird. Stellen wir uns vor, ein Klient sagt:

→ Ich habe sie angeschrien, weil ich wütend war. ←

Welche Wirkung hat dieser Satz? Einfach gesagt, könnte er uns dazu verleiten, das »wütende« Gefühl aus seinem Kontext, in dem es auftritt, zu lösen, und das bedeutet, dass wir uns vielleicht fragen, weshalb der Klient wütend ist. Wenn er dazu sagen würde, dass er häufig wütend sei, könnten wir vielleicht der Frage nachgehen, ob er seine Wut überhaupt beherrschen kann. Mithin wird die Überlegung, dass die Wut die Ursache des Schreiens ist, bestätigt, und die Wut wird zu dem Problem, auf das wir herkömmlicherweise fokussieren würden.

Hätten wir aber dieses Bild vergrößert und untersucht, was vor und was nach dem wütenden Gefühl kam, würden wir uns fragen, inwiefern die Wut zu unserem Verständnis der Situation beiträgt. Oder hat die Wut zufällig die Funktion, den Kontext zu verbergen, sowohl ihn (den Klienten) als auch sie (z. B. seine Frau) aus dem Bild zu entfernen und unsere Aufmerksamkeit auf seine Wut zu lenken statt auf die Interaktion zwischen den beiden?

Wenn die Wut aus ihrem Kontext gelöst wird, kann der Klient nur noch sich selbst und die durch sein Schreien entstandenen Schwierigkeiten sehen. Ohne das Vorher oder Nachher des Schreiens zu berücksichtigen, kann der Klient sagen, dass sie (seine Frau) natürlich nichts damit zu tun hatte. (Und sie kann natürlich das Gleiche sagen.) Ohne Kontext ist sein Schreien zwar problematisch, aber eine gute Ausrede hat er dafür: seine Wut nämlich. Er produziert sich selbst als Opfer seiner Wut. Nun besteht natürlich der nächste Schritt darin, nach der »Ursache« der Wut selbst zu suchen, wodurch die Dinge immer weiter von der Interaktion zwischen den beiden Personen und dem Kontext des Schreiens weggerückt werden. Beide sind fein raus; keiner ist verantwortlich. Was immer auch geschah: Schuld ist die Wut. Es ist, als ob der Klient sagte: Der Teufel hat mich zum Schreien gebracht. (Und so entstehen »Wutmanagement-Gruppen«.)

Wir fokussieren stattdessen zuerst auf den Kontext, in dem sich das wütende Gefühl zeigt. Was war geschehen, bevor er sie anschrie? Was geschah danach? Wann und wo trug sich die Situation zu? Auch wenn das wütende Gefühl vielleicht nie mehr namentlich erwähnt wird, befasst sich das Gespräch darüber, was vor dem Schreien, während des Schreiens und nach dem Schreien geschah, natürlich mit dem Kontext, der den äußeren Teil der Wut bildet. Befasst man sich, wenn man so vorgeht, nicht offensichtlich mit den (inneren und äußeren Aspekten der) Emotionen des Klienten? Ist es nicht ebenso einleuchtend, dass dieses Vorgehen zu Veränderungen der Art und Weise führen kann, wie der Klient mit seiner Frau umgeht und/oder wie sie mit ihm umgeht? Und können solche Veränderungen nicht bewirken, dass er sie nicht mehr so häufig anschreit und in diesem speziellen Kontext nicht mehr so häufig wütend wird? Diese soziale und auf der Interaktion beruhende Vorgehensweise ist selbstverständlich nicht gleichzusetzen mit dem herkömmlichen, individualistischen Ansatz. (Das sind vermutlich genau die Überlegungen, die Kritiker anstellen, wenn sie bemängeln, dass man sich in der SFBT nicht so mit »Emotionen« befasse, wie das bei anderen Ansätzen der Fall sei. Offenbar gilt das unabhängig davon, mit welchem Problem man befasst ist.)

Darüber hinaus haben wir größtes Interesse an allen Arten von »Ausnahmen«. Wir überlegen uns, zu welchen Zeiten der Mann wütend war und seine Frau nicht anschrie, und auch, zu welchen Zeiten – aber in anderen Kontexten – er wütend war und sie nicht anschrie. Welche Unterschiede bestehen zwischen den Zeiten, in denen er schrie, und den Zeiten, in denen er nicht schrie? Wir interessieren uns auch für die Zeiten, in denen der Kontext ähnlich war und der Klient nicht wütend wurde. Gibt es Zeiten, in denen er schrie, aber nicht wütend war? Alle diese Überlegungen, die man über die Wut des Klienten anstellen kann, belassen die Emotion in ihrem natürlichen, eigentlichen Kontext des Alltagslebens. (Dieses Konzept entspricht natürlich nicht der traditionellen Vorgehensweise, aber die Emotionen ignoriert es eindeutig nicht.)

Wir fokussieren grundsätzlich auf das, was der Klient anders haben möchte, damit er sich besser fühlen kann – ob dies nun einen sichtbaren Bezug zu seiner Wut oder seinem Schreien hat oder nicht. Durch das Gespräch mit dem Klienten darüber, was er tun würde, wenn er sich besser fühlte, werden weitere »Gefühle der Besserung« hervorgelockt; und je mehr Einzelheiten der Klient über den entsprechenden Kontext beschreiben kann, desto eher kann er sich im realen Leben daran erinnern, wie gut sich »Gefühle der Besserung« anfühlen. Außerdem: Wenn signifikante Andere merken, dass der Klient sich »besser fühlt«, d. h., dass er etwas anderes als vorher tut, oder auch, dass er seine Wut nicht zeigt (das nach außen Sichtbare davon, welches das Einzige ist, worüber sie etwas wissen können), werden sie auf ihn so reagieren, dass sein (inneres) Gefühl der Besserung verstärkt und ihm bewusst gemacht wird.

Demzufolge ist offensichtlich, dass der lösungsfokussiert arbeitende Therapeut sich anders mit Emotionen befasst, als es die Tradition will. Aber das heißt nicht, dass er die »Emotionen« der Klienten ignoriert oder herunterspielt. Er konzentriert sich vielmehr auf die äußeren, beobachtbaren Faktoren und Kontexte, die Emotionen definieren. Außerdem werden die Klienten bei diesem Vorgehen in ihren Anstrengungen gestützt, den Zustand des »Sich-besser-Fühlens« in sich wach zu halten, indem sie diese Gefühle immer wieder mit den Kontexten in Verbindung bringen können, in denen die Gefühle im Alltagsleben zu Hause sind.

Nach dem Konzept der SFBT sind Emotionen keine Probleme, die es zu lösen gilt, sondern Ressourcen, mit deren Hilfe die Klienten

»bessere Zustände« konstruieren können. Anders ausgedrückt: Wenn der Klient Situationen konstruieren kann, in denen er sich »besser fühlt«, und er daran erinnert wird, dass er sich besser fühlen kann, dann ist das Teil einer erfolgreichen Konstruktion und »Verstärkung« von Lösungen. Dadurch, dass man bei der SFBT auf den Kontext achtet, in dem Emotionen auftreten, werden diese dort belassen, wo sie hingehören, nämlich ins Alltagsleben des Klienten, und werden nicht zu einem esoterischen, geheimnisvollen Phänomen im Innern des Individuums gemacht. Folglich tragen die Menschen, die am Alltagsleben des Klienten teilhaben, auf ganz natürliche und normale Weise dazu bei, die Veränderungen, die sie am Klienten beobachten, zufällig zu verstärken. Dadurch wird die Kluft überbrückt, die nach traditionellen Modellen behandelte Klienten oftmals empfinden, weil zwischen ihrer im Therapieraum entstandenen Vorstellung von den eigenen Ressourcen und ihrem im Alltag empfundenen Mangel an eigenen Ressourcen eine Diskrepanz entstanden ist.

Schauen wir uns den Satz nun aus einem anderen Blickwinkel an:

→ Ich habe sie angeschrien, weil ich wütend war. ←

Bedeutet die Äußerung, dass der Klient denkt oder glaubt, Wut habe ihn zum Schreien gebracht? Oder nimmt er, besser gesagt, seine Wut als Rechtfertigung (oder Begründung) für sein Schreien? Die Überlegung, dass seine Wut der Grund für sein Schreien ist, ist eine Hypothese, und diese

> Hypothese ist wohlbegründet, wenn man eine Anzahl von Erfahrungen gehabt hat, die, beiläufig, übereinstimmend zeigen, daß deine Handlung die regelmäßige Folge bestimmter Bedingungen ist, die wir dann Ursachen der Handlung nennen (Wittgenstein, BBB, S. 34).

Die Frage ist hier, ob eine zuverlässige Prognose abgegeben werden kann, dass das Schreien in den meisten Fällen das Ergebnis seiner Wut sein wird. Doch das ist etwas anderes, als wenn wir den Grund für sein Schreien wissen wollen; denn »dann ist keine Anzahl übereinstimmender Erfahrungen notwendig, und deine Begründung ist keine Hypothese« (Wittgenstein, BBB, S. 34).

Das heißt: Damit wir die Wut als Ursache des Schreiens betrachten können, müsste gezeigt werden, dass in einer hinreichenden Anzahl von Wutanfällen auf die Wut regelmäßig das Schreien folgt.

(Natürlich könnte der Klient hin und wieder wütend sein, ohne dass er schreit.) Andererseits ist ein Grund dadurch konstituiert, dass der Klient die Situation folgendermaßen erkennt und anerkennt: Ihm kommt es völlig plausibel vor, dass seine Wut der Grund war, weshalb er seine Frau angeschrien hat. Wenn er nicht wütend gewesen wäre, hätte es keinen Grund gegeben zu schreien.

Verlagern wir die Aussage von der ersten Person auf die dritte Person:

→ Er hat sie angeschrien, weil er wütend war. ←

Solange der Sprecher erkennt und anerkennt, dass seine Wut der Grund für sein Schreien war, kann der Beobachter damit zufrieden sein, dass der Grund für das Schreien der Wut zugeschrieben wird. Doch die Wut kann nicht der Grund für das Schreien sein, wenn der Sprecher sie nicht als einen solchen erkennt und anerkennt. Die Tatsache, dass er sich einer ziemlichen Anzahl der Gründe für sein Schreien nicht bewusst ist, macht die Gründe noch nicht zu Ursachen oder Hypothesen.

> Wessen er [Freud – Anm. d. Übers.] sich in einem solchen Fall nicht bewusst ist, das sind eben Gründe, keine Ursachen (...) Freud behandelt die Gründe für eine Handlung so, als ob sie deren Ursachen seien, indem er behauptet, dass sie aufgrund einer wissenschaftlichen Prozedur vermutet und am Ende durch die Billigung vonseiten des Subjekts bestätigt werden könnten, das anerkennt, dass sie tatsächlich die Gründe seines Handelns gewesen seien; und er behandelt die Ursachen wie Gründe, indem er behauptet, dass die Ursachen, nach denen er suche, auf die zweite Art erkannt werden könnten, was nichts mit der Art zu tun hätte, wie kausale Hypothesen in einer experimentellen Wissenschaft verifiziert würden (Bouveresse 1995, p. 72).

Aus Wittgensteins Sicht verwechselt Freud Grund und Ursache, was zu einem »entsetzlichen Durcheinander« geführt hat, das bis heute fortdauert.

> Die Menschen, die immerfort »warum« fragen, sind wie die Touristen, die, im Baedeker lesend, vor einem Gebäude stehen und durch das Lesen der Entstehungsgeschichte etc. etc. daran gehindert werden, das Gebäude zu *sehen* (VB, S. 506; Herv. im Orig.).

Wittgenstein unterscheidet zwischen Gründen und Ursachen, was unvereinbar ist mit der tradierten, kausalen Gefühlskonzeption, wonach innere, emotionale Zustände die Ursachen für äußeres Verhalten sind. Im Rahmen von Therapien hören wir oft, dass Klienten über »Emotionen« reden und dabei das Verb »fühlen« auf eine so verwirrende Weise gebrauchen, die in erster Linie darauf schließen lässt, »Emotionen« seien die Ursache unerwünschter Verhaltensweisen. In Workshops, Seminaren und in der Fachliteratur zeigen Therapeuten sich meistens mit dieser Perspektive einverstanden und sprechen häufig davon, dass »Emotionen ... Auslöser von Handlungen« seien oder dass Gefühle »Impulse zu bestimmten Handlungen geben« (Kiser, Piercy a. Lipchik 1993, p. 235). Dies hat zur Folge, dass »Emotionen« wie Dinge, z. B. Maschinen, behandelt, d. h. verdinglicht oder dass Prädikate vergeben werden, die normalerweise nur auf menschliche Wesen zutreffen (im Sinne des Begriffs »homunculus fallacy«, für den im Deutschen »Homunkulus-Fehlschluss« gebräuchlich ist). Emotionen werden zu kleinen grünen Männchen, die in uns leben und uns zu Dingen verleiten, die wir nicht unbedingt wollen. Folglich geht der Kontext, in dem die »Emotionen« gespürt werden, verloren, und das heißt, dass ein innerer Prozess, der als Auslöser für Verhaltensweisen gesehen wird, genau von diesen Verhaltensweisen abgetrennt wird.

> Wenn wir die Frage »warum« unterdrücken, werden wir oft erst die wichtigen *Tatsachen* gewahr; die dann in unseren Untersuchungen zu einer Antwort führen (Wittgenstein, PU, § 471; Herv. im Orig.).

Die Frage »Warum?« wird besonders gern von Therapeuten, Klienten, Professoren, Studenten und vielen anderen verwunderten Personen gestellt. Die Frage »Warum?« ist alles andere als eindeutig; unklar ist, ob eine Antwort, die entweder einen Grund angibt oder eine Ursache nennt, den Fragenden zufrieden stellt. Eine kausale Feststellung ist in den Verhaltenswissenschaften und im therapeutischen Feld zumindest seit Freuds Tagen natürlich die gewünschte (und wissenschaftliche) Antwort.

> So handelt die Psychologie vom Benehmen, nicht von der Seele?
>
> Was berichtet der Psychologe? – Was beobachtet er? Nicht das Benehmen der Menschen, insbesondere ihre Äußerungen? Aber *diese* handeln nicht vom Benehmen. (Wittgenstein, PU, S. 497; Herv. im Orig.).

10. Fragen und mögliche Missverständnisse

10.1 Allgemeine Einwände

Weshalb ignoriert die SFBT die Probleme der Klienten? Wie können Sie jemandem helfen, wenn Sie mit ihm nicht über seine Schwierigkeiten sprechen?

Manchmal wird die SFBT so dargestellt, als ob das Sprechen über Probleme nicht erlaubt sei. Nichts könnte der Wahrheit ferner sein. Die in diesem Buch enthaltenen Transkripte dürften Beleg genug sein, um dieses Missverständnis auszuräumen. Carl schildert Insoo Kim Berg seine familiären Schwierigkeiten und seine Verzweiflung in der Nacht vor ihrer Begegnung. Im Gespräch mit Yvonne Dolan berichtet Margaret von ihrer Drogenabhängigkeit, ihrer Beziehung zu einem gewalttätigen Mann und von ihren »Lügen«, die sie ihrer Gastfamilie auftischt. Und in der Unterhaltung zwischen Robert, seiner Mutter und Steve de Shazer sind die Magenschmerzen des Klienten, sein allgemeiner Motivationsmangel und seine Schwierigkeiten, regelmäßig zur Schule zu gehen, das Thema. In keinem einzigen dieser Interviews wird der Versuch unternommen, die Klienten davon abzuhalten, über ihre Anliegen zu sprechen. De facto ist es ein vitales Element des lösungsfokussierten Therapiekonzepts, für das Problem Raum zu schaffen oder dieses zu »würdigen«, wenn die Klienten spüren sollen, dass der Therapeut bzw. die Therapeutin ihre Notlage versteht und ihnen helfen will. Wenn der Klient ein problematisches Gefühl oder eine schwierige Situation beschreibt, stellt der Therapeut ihm die ungefähr so formulierte Frage: »Welche Veränderung hätten Sie gerne, was dieses Gefühl/diesen Gedanken/dieses Verhalten anbelangt?« Wenn man mit dem Klienten über seine Wünsche spricht, wird fast immer auch sein Problem thematisiert, weil er dann nämlich den Unterschied zwischen seinem Problem und seiner Wunschvorstellung beschreibt. Wenn wir also darüber sprechen, was die Klienten wollen, bleiben wir auf einer phänomenologischen Ebene immer noch bei ihren Problemen, und wir können die mit ihren Schwierigkeiten einhergehenden Schmerzen und Leiden bestätigen, während schon Ziele und Ausnahmen des Problems exploriert werden. Die SFBT unterscheidet sich von anderen Ansätzen dadurch, dass nach diesem Konzept arbeitende Therapeuten die meiste Energie darein legen, den Klienten zu einer ergiebigen Beschreibung seiner *Lösung* zu motivieren, statt immer detailliertere Beschreibungen des Problems hervorzubringen. Für diese therapeutische Haltung gibt es Gründe:

Erstens: Wenn der Klient eine zunehmend komplexe und detaillierte Beschreibung seiner Lösung entwickelt, tun sich wahrscheinlich auch Wege auf, wie dieser anvisierte Zustand erreicht werden kann. Margaret z. B. stellt fest, dass es für sie ein Hinweis auf eine Lösung in ihrem Leben wäre, wenn sie morgens aufwachen würde, ohne sofort an ihren früheren Freund denken zu müssen. An die Stelle solcher Gedanken würden Überlegungen treten, wie sie eine Arbeitsstelle finden könnte. Demzufolge artikuliert Margaret ihre Lösung und erkennt allmählich, wie sie ihr Ziel erreichen kann. Wenn die Klientin ihren eigenen Weg entwickelt, ist damit unweigerlich die Motivation verbunden, ihn auch zu beschreiten, und der Therapeut muss sie nicht zur Befolgung eines Plans »anfeuern«, den er selbst für den besten hält.

Zweitens: Wir fokussieren auf Lösungsbeschreibungen, weil Problembeschreibungen oft zu routinehaften und monolithischen Sprachstrukturen erstarren, die verhindern, dass neue oder widersprüchliche Möglichkeiten wahrgenommen werden. So kann z. B. das Etikett »Depression« zu einer allumfassenden Beschreibung werden, die einen in erster Linie Belege dafür suchen lässt, dass man depressiv ist. Dann stehen Phasen von Müdigkeit, Momente der Mutlosigkeit, Taktlosigkeiten in der Beziehung, beleidigte Verärgerung wegen geringfügiger Kränkungen usw. garantiert im Vordergrund der Zustandsbeschreibung. Hoffnungsfrohe Gedanken über die Zukunft, kleine Errungenschaften, zufrieden stellende Interaktionen und Augenblicke der Zufriedenheit werden dagegen entweder völlig ignoriert oder aber als naiv oder unglaubwürdig abgetan, weil sie die Beschreibung einer Depression nicht erhärten. Wenn aber der Klient eine Lösungsbeschreibung entwickeln darf, bietet ihm das eine sprachliche Struktur, in der positive Erfahrungen nicht mehr verworfen werden müssen. Diese werden nun eher als etwas Wichtiges und Glaubwürdiges wahrgenommen und können als Beleg für eine sich abzeichnende Lösung akzeptiert werden. Kehren wir zu Margarets Fall zurück: Das nächste Mal, wenn sie nach dem Aufwachen nicht sofort an ihren Freund denkt und dies nach einer Weile realisiert, kann sie darin die Bestätigung finden, dass sie sich auf eine Lösung zu bewegt, und muss darin nicht Belege dafür suchen, dass sie die Abhängigkeit von ihrem Freund leugnet.

Wie können Sie ein therapeutisches Konzept anwenden, das sich nicht mit Gefühlen befasst?

Da das Thema »SFBT und Emotionen« in Kapitel 9 ausführlich behandelt wird, verweisen wir die Leser und Leserinnen zu dieser Frage an die dortige Diskussion. Aber in aller Kürze sei gesagt, dass die SFBT in den Ruf eines therapeutischen Ansatzes gekommen ist, der die Emotionen ausklammere. Genauso wie die falsche Annahme, dass die Klienten in der lösungsfokussierten Therapie nicht über ihre Probleme sprechen dürften, beruht die Vermutung, dass die Klienten zum Leugnen oder Zurückweisen ihrer Emotionen angehalten würden, auf einem Missverständnis. Allerdings wird das therapeutische Gespräch über Gefühle auch nicht gerade gefördert. Emotionen kommen ins Spiel, wenn der Klient das braucht oder möchte; der lösungsfokussiert arbeitende Therapeut akzeptiert das, entlockt dem Klienten aber meistens keine weitere ins Detail gehende Beschreibung dessen, wie das Gefühl beschaffen ist oder was der Klient der Emotion zuschreibt (z. B.: »Weshalb, glauben Sie, fühlen Sie auf diese Weise?«). Niemals würde man einen Klienten entmutigen, wenn er seinen Gefühlen Ausdruck verleihen möchte. Dies zu tun, wäre, gelinde gesagt, respektlos. Außerdem bitten lösungsfokussiert arbeitende Therapeuten ihre Klienten nicht, die Beschreibung eines inneren emotionalen Zustands sprachlich immer mehr zu verfeinern und über dessen vermutete Ursachen und Wirkungen zu spekulieren (»Was, glauben Sie, macht Sie so traurig? Wenn Sie traurig sind, haben Sie da noch andere Gefühle?«). Stattdessen halten wir es für hilfreicher, emotionale Zustände in äußere Handlungen und Kontexte einzubetten, da dies der Ort ist, an dem Klienten die Veränderung sehen wollen. Außerdem führt das Reden über Emotionen, als ob diese unabhängig von Handlungen, Verhaltensweisen und Beziehungen zu anderen Menschen existierten, dazu, dass das Gefühlhafte mystifiziert wird – was eine willkürliche Grenze zwischen inneren und äußeren Welten zieht und die Ganzheit unserer Erfahrung verletzt.

Eine Frage, die eine solche Fokusverschiebung ermöglicht, kann z. B. lauten: »Welche Handlungen würden Sie an sich beobachten, die Ihnen signalisieren würden, dass Sie zufriedener sind?« – und ihre Beantwortung kann zum Verhaltensindikator für Veränderungen im inneren Zustand des Klienten werden. Eine kontextbezogene Frage kann z. B. sein: »Woran würde Ihre Frau merken, dass Sie sich besser fühlen? Was würde sie an Ihnen beobachten können?« Nach dem Konzept der SFBT sind emotionale Zustände eng mit Handlungen verbunden, die ihrerseits in einem externen Kontext stattfinden. Lösungsfokussiert arbeitende Therapeuten gehen mit Emotionen des Klienten zwar nicht so um wie eher traditionell orientierte Therapeuten; aber dadurch, dass sie beim Klienten sorgfältig auf externe Indikatoren für emotionale Veränderungen achten, geben sie ihm die Chance, ein feineres Gespür für die Markierungen gefühlsbezogener Wandlungen zu entwickeln, sodass er schließlich eher die Außenwelt beobachten kann, als sich weiterhin auf sein Inneres konzentrieren zu müssen. In Kapitel 9 werden diese Überlegungen eingehend untersucht.

10.2 Einwände von Nichtexperten

Sie gehen davon aus, dass Menschen immer wissen, was zu tun ist. Viele meiner Klienten wissen das keineswegs. Manchmal muss man Menschen sagen, was sie tun müssen. Werden Therapeuten nicht genau dafür bezahlt?

Als einmal über die Frage diskutiert wurde, worin sich das Konzept der SFBT von anderen Therapieansätzen unterscheidet, äußerte ein erfahrener lösungsfokussiert arbeitender Therapeut, dass man bei dieser Therapieart dem Klienten keine Ratschläge gebe. Dies führte Insoo Kim Berg zu der verwunderten Frage: »Was? Sie meinen, dass Sie, wenn Sie etwas wüssten, das dem Klienten helfen könnte, es ihm nicht sagen würden?« Die hinter der SFBT stehende Überzeugung, wonach Klienten über die Informationen verfügen, die sie zum Planen und Erreichen eines gewünschten Ergebnisses brauchen, kann so ausgelegt werden, dass der Therapeut im Therapiegespräch nie seine Vorstellungen, Vorschläge oder Alternativen kundtut. Das muss nicht unbedingt so gehandhabt werden. Doch aus der Perspektive des lösungsfokussierten Arbeitens gibt es zwei Einwände gegen das Erteilen von Ratschlägen.

Erstens: Im Vergleich zu Therapieansätzen, die auf die Ausbildung von Fertigkeiten oder Beseitigung von Defiziten fokussieren, erteilt man dem Klienten beim lösungsfokussierten Arbeiten selten Ratschläge. Der Klient ist die oberste und wichtigste Autorität in der Frage, welches Ziel er hat und wie er dorthin gelangt. Wenn der auf die Vermittlung von Fertigkeiten spezialisierte Therapeut seine Klienten z. B. in kommunikativen Fähigkeiten schult, bedient er sich fast ausschließlich gewisser Direktiven, die diese zu befolgen haben. Lösungsfokussiert arbeitenden Therapeuten wäre viel mehr daran gelegen, dem Klienten Beispiele für gelungene Kommunikation zu entlocken und ihm erkennen zu helfen, wie er in solchen Fällen bis dahin gehandelt hat.

Zweitens: Die Vorschläge lösungsfokussiert arbeitender Therapeuten sind einfach genau das: Vorschläge. Diese werden dem Klienten versuchsweise, gewissermaßen als Alternativen angeboten, die er je nachdem, ob er sie passend findet, annehmen oder verwerfen kann. Der Therapeut kann sich auch von seinem Vorschlag distanzieren, indem er ihn einer anderen Person zuschreibt. (»Manche Klienten haben es schon als hilfreich empfunden, unter diesen Umständen einen Rechtsanwalt zu Rate zu ziehen. Kommt Ihnen das sinnvoll vor?«) Der Klient behält die Verantwortung für die Ziele seiner Therapie. Diese Vorgehensweise unterscheidet sich stark von verschreibenden Therapieansätzen, bei denen es wichtig ist, dass der Klient die ihm vom Therapeuten präsentierten Ideen annimmt.

Therapeuten sind im Großen und Ganzen sehr großzügige Menschen und haben den genuinen Wunsch, anderen zu helfen. Oftmals geben wir diesem Wunsch Ausdruck, indem wir generös unsere Vorstellungen über Dinge mitteilen, die unserer Ansicht nach im Leben der Klienten etwas bewirken könnten. Leider sind die meisten unserer guten Ideen nichts Neues für unsere Klienten. Sie haben zuvor schon davon gehört. Wenn wir auf unserer Großzügigkeit beharren, kann die Situation leicht zu einer höflichen (manchmal weniger höflichen) therapeutischen Auseinandersetzung werden, und der Klient kann alle unsere gut gemeinten Vorschläge mit dem Argument entkräften, dass sie unmöglich, nicht praktikabel oder irgendwie inakzeptabel seien. Weitere Bemühungen, den Klienten von unseren Vorstellungen zu überzeugen, heizen die Auseinandersetzung nur noch an. Folglich sind Therapeuten besser bedient, wenn sie ihren Blick darauf richten, welche Aufgabe sie in der Therapie haben. Unsere Aufgabe besteht nicht darin, dass wir uns die richtigen Lösungen für den Klienten ausdenken und ihn dann davon überzeugen, sie akzeptieren zu müssen. Unsere Aufgabe besteht darin, die Bedingungen zu schaffen, unter denen der Klient seine eigenen Lösungen finden kann, und ihm zu helfen, in seinem Inneren zu finden, was er wirklich will und wie er dorthin gelangt.

Klienten leugnen manchmal ihre Schwierigkeiten und müssen deshalb mit diesen konfrontiert werden. Werden in der SFBT ernsthafte Probleme nicht ignoriert, wenn man den Klienten nicht mit seinen Problemen konfrontiert?

Wenn wir den Klienten mit seinen Problemen konfrontieren, gehen wir von der Annahme aus, dass wir über Dinge in seinem Leben Bescheid wüssten, deren er sich selbst nicht bewusst ist. Das hätte zur Folge, dass wir die Klienten mit den schlimmen Auswirkungen z. B. ihres Trinkverhaltens, ihrer Wut, ihres üblen Erziehungsstils usw. konfrontieren müssten, sobald wir etwas Derartiges bemerken. Doch eine Konfrontation bewirkt häufig, dass der Klient sich in die defensive Ecke zurückzieht und der Therapeut darüber frustriert ist. Der Schuss kann sogar nach hinten losgehen. In mindestens einer Studie (Miller, Benefield a. Tonigan 1993) hat man festgestellt, dass Menschen, die mit ihren Alkoholproblemen konfrontiert worden sind, nach der Behandlung mehr Alkohol getrunken haben als vorher.

Was also tun, wenn Klienten sich abträglicher Situationen in ihrem Leben nicht bewusst sind oder diese leugnen? Hilfreich ist hier die Strategie, kontextbezogene Fragen zu stellen, z. B.: »Ich weiß, Sie sehen kein Problem in Ihren Wutausbrüchen. Doch was, glauben Sie, hätten Ihre Kinder gerne anders, wenn wieder einmal die Situation entsteht, dass Sie in Rage geraten? Was hätte Ihre Frau in solch einer Situation gerne anders? Ihre Kolleginnen und Kollegen?« Wenn der Klient darüber nachdenkt, wie andere Personen sein Benehmen einschätzen, hat er die Möglichkeit, seine Schwierigkeiten anzuerkennen, ohne sich diese sofort »aneignen« zu müssen. Unter diesen Bedingungen ist es wahrscheinlich, dass der Klient sich selbst wirksamer und tiefer gehend mit seinen Problemen »konfrontiert«, als wir dies tun könnten.

Wie geht man in der SFBT mit Dingen um, die auf Gefahren hinweisen oder die Sicherheit von Menschen bedrohen? Ignoriert der lösungsfokussiert arbeitende Therapeut Sicherheitsprobleme, wenn der Klient sie nicht thematisiert oder für unwichtig hält?

Auch diese Frage beruht auf einem krassen Missverständnis und ist auf die Annahme zurückzuführen, dass wir Sicherheitsfragen ignorierten, wenn wir nicht »explizit« darüber sprechen. Genau das Gegenteil ist der Fall. Die SFBT zeigt z. B. Erfolg in Fällen von häuslicher Gewalt (Lee, Sebold a. Uken 2003), wenn Jugendämter mit Kindesmisshandlung und -vernachlässigung umgehen müssen (Berg u. Kelly 2001), in der beruflichen Weiterbildung von Strafgefangenen (Walker, Sakai a. Brady 2006), in der Behandlung von Drogenabhängigen (Berg u. Miller 2007; Berg u. Reuss 1999; McCollum a. Trepper 2001) und auch in der therapeutischen Arbeit mit vielen anderen Arten von Klienten, z. B. Personen, die wegen Trunkenheit am Steuer verurteilt worden sind. Darüber hinaus wird das Konzept der SFBT als grundlegende Methode in der Schulsozialarbeit eingesetzt – mit bemerkenswerten Erfolgsquoten (Streeter a. Franklin 2002), und es findet sogar Anwendung in US-amerikanischen Programmen, mit denen man Schulabbrechern und Sonderschulkindern eine Chance geben will. Ebenfalls als wirksam erwiesen haben sich auf den Prinzipien der SFBT beruhende Programme zur Suizidprävention bei gefährdeten Jugendlichen.

Der Unterschied zwischen dem Konzept der SFBT und anderen therapeutischen Ansätzen besteht darin, dass der lösungsfokussiert arbeitende Therapeut alles darauf verwendet, die Gedanken und Vorstellungen seines Klienten zur Abwendung von Gefahren zu nutzen – und zwar unabhängig von der Art der Probleme, die der Klient präsentiert, und auch unabhängig davon, ob der Klient sich freiwillig einer Therapie unterzieht oder dazu gezwungen wird, um z. B. eine Strafverbüßung abzuwenden. Auf der Basis der von Insoo Kim Berg et al. (Berg u. Kelly 2001; DeJong u. Berg 2003) zum Thema Kindesmisshandlung und -vernachlässigung vorgelegten Arbeit sind zahlreiche Sozialarbeiter darin geschult worden, solche Fragen zu stellen, mit deren Hilfe die Klienten und/oder andere Personen, z. B. die gefährdeten Kinder, motiviert werden sollen zu sagen, was sie wünschen und brauchen, um die in ihrem Alltagsleben so dringend benötigte Sicherheit zu erhöhen. Weil das Konzept der SFBT so angelegt ist, dass der Klient als Experte seines eigenen Lebens betrachtet wird, beziehen wir uns immer auf das vom Klienten wahrgenommene – wenn auch noch so geringe – Ausmaß an Sicherheit und suchen von da aus Wege, wie die bereits vorhandene Sicherheit erhöht werden kann. Von daher ist das eine Lösung, die der Klient findet, und nicht eine, die ihm von außen aufgedrückt wird. Dem Klienten vorzuschreiben, was er zu tun hat, halten wir für respektlos und unter seiner Würde. Außerdem ist es, pragmatisch gesehen, so, dass die meisten Menschen sich dann tief greifend und langfristig verändern, wenn der Wunsch nach Veränderung von ihnen selbst ausgeht; wenn Menschen aber gegen ihren Willen zur Veränderung gezwungen werden, verändern sich die meisten von ihnen nur wenig und nur für kurze Zeit.

Im Therapiegespräch z. B. mit einer Frau, die zu ihrem gewalttätigen Ehemann zurückkehren möchte, kann man versucht sein, ihr die Fähigkeit abzusprechen, für sich und/oder ihre Kinder eine gute Entscheidung zu treffen, und der Verlockung erliegen, die Frau über ihre Beziehung zu belehren, aufzuklären und ihr zu raten, ihren Mann zu verlassen. Doch wenn man an eine solche Situation mit der Einstellung herangeht, die hinter dem Vorhaben der Frau stehenden Erwägungen kennen lernen zu wollen, könnte man zu ihr sagen: »Sie haben bestimmt einen triftigen Grund dafür, dass Sie sich wieder in eine Situation begeben wollen, die sie als gefährlich beschrieben haben. Ich frage mich, welchen triftigen Grund Sie dafür haben.« Diese Vorgehensweise würde einen völlig anderen Weg eröffnen, auf dem man etwas über die »Logik« der Überlegungen der Frau erfährt und darüber, was sie für sich und ihre Kinder für wichtig hält und was sie für sich und ihre Kinder in der Zukunft erhofft. Mit einer solchen Herangehensweise, die der Klientin Optionen und Wahlmöglichkeiten bietet, wird man sie eher zur Bewältigung ihrer Situation befähigen, als wenn man ihr sagte, was sie tun sollte. Ein Mensch, der sich in einer üblen Lage befindet, ist am allerwenigsten darauf erpicht, dass eine andere Person ihm ihre Ideen und Lösungen aufnötigt. Überdies kämen zu der bestehenden Verletzung, die an sich schon eine Erniedrigung darstellt, auch noch die kränkenden Vorschriften des Therapeuten hinzu. Wir glauben nicht, dass es hier um ein Entweder-oder geht, sondern um ein Sowohl-als-auch, d. h., dass die Klientin ihre Würde wahren und dennoch für sich und ihre Kinder eine gute Entscheidung treffen kann. Als Therapeut muss man darauf achten, dass im Hinblick auf die Sicherheit des Klienten ausführliche Planungen entwickelt werden, die zu seinen Erfahrungen und Lebensrealitäten passen. Im vorliegenden Fall können auch Skalierungsfragen recht hilfreich sein, um kleine schrittweise durchgeführte Veränderungen anzuzeigen, die die Klientin umsetzen kann, statt dass sie an einem Punkt, an dem sie unter einem enormen Stress steht, zu gewaltigen Veränderungen angespornt wird.

Wie geht der lösungsfokussiert arbeitende Therapeut z. B. im Fall von Kindesmissbrauch mit der Kontrolle durch Sozialbehörden oder -einrichtungen um?

Insoo Kim Berg hat in mehreren US-amerikanischen Bundesstaaten und in zahlreichen Ländern in Europa und Asien intensiv mit Kinder- und Jugendhilfeeinrichtungen zusammengearbeitet und in diesem Zusammenhang die Prinzipien der SFBT auf Klienten angepasst, die per Gerichtsbeschluss zur Therapie gezwungen (also unfreiwillig behandelt) wurden, und sie auch umfassend praktiziert.

Wenn Fragende von der »Kontrolle durch Sozialbehörden oder -einrichtungen« sprechen, kann sich hinter der Frage der Gedanke verbergen, dass die von bestimmten Ämtern ausgeübten Kontrollfunktionen unvereinbar sind mit den Prinzipien, nach denen man in der SFBT mit den Vorstellungen der Klienten umgeht. Wie in diesem Buch schon mehrfach betont, verfahren wir mit den Anliegen des Klienten und seinem Wunsch nach einem besseren Leben so, wie er es sich vorstellt. Noch nie haben uns Klienten zu verstehen gegeben, dass sie es gut finden, mit uns arbeiten »zu müssen«, und Insoo Kim Berg hat auch nie erlebt, dass Klienten sich gern von einem Besuch vom Jugendamt überraschen lassen. Wenn man Klienten fragt, was ihre Lage während eines solchen »Überraschungsbesuchs« – wenn auch nur ein bisschen – besser machen würde, sagen sie meistens das, was sie auch dem Besucher vom Amt sagen würden: »Ich habe wirklich nichts gegen Sie persönlich; Sie scheinen ein ganz netter Mensch zu sein. Aber ich möchte, dass Sie endgültig aus meinem Leben verschwinden.« Und natürlich will das Jugendamt die Akte schließen, sobald sich die Bedingungen des Klienten gebessert haben. Deshalb ist es möglich, ein gemeinsames Ziel zu finden, wenn die Wünsche des Klienten und die Wünsche des Jugendamtes unmittelbar aufeinander abgestimmt werden. Alle Seiten müssen bestimmte verbindliche Schritte unternehmen, damit dieses Ziel erreicht wird, nämlich: »dass die jeweils andere Seite aus dem Leben des anderen verschwindet«. An diesem Punkt sind viele Aushandlungsmöglichkeiten gegeben, und gute therapeutische Arbeit leisten wir vor allem dadurch, dass wir den Schilderungen der Klienten zuhören, auf welche Weise ihr Leben besser wird, wenn wir erst einmal aus ihrem Leben verschwunden sind. Dazu muss man beharrlich den Gedanken des Klienten folgen: was, wann, wer anders sein wird; wo etwas anders sein wird; wie sich die Situation verändern wird; wer diese Veränderungen zuerst bemerken wird; und wie die anderen auf diese Veränderungen reagieren werden.

Selbst dann, wenn man ein Kind von seinen Eltern trennen muss, weil sie es vernachlässigen, kann dies auf respektvolle Weise geschehen – oder aber auch auf demütigende, arrogante und bestrafende Art. Wir können Eltern einen solchen Schritt damit begründen: »Weil wir wollen, dass Ihr Kind sicher ist«, oder aber ihnen vorwerfen: »Sie sind schlechte Eltern.« Die meisten Eltern oder Betreuungspersonen, die den allgemeinen Standards einer adäquaten Kindererziehung nicht genügen, sind sich ihres Unvermögens schmerzlich bewusst. Entscheidend ist, dass für diese Schwierigkeiten Lösungen gefunden und nicht die Eltern wegen ihrer Inkompetenz beschuldigt werden. Insoo Kim Berg hat nie Eltern kennen gelernt, die wollten, dass das Leben ihres Kindes schlechter verläuft, als ihr eigenes war. De facto wollen die meisten Eltern, dass das Leben ihres Kindes besser ist als ihr eigenes. Deshalb sollten wir eher darüber nachdenken, wie Eltern sich so verändern können, dass sie den üblichen Standards sozialen Elternverhaltens genügen, statt sie unter die »Kontrolle durch Sozialbehörden oder -einrichtungen« zu stellen.

10.3 Die SFBT und andere Therapieansätze

Ist die SFBT nicht einfach eine Spielart von …?

Personen, die sich mit der Praxis der SFBT (oder mit neuen Aspekten davon) vertraut machen, versuchen oftmals, dieses Konzept in ein bereits vorhandenes Schema einzupassen. In Workshops taucht häufig die Frage auf, ob die SFBT nicht einfach eine Spielart eines anderen therapeutischen Ansatzes sei – den die Fragenden bezeichnenderweise schon kennen und anwenden. Durch die Verbindung beider Ansätze wird das neu entstandene Wissen in einen bereits existierenden Rahmen eingefügt, was ein beruhigendes Gefühl und Vertrauen vermittelt. Es mag schon wissenschaftliche Gründe dafür geben, über die Unterschiede zwischen einzelnen Therapieansätzen und über ihre Ähnlichkeiten zu diskutieren; denn die allzu schnelle Integration des lösungsfokussierten Konzepts in ein vorhandenes Schema birgt einige Risiken in sich. Betont werden nämlich die Ähnlichkeiten, während signifikante Unterschiede vielleicht verborgen bleiben. Die SFBT wird z. B. oft als Variante der kognitiven Verhaltenstherapie (KVT) beschrieben. Natürlich fokussiert man bei der SFBT auf Gedanken und Handlungen, wie man dies bei der KVT auch tut. Doch die verschreibenden und direktiven Momente der KVT stehen in krassem Gegensatz zu den Prinzipien der SFBT, wonach die Klienten ihre Ziele und ihre Wege zum Ziel selbst wählen. Dieser fundamentale Unterschied bleibt möglicherweise im Dunkeln, wenn die SFBT nur als Spielart der KVT betrachtet wird. In diesem Zusammenhang ist die aus dem Zen stammende Idee vom Geist des Anfängers hilfreich: Experten können sich schwer neue Dinge aneignen, weil ihr Geist bereits angefüllt ist mit Landkarten von der Welt und Annahmen über ihre Beschaffenheit. Etwas Neues lernen heißt einige lieb gewonnene und vertraute Denkweisen ablegen. Der Anfänger hingegen bringt weniger vorgefasste Ansichten in den Lernprozess ein und kann die neuen Informationen deutlicher erkennen. Wer die Praxis der SFBT (oder sonst etwas) lernen möchte, tut gut daran, sich mit einem möglichst vollkommenen Anfängergeist an seine Aufgabe zu machen. Wenn sich die neuen Pfade als nicht gangbar erweisen sollten, kann man immer noch zu den alten zurückkehren.

Kann ich die SFBT integrieren in ...?

Diese Frage ist mit der vorangegangenen verschwistert. Wir empfehlen zwar, sich dem Erlernen eines neuen Therapieansatzes mit der Einstellung des Anfängers zu nähern, aber eine Totalamnesie ist dafür nicht notwendig. Viele aus anderen Ansätzen stammende Techniken lassen sich mit großem Gewinn in das SFBT-Modell einfügen. Yvonne Dolan ist ausgebildet in Hypnotherapie nach Milton Erickson und arbeitet z. B. mit hypnotischen Bilderwelten, wenn sie im Gespräch mit Margaret die Wunderfrage behandelt. Techniken, die dem Therapeuten eine direktive Haltung abverlangen oder ihn als den Experten ausweisen oder die dem Klienten die Fähigkeit absprechen, die Richtung seiner Therapie selbst bestimmen zu können, decken sich jedoch nicht mit den Prinzipien der SFBT und sollten nicht angewendet werden, wenn man lösungsfokussiert arbeiten möchte.

An dieser Stelle sollten wir nun über den Prozess sprechen, in dem Therapeuten das Konzept der SFBT übernehmen und zu ihrer primären Arbeitsmethode machen. Pichot und Dolan (2003) erkennen drei Stufen dieses Prozesses. Auf der ersten Stufe werden einige lösungsfokussierte Techniken in einen bereits vorhandenen therapeutischen Ansatz integriert. Der schon existierende Ansatz bleibt zunächst die primäre Orientierung. So könnte z. B. ein Therapeut, der vorwiegend verhaltensbezogen arbeitet, die Mitteilung seines Klientenpaares, eine angenehme Woche miteinander verbracht zu haben, als Ausnahme ihres Problems betrachten und den beiden einige Fragen darüber stellen, was sie jeweils zu diesem untypischen Ergebnis beigetragen haben. Danach könnte der Therapeut seinen Fokus verengen und sich danach erkundigen, wie das Paar die bis dahin therapeutisch vermittelten Fertigkeiten der Konfliktlösung eingesetzt hat, um dieses gute Resultat zu erzielen. Der Schwerpunkt seines therapeutischen Arbeitens liegt weiterhin auf dem Verhaltenstraining, obwohl er ausführlich auf eine Ausnahme des Problems eingegangen ist.

Auf der zweiten Stufe werden laut Pichot und Dolan (2003) die Techniken und Prinzipien der SFBT zum Fundament des therapeutischen Arbeitens. In dieser Phase nimmt die Therapie Qualitäten an, wie sie den in diesem Buch vorgestellten Transkripten eigen sind: Der Klient steht ihm Zentrum, und der Therapeut vermeidet die Rolle des Experten.

Auf der dritten Stufe werden laut Pichot und Dolan (2003) die Prinzipien der SFBT dann zur Lebensphilosophie – und durchdringen nicht nur die Arbeit im Therapieraum, sondern haben auch Auswirkungen darauf, wie Sozialbehörden oder -einrichtungen geleitet werden, wie man mit Kollegen und Kolleginnen umgeht oder wie man sein Leben generell gestaltet. Diesen Prozess zu explorieren würde den Rahmen dieses Buches natürlich sprengen.

10.4 Eine Frage des Stils

Sie stellen anscheinend nur Fragen. Sind Klienten durch alle diese Fragen nicht irritiert?

Fragen sind tatsächlich ein wesentliches Element der SFBT, und eine Therapie ohne Fragen ist schwer vorstellbar. Doch dabei darf man nicht vergessen, dass es vielerlei Fragen gibt – die sich genauso sehr in ihrer Intonation wie inhaltlich unterscheiden. Manche Fragen stellt der Therapeut so, dass er dem Klienten etwas beibringt, was dieser aus Sicht des Therapeuten wissen sollte. Dazu ein Beispiel: »Was wird Ihrer Meinung nach aus Ihrer Ehe, wenn Sie weiterhin jeden Abend sechs Flaschen Bier trinken, nachdem Sie nach Hause gekommen sind?« Eine solche Frage stellt man nicht, um Informationen zu gewinnen. Der Therapeut hat eine klare Vorstellung davon, was geschehen wird, wenn der Klient weiterhin so viel trinkt, und will nun mit seiner Frage den Klienten dazu bringen, dass er genau diese Konsequenz formuliert. Auf solche Fragen antworten Klienten meistens zögerlich, weil sie befürchten, dass ihre Antwort gegen sie verwendet wird. Wenn der Klient auf die obige Frage z. B. antwortet: »Meine Frau wird mich wahrscheinlich verlassen«, dann muss er gewärtigen, dass der Therapeut ihm sagt, es sei ziemlich unklug, mit dem Trinken weiterzumachen. Dies mag zwar stimmen, aber für den Klienten ist es hart, diese Wahrheit einer Person gegenüber einzugestehen, die mit ihrer Frage beweist, dass sie besser weiß, was zu tun ist, als er selbst.

Ein solches Muster zeigt sich in unseren Fragen auf einer noch subtileren Ebene, wenn wir nämlich unsere eigene Sicht davon entwickeln, was für den Klienten am besten ist. Dann ist der Klient in der Position, dass er über unsere Sichtweisen oder über unsere Wünsche nachdenken muss. Klienten haben genug damit zu tun, darüber nachzudenken, was *sie* wollen, und brauchen es nicht, dass wir ihnen ihre Aufgabe noch schwieriger machen. Wenn es uns gelingt, dem Klienten ohne therapeutische Agenda zu begegnen (wonach wir streben können, was wir aber wahrscheinlich nie wirklich erreichen werden), kommunizieren wir ihm unser Vertrauen in seine Fähigkeit, das eigene Leben in die Hand zu nehmen.

Auch andere Fragen sind so angelegt, dass sie den Klienten zur Artikulation seiner Sicht der Dinge motivieren – und die meisten in der SFBT gestellten Fragen fallen wahrscheinlich in diese Kategorie. Es werden keine Annahmen im Voraus darüber gemacht, wie eine »richtige« oder »bessere« Antwort auf eine solche Frage lauten könnte. Im Gespräch mit Robert und seiner Mutter fragt Steve de Shazer: »Nun eine weitere damit zusammenhängende Art von Frage, okay? Wie lange müssten die Dinge [die Magenschmerzen – Hinzufüg. d. Autoren] bei 7 ½ bis 7 bleiben, um dich zu überzeugen, dass die Besserung von Dauer ist? Oder welche anderen Möglichkeiten könnten – welche anderen Dinge könnten dich überzeugen, dass die Schmerzen dauerhaft besser sind?« Mit dieser Frage sollen anscheinend Informationen gewonnen werden, und Steve de Shazer ist ernsthaft daran interessiert, die ganz persönliche Antwort des Klienten zu erfahren. Die Antwort »30 Minuten« wäre genauso hilfreich und »wahr« wie die Antwort »sechs Monate«. Fragen, die uns helfen, die Sichtweise des Klienten zu verstehen, ohne dass wir ihm auf subtile Weise unsere eigene Sichtweise überstülpen, haben selten wütende Reaktionen des Klienten zur Folge. Der Klient empfindet solche Fragen vielleicht als schwierig, weil sie nach Dingen fragen, über die er sich vorher eventuell noch keine Gedanken gemacht hat; aber es ist unwahrscheinlich, dass er wegen solcher Fragen eine Wut auf den Therapeuten hat.

Die SFBT scheint ein Ansatz der langsamen Schritte zu sein. Klienten müssen über die an sie gestellten Fragen nachdenken. Meine Behörde verlangt von mir, dass ich innerhalb kurzer Zeit sehr viele therapeutische Beurteilungen abgebe. Ich habe keine Zeit zum lösungsfokussierten Arbeiten.

Manchmal wird die Ansicht vertreten, die SFBT laufe in einem beschaulichen oder gemächlichen Tempo ab, was auch zutreffen kann, wenn nämlich der Klient Zeit braucht, um die an ihn gestellten Fragen zu beantworten. Meistens ist es tatsächlich ein gutes Zeichen, wenn Klienten eine Frage nicht sofort beantworten können; denn das bedeutet, dass sie in neuen oder ihnen nicht vertrauten Bahnen denken müssen. Zeitweilig scheint das langsame Tempo unvereinbar zu sein mit den Anforderungen von Einrichtungen oder Ämtern oder auch mit dem Wunsch des Therapeuten, schnell viele Informationen zu gewinnen. Wir können Therapeuten und Therapeutinnen nur raten, auf Nummer sicher zu gehen, wenn sie Klienten beim Nachdenken helfen! Es ist zwar wichtig, Informationen zu gewinnen, aber genauso wichtig, wenn nicht noch wichtiger ist es, den Klienten neue Möglichkeiten zu eröffnen, damit sie sich eine Vorstellung von ihrer Zukunft machen und planen können, wie sie dieser Zukunft begegnen wollen. Wenn Klienten dem Therapeuten eine lange Liste von Problemen präsentieren, kommt es manchmal vor, dass man in einer einzigen Sitzung sehr viel Material erheben muss, um sicher sein zu können, dass man auf alle Anliegen der Klienten geachtet hat. Nach dem Modell der Kurztherapie arbeitende Therapeuten gehen generell von der Annahme aus, dass kleine Veränderungen in der Therapiesitzung zu großen Veränderungen im Leben des Klienten außerhalb des Therapieraums führen können. Deshalb wird es im Laufe der Zeit mehr Früchte tragen, wenn wir unsere Klienten tatkräftig und sorgfältig dazu ermuntern, sich Veränderungen vorzustellen und umzusetzen, als wenn wir schnell, aber weniger effizient ein riesiges Territorium abdecken. Und in dem Prozess, in dem lösungsfokussierte Fragen gestellt werden, gewinnen wir viele der benötigten Information ganz von selbst. Wenn das Protokoll einer Behörde es verlangt, dass Therapeuten bestimmte Daten erheben müssen, damit der Klient behandelt werden kann, teilen Sie dem Klienten am besten einfach mit, dass Sie die ersten paar Minuten zu Beginn der ersten Sitzung für notwendige Fragen reserviert hätten und Sie beide sich anschließend im Gespräch mit seinen Anliegen befassen würden.

Ich glaube, die SFBT ist nur ein Trostpflaster. Was macht man bei diesem Vorgehen mit tief sitzenden Gefühlen und Problemen?
Es hängt davon ab, was Sie unter »tief« verstehen. Wie gesagt, ist das Konzept der SFBT weniger auf ausgefeilte Beschreibungen negativer Seelenzustände ausgelegt. Als »tief« in diesem herkömmlichen Sinn kann die SFBT nicht bezeichnet werden. lösungsfokussiert arbeitende Therapeuten wollen aber ein tiefes Verständnis vom Alltagsleben des Klienten und den Veränderungen gewinnen, die er dort sehen möchte. Paradoxerweise muss der Therapeut an der Oberfläche bleiben, damit er ein tiefes Verständnis vom Leben seiner Klienten und den gewünschten Ergebnissen entwickeln kann. Das ist schwierig, weil in unserer Kultur und Profession die Vorstellung etabliert ist, dass alles Handeln seinen Ursprung in separaten, inneren, privaten Zuständen des Individuums hat. Doch das Konzept der SFBT weist nicht nur die Vermutung eines solchen Zusammenhangs zurück, sondern lehnt auch die Unterscheidung zwischen Innen und Außen, zwischen Emotion, Kognition und Aktion ab. So verstanden, greift ein gründliches und einfühlsames Verständnis des Alltagslebens des Klienten tief.

10.5 Gibt es Belege für die Wirksamkeit der SFBT?

Die Forschungslage zur lösungsfokussierten Kurztherapie verbessert sich zunehmend. Gingerich und Eisengart (2000) analysierten 15 Studien, die sich mit der Wirksamkeit der SFBT beschäftigen. Diese Untersuchungen weisen unterschiedliche Grade experimenteller Kontrolle auf. Von den fünf Studien, die als ausreichend gut kontrolliert beurteilt werden, stellen alle signifikant positive Ergebnisse der lösungsfokussierten Therapie fest. Gingerich präsentiert auf seiner Website (www.gingerich.net) eine kontinuierlich aktualisierte Übersicht über die Wirksamkeitsstudien. Bis 2001 hat er 18 Studien über die Wirksamkeit der SFBT analysiert, darunter sieben gut kontrollierte Untersuchungen. Von den 18 Studien bescheinigen 17 dieser Therapieart gute Ergebnisse. Während die Frage nach der Wirksamkeit der SFBT noch nicht vollständig beantwortet ist, wachsen natürlich die Belege dafür, dass sie funktioniert.

10.6 Was macht das Arbeiten nach dem SFBT-Konzept lohnenswert? Könnte nicht auch ein Computer lösungsfokussiert arbeiten?

Das Vorgehen der SFBT klingt irgendwie langweilig. Was ist der Kick daran, immer wieder die Wunderfrage zu stellen?

Lösungsfokussiertes Arbeiten ist vielleicht eine Frage des Geschmacks. Manche Menschen mögen das Wabern einer großen Jazzband, während anderen ein Jazztrio lieber ist. Zwar lässt sich kaum bestreiten, dass die vielschichtigen Harmonien mehrerer Instrumentalgruppen bezaubern, aber genauso fesselnd können die endlosen Tonvariationen sein, die Klavier, Bass und Schlagzeug hervorbringen. Diejenigen, die eher der SFBT zugeneigt sind, ähneln vielleicht eher den Liebhabern von Jazztrios. Bei der SFBT entwickeln sich Kreativität und therapeutische Kunst aus dem Wissen, wie man mit den Anforderungen dieses Ansatzes arbeitet und wie man den Klienten helfen kann, aus den alltäglichen Melodien ihres Lebens Meisterwerke zu komponieren. Dieses Vorgehen strahlt vielleicht nicht die Intensität einer Therapie auf dem Niveau einer »Tanzkapelle« aus, ist deshalb aber nicht weniger kreativ oder weniger befriedigend.

Welche Erfahrungen machen Therapeuten und Therapeutinnen, die im Stil der SFBT arbeiten?

Zwei aus unserer Gruppe, Eric McCollum und Terry Trepper, sind seit Jahren in der Ausbildung von Drogenberatern tätig, die mit betroffenen Familien lösungsfokussiert arbeiten. Viele von ihnen wenden das SFBT-Modell inzwischen auch in der Einzel- und Gruppenberatung an. In jeder Ausbildungs- und Supervisionsgruppe haben wir ein ähnliches Phänomen beobachtet. Nach ein paar Monaten, wenn die Teilnehmer mit dem Modell vertrauter geworden waren, gingen sie mit neuem Interesse an ihre Arbeit heran und zeigten weniger Symptome des Ausgebranntseins. Ein Berater berichtete, dass sich die Jugendlichen in seinen Gruppensitzungen viel stärker beteiligten, seit er sie dazu motiviere, über zukünftige Erfolge nachzudenken, statt sich über vergangene Misserfolge den Kopf zu zerbrechen. Er freue sich sehr über diese Entwicklung, und die Arbeit mit den jungen Leuten mache ihm jetzt großen Spaß. Ein anderer Berater berichtete, dass es die Familien beruhige und sie sich mehr anstrengten, wenn er den Schwerpunkt auf ihre Stärken lege.

Aber besonders prägnant wurde dieser Unterschied an einem Tag im Januar von einer Beraterin zusammengefasst, die in meiner Supervisionsgruppe war: »Das waren die schönsten Weihnachtstage, die ich seit Jahren hatte«, erzählte sie mir. »Früher war ich während dieser Zeit immer sehr besorgt, dass einer meiner Klienten rückfällig werden könnte. Ich musste permanent an meine Klienten denken und an all die Versuchungen, denen sie an diesen Feiertagen ausgesetzt waren – Weihnachtsfeiern im Betrieb, überall Alkoholwerbung, dann Silvester. Dieses Jahr habe ich festgestellt, dass meine Klienten in der Lage sind, Rückfälle zu vermeiden, und das ist eine Aufgabe, die sie zu erfüllen haben. Das hat mich innerlich entspannt. Sie wissen, was sie zu tun haben.«

Diese Beraterin hatte sich nicht in zynisches Desinteresse in Form eines Burnout-Syndroms geflüchtet, sondern sorgte sich heftig um ihre Klienten. Der Unterschied zu früher bestand darin, dass sie mehr Vertrauen in ihre Klienten und in ihre gemeinsame Arbeit hatte. Beim Konzept der SFBT ist die Partnerschaft zwischen Klient und Therapeut eher auf Gleichheit ausgelegt und dadurch gekennzeichnet, dass der Klient so viel »Schwerarbeit« verrichtet wie der Therapeut oder sogar noch mehr als dieser. Diese Verlagerung kann das Verhältnis zum Klienten durchaus entspannen. Man ist für jemanden, der sich auf dem Weg zur Veränderung befindet, leichter ein interessierter und mitfühlender Gefährte, als wenn einem die Verantwortung für dessen Veränderung eine Last ist.

11. Fazit

Zunächst möchten wir Ihnen danken, dass Sie an unserem »Seminar« teilgenommen haben. Wir hoffen aufrichtig, dass Sie es als hilfreich empfunden haben und weiterhin als hilfreich empfinden. Es hat uns große Freude bereitet, die »Veranstaltung« zusammenzustellen, was mittels folgender Aktivitäten gemanagt wurde: aufgezeichnete Therapiesitzungen anschauen, sich miteinander unterhalten, kochen, essen, Wein und Bier trinken, einzeln und manchmal gemeinsam Texte verfassen und sehr, sehr viele E-Mails austauschen.

In den frühen Achtzigerjahren lernte ich Matthias Varga von Kibéd, derzeit apl. Professor am Institut für Philosophie, Logik und Wissenschaftstheorie der Universität München, kennen. Seit 1989 haben wir breit gefächerte Gespräche über Wittgensteins Themen geführt, und im Laufe dieser Gespräche bin ich zu der Überzeugung gelangt, dass Wittgensteins Art, die Welt – mittels Sprache in ihrem Gebrauch – zu beschreiben, für lösungsfokussiert arbeitende Therapeuten sehr zweckdienlich, äußerst hilfreich und passend ist. Einige Ergebnisse dieses Austausches haben ihren Niederschlag in meiner Auffassung gefunden, dass Wittgensteins Werk zur Beschreibung unserer Arbeit nützlich ist. Als Ausbilder und Supervisoren können wir anderen umso besser vermitteln, wie die lösungsfokussierte Kurztherapie praktiziert wird, je klarer unsere Beschreibung des Vorgehens ist; und diese Überlegung hat uns dazu motiviert, die Kapitel, die transkribierte Therapiegespräche enthalten, und die Kapitel, in denen wir uns mit dem Thema Emotionen befassen, mit Zitaten aus Wittgensteins Schriften anzureichern. Wir dachten, dass es für die Leser und Leserinnen interessant und klärend sein könnte, während des »Seminars« Wittgensteins Stimme zu vernehmen.

Wir hoffen, dass Sie von der »Veranstaltung« profitiert haben und sie Ihnen ein bisschen – aber nicht zu viel – Spaß gemacht hat.

Steve de Shazer
Juni 2005

Literatur

Berg, I. K. a. Y. Dolan (2001): Tales of solutions: A collection of hope-inspiring stories. New York (Norton).

Berg, I. K. u. S. Kelly (2001): Kinderschutz und Lösungsorientierung: Erfahrungen aus der Praxis – Training für den Alltag. Dortmund (Modernes Lernen). [Amer. Orig.: (2000): Building solutions in child protective services. New York (Norton)].

Berg, I. K. u. S. Miller (2007): Kurzzeittherapie bei Alkoholproblemen: ein lösungsorientierter Ansatz. Heidelberg (Carl-Auer), 6. Aufl. [Amer. Orig. (1992): Working with the problem drinker: A solution-focused approach. New York (Norton).].

Berg, I. K. u. N. Reuss (1999): Lösungen – Schritt für Schritt: Handbuch zur Behandlung von Drogenmißbrauch. Dortmund (Modernes Lernen). [Amer. Orig. (1997): Solutions step by step: A substance abuse treatment manual. New York (Norton)].

Bouveresse, J. (1995): Wittgenstein reads Freud: The myth of the unconscious. Princeton (Princeton University Press).

Cade, B. (1997): E-mail to The Solution-Focused Therapy Mailing List and Network. May 17.

Cantwell, P. a. S. Holmes (1994): Social construction: A paradigm shift for systemic therapy and training. *The Australian and New Zealand Journal of Family Therapy* 15 (1): 17–26.

Caufman, L. (2001). Challenging the family business: The relational dimension. *Scandinavia Journal of Organizational Psychology* 2: 1–12.

DeJong, P. u. I. K. Berg (2003): Lösungen (er) finden. 5., verb. und erw. Aufl. Dortmund (Verlag Modernes Lernen). [Amer. Orig.: (2001): Interviewing for solutions. 2nd ed. Pacific Grove (Brooks/Cole)].

de Shazer, S. (1992): Muster familientherapeutischer Kurzzeit-Therapie. Paderborn (Junfermann). [Amer. Orig.: (1982). Patterns of brief family therapy: An ecosystemic approach. New York (Guilford Press)].

de Shazer, S. (1995): Wege der erfolgreichen Kurztherapie. 5. Aufl. Stuttgart (Klett-Cotta). [Amer. Orig.: (1985): Keys to solutions in brief therapy. New York (Norton)].

de Shazer, S. (1996): »... Worte waren ursprünglich Zauber«: Lösungsorientierte Kurztherapie in Theorie und Praxis. Dortmund (Verlag Modernes Lernen). [Amer. Orig.: (1994): Words were originally magic. New York (Norton)].

de Shazer, S. (2006a): Der Dreh: Überraschende Wendungen und Lösungen in der Kurzzeittherapie. 9. Aufl. Heidelberg (Carl-Auer). [Amer. Orig.: (1988). Clues: Investigating solutions in brief therapy. New York (Norton)].

de Shazer, S. (2006b): Das Spiel mit Unterschieden: Wie therapeutische Lösungen lösen. 5. Aufl. Heidelberg (Carl-Auer). [Amer. Orig.: (1991): Putting difference to work. New York (Norton)].

de Shazer, S. a. L. Isebaert (2003): The Bruges model: A solution-focused approach to problem drinking. *Journal of Family Psychotherapy 14*: 43–52.

Dolan, Y. (1991): Resolving sexual abuse: Solution-focused therapy and Ericksonian hypnosis for adult survivors. New York (Norton).

Dolan, Y. (1998): One small step: Moving beyond trauma and therapy to a life of joy. New York (Papier Mache Press).

Eakes, G., Walsh, S., Markowski, M., Cain, H. a. W. Swanson (1997): Family-centered brief solution-focused therapy with chronic schizophrenic: A pilot study. *Journal of Family Therapy* 19: 145–158.

Fogelin, R. J. (1996): Wittgenstein's critique of philosophy. In: H. Sluga a. D. G. Sten (Eds.): The Cambridge companion to Wittgenstein. Cambridge (Cambridge University Press).

Freud, S. (1971): »Selbstdarstellung«: Schriften zur Geschichte der Psychoanalyse. Frankfurt a. M. (Fischer Verlag).

Gingerich, W. J. a. S. Eisengart (2000): Solution-focused brief therapy: A review of the outcome research. *Family Process* 39: 477–498.

Glock H.-J. (2000): Wittgenstein-Lexikon. Darmstadt (Wissenschaftliche Buchgesellschaft). [Amer. Orig. (1996): A Wittgenstein dictionary. Oxford (Blackwell)].

Godzich, W. (1986): Introduction in de Man, P. The resistance to theory. Minneapolis (University of Minnesota Press).

Haley, J. (1999): Die Psychotherapie Milton H. Ericksons. 5., um ein Vorw. erw. Aufl. München (Pfeiffer bei Klett-Cotta). [Amer. Orig.: (1973): Uncommon therapy: The psychiatric techniques of Milton H. Erickson, MD. New York (Norton)].

Kiser, D. J., Piercy, F. P. a. E. Lipchik (1993): The integration of emotion in solution-focused therapy. *Journal of Marital and Family Therapy* 19: 233–242.

Lee, M. Yi, Sebold, J. a. A. Uken (2003). Solution-focused treatment of domestic violence offenders: Accountability for change. New York (Oxford University Press).

McCollum, E. E. a. T. S. Trepper (2001): Creating family solutions for substance abuse. New York (The Haworth Press).

Miller, W. R., Benefield R. G. a. J. S. Tonigan (1993): Enhancing motivation for change in problem drinking: A controlled comparison of two therapist styles. *Journal of Consulting and Clinical Psychology* 61: 455–461.

Pichot, T. a. Y. Dolan (2003): Solution-focused brief therapy: Its effective use in agency settings. New York (The Haworth Press).

Rhodes, J. a. Y. Ajmal (2001): Solution-focused thinking in schools. London (BT Press).

Staten, H. (1984): Wittgenstein and Derrida. Lincoln (University of Nebraska Press).

Streeter, C. L. a. C. Franklin (2002): Standards for school social work in the 21st century. In: A. R. Roberts a. G. J. Greene (Eds.): Social workers' desk reference. New York (Oxford University Press).

Stroll, A. (2002): Wittgenstein. Oxford (Oneworld Publications).

Sulloway, F. J. (1982): Freud: Biologe der Seele; jenseits der psychoanalytischen Legende. Köln-Lövenich (Hohenheim). [Amer. Orig.: (1979): Freud, biologist of the mind: Beyond the psychoanalytic legend. New York (Basic Books)].

Walker, L., Sakai, R. a. K. Brady (2006): Restorative circles: A reentry planning process for Hawaii inmates. *Federal Probation Journal* 70 (2): 1–9.

Watzlawick, P., Weakland, J. u. R. Fisch (2001): Lösungen: Zur Theorie und Praxis menschlichen Wandels. 6., unveränd. Aufl. Bern u. a. (Huber). [Amer. Orig.: (1974): Change: Principles of problem formation and problem resolution. New York (Norton)].

Weiner-Davis, M. (2004): Das Scheidungs-Vermeidungs-Programm. Eschborn bei Frankfurt a. M. (Klotz). [Amer. Orig. (1993): Divorce-busting: A step-by-step approach to making your marriage loving again. New York (Fireside)].

Williams, M. (2002): Wittgenstein, mind and meaning: Toward a social conception of mind. London (Routledge).

Wittgenstein, L. (1970): Das blaue Buch (The Blue Book). (Schriften 5). Frankfurt a. M. (Suhrkamp) [BBB].

Wittgenstein, L. (1982): Bemerkungen über die Philosophie der Psychologie. Band 1. Band 2. (Werkausgabe Band 7). Frankfurt a. M. (Suhrkamp) [BPP].

Wittgenstein, L. (1984): Tractatus logico-philosophicus. (Werkausgabe Band 1). Frankfurt a. M. (Suhrkamp) [T].

Wittgenstein, L. (1984): Philosophische Untersuchungen. (Werkausgabe Band 1). Frankfurt a. M. (Suhrkamp) [PU].

Wittgenstein, L. (1984): Philosophische Bemerkungen: Aus dem Nachlaß. (Werkausgabe Band 2). Frankfurt a. M. (Suhrkamp) [PB].

Wittgenstein, L. (1984): Letzte Schriften über die Philosophie der Psychologie. (Werkausgabe Band 7). Frankfurt a. M. (Suhrkamp) [LSPP].

Wittgenstein, L. (1984): Zettel. (Werkausgabe Band 8). Frankfurt a. M. (Suhrkamp) [Z].

Wittgenstein, L. (1984): Vermischte Bemerkungen: Eine Auswahl aus dem Nachlass. (Werkausgabe Band 8). Frankfurt a. M. (Suhrkamp) [VB].

Wittgenstein, L. (1994): Vorlesungen und Gespräche über Ästhetik, Psychoanalyse und religiösen Glauben. Düsseldorf/Bonn (Parerga Verlag) [VG].

Über die Autoren

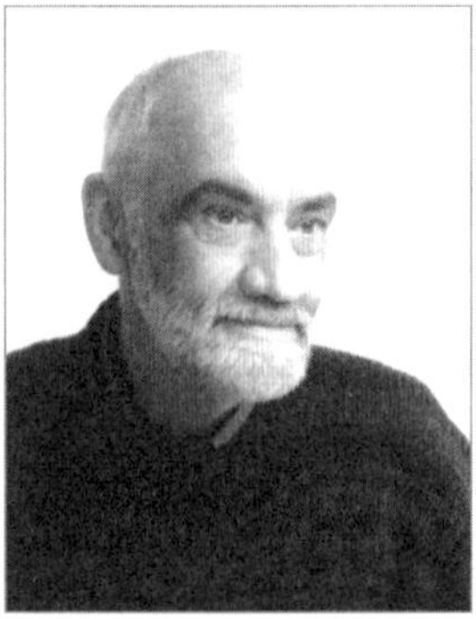

Steve de Shazer (1940–2005), Ph. D., Gründer des Brief Family Therapy Center (BFTC) in Milwaukee, Wisconsin; schwerpunktmäßige Forschung und Entwicklung lösungsfokussierter, kurztherapeutischer Verfahren (interaktiver Konstruktivismus) auf der Grundlage ericksonscher und systemischer Interventionen sowie der Philosophie Wittgensteins und Derridas. Steve de Shazer gilt international als die zentrale Figur der lösungsfokussierten Kurztherapie. Veröffentlichungen u. a.: *Der Dreh. Überraschende Wendungen und Lösungen in der Kurzzeittherapie* (15. Aufl. 2022), *Das Spiel mit Unterschieden. Wie therapeutische Lösungen lösen* (7. Aufl. 2019), *Worte waren ursprünglich Zauber. Von der Problemsprache zur Lösungssprache* (5. Aufl. 2022).

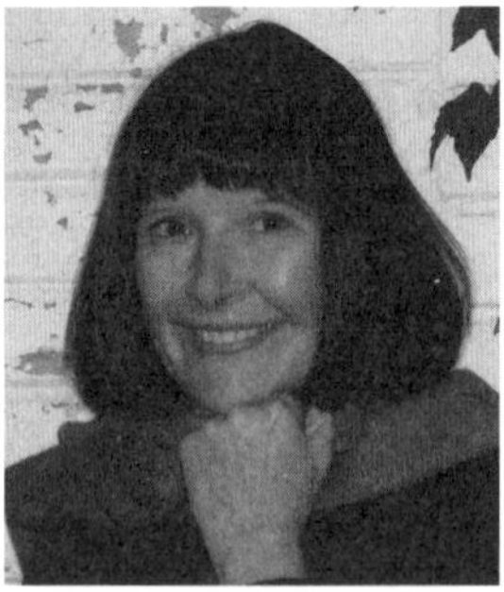

Yvonne Dolan arbeitete 30 Jahre lang als Psychotherapeutin. Heute hält sie weltweit Vorlesungen über lösungsfokussierte Kurztherapie sowie Milton Ericksons Therapieansatz und führt entsprechende Ausbildungsseminare durch. Sie ist Autorin von mehreren Büchern und zahlreichen Artikeln, u. a. über Traumatherapie und ericksonsche Hypnotherapie bei sexuellem Missbrauch. Publikation u. a.: *Schritt für Schritt zur Freude zurück* (2009).

Steve de Shazer

Muster familientherapeutischer Kurzzeit-Therapie

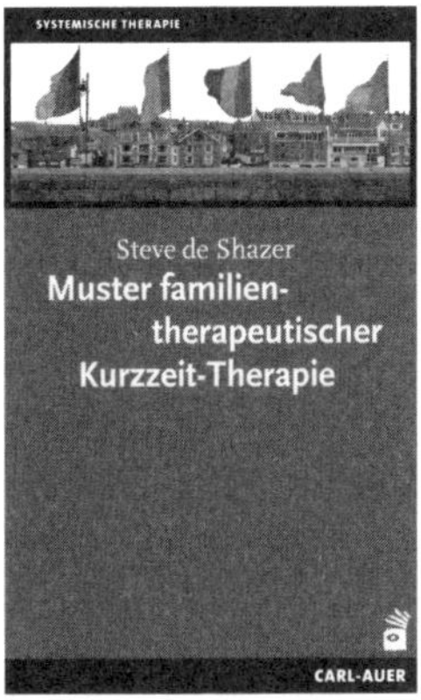

Aus dem Amerikanischen
von Theo Kierdorf

Mit einem Vorwort
von Gunther Schmidt

250 Seiten, 28 Abb., Kt, 2012
ISBN 978-3-89670-820-5

Mit dieser Neuausgabe des ersten Buches von Steve de Shazer wird ein Meilenstein der systemischen Literatur wieder zugänglich, der die Familientherapie gleich in mehrfacher Hinsicht neu ausgerichtet hat. De Shazer schlägt hier die Brücke zu den anderen Pionier:innen der systemischen Therapie – Bateson, Erickson, MRI, Mailänder Schule – und führt deren und seine Konzepte zu einer neuen, bis heute stilprägenden Art zu denken, zu erkennen und zu entscheiden zusammen.

Das Buch untermauert zum einen die Abkehr von der klassischen Art, Psychotherapie zu betreiben, nach der man erst die Gründe für ein Problem herausfinden muss, um es zu lösen – und markiert damit die Geburtsstunde der lösungsorientierten Beratung. Zum anderen etabliert es die Kurzzeit-Therapie als vollwertige, eigenständige Therapieform, die mit besonderen Methoden arbeitet. Hinzu kommen die völlig andere Bewertung von therapeutischen Phänomenen wie Widerstand sowie neuartige Interventionen wie Reframing, Hausaufgaben, Komplimente usw.

Das alles mündet in ein Therapiemodell, das de Shazer in seinen einzelnen Schritten und anhand von Fallbeispielen ausführlich erläutert. Damit ist das Buch sowohl für Einsteiger:innen als auch für erfahrene Praktiker:innen eine lehrreiche Expedition an die Quellen der systemischen Therapie.

Carl-Auer Verlag • www.carl-auer.de